Farith González-Martínez
E. Ángeles Martínez-Mier

Exposición a Fluoruros y Fluorosis del Esmalte en Latinoamérica

Farith González-Martínez
E. Ángeles Martínez-Mier

Exposición a Fluoruros y Fluorosis del Esmalte en Latinoamérica

La Fluorosis del esmalte como evidencia clínica de la exposición crónica a fluoruros durante la formación dental

Editorial Académica Española

Imprint

Any brand names and product names mentioned in this book are subject to trademark, brand or patent protection and are trademarks or registered trademarks of their respective holders. The use of brand names, product names, common names, trade names, product descriptions etc. even without a particular marking in this work is in no way to be construed to mean that such names may be regarded as unrestricted in respect of trademark and brand protection legislation and could thus be used by anyone.

Cover image: www.ingimage.com

Publisher:
Editorial Académica Española
is a trademark of
Dodo Books Indian Ocean Ltd. and OmniScriptum S.R.L publishing group

120 High Road, East Finchley, London, N2 9ED, United Kingdom
Str. Armeneasca 28/1, office 1, Chisinau MD-2012, Republic of Moldova, Europe
Printed at: see last page
ISBN: 978-620-0-00910-4

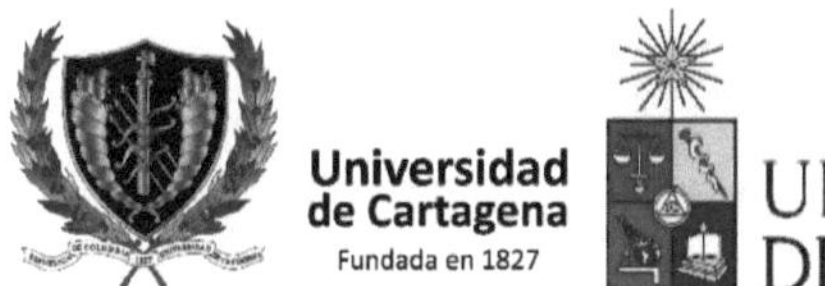

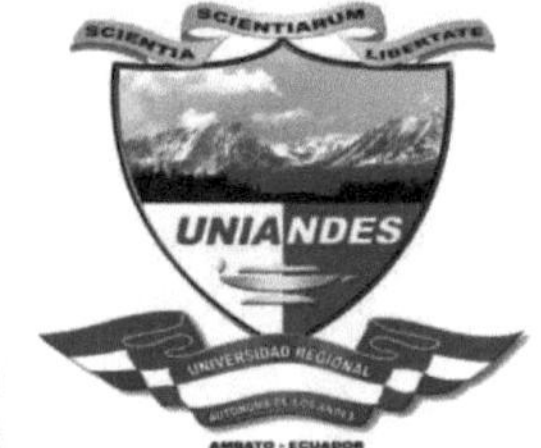

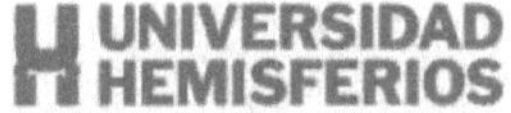

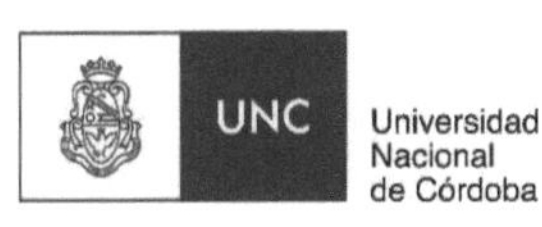

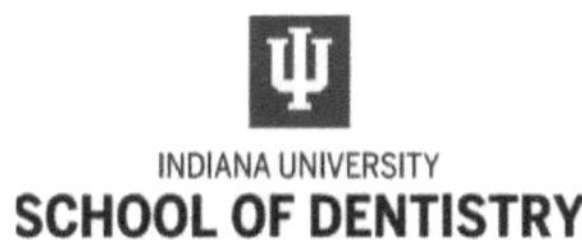

Publicación conjunta de la red Latinoamericana de Investigación en Fluoruros y Fluorosis Dental-Relifyf

Exposición a Fluoruros y Fluorosis del Esmalte en Latinoamérica

Listado de Autores

Capítulo 1.
Ismael Yévenes López- Universidad de Chile, Chile

Capítulo 2.
Farith González Martínez - Universidad de Cartagena, Colombia
Guillermo Tamayo Cabeza - Universidad de Indiana, USA
Francisco Sir Mendoza - Universidad Nacional de Colombia

Capítulo 3.
Andrés Celis Sersen - Universidad de Chile, Chile
Pilar Barahona Salazar - Universidad de Chile, Chile
Erik Dreyer Arroyo - Universidad de Chile, Chile

Capítulo 4.
Ana Del Carmen Armas - Universidad Hemisferios, Ecuador
Paola Mena Silva - Universidad Regional Autónoma de los Andes, Ecuador

Capítulo 5.
Mario Díaz Dosque - Universidad de Chile, Chile

Capítulo 6.
Raquel Vivian Gallará - Universidad Nacional de Córdoba, Argentina
Rubén Hugo Ponce- Universidad Nacional de Córdoba, Argentina

Editores

Farith González-Martínez-DDS, MSHP, PhD. Profesor titular Facultad de Odontología Universidad de Cartagena, Colombia y Coordinador de la Red Latinoamericana de Investigación en Fluoruros y Fluorosis Dental "Relifyf".

E. Ángeles Martínez-Mier-DDS, MSD, PhD. Decano asociado de compromiso Global y Profesora de Salud Pública e Informática Dentales de la Universidad de Indiana, USA.

Contenido

Lista de tablas

Lista de figuras

Prefacio

El presente texto pretende ser un material de consulta permanente para la formación de los futuros profesionales de la Odontología en Latinoamérica. Su contenido incluye en el primer capítulo el rol de los fluoruros y su biodisponibilidad. En el segundo capítulo son abordados la epidemiología, el mecanismo de acción y el manejo de la fluorosis del esmalte. En el tercer capítulo se describen los hallazgos clínicos de la fluorosis del esmalte, su método de detección y el diagnóstico diferencial. En el cuarto capítulo se destaca un recorrido conceptual por la legislación y política pública para la mitigación de la exposición a fluoruros en Latinoamérica. En el quinto capítulo se describen los principales métodos analíticos para la cuantificación de fluoruros y en el sexto y último capítulo del presente libro, la temática relacionada con los métodos de remoción de fluoruros en las aguas de consumo, teniendo en cuenta que esta fuente de exposición es una de las que mayor impacto global tiene en los países donde se identifican áreas endémicas con presencia de fluoruros de forma natural.

El interés de los autores en el abordaje de la temática va de la mano con la complejidad que presenta la exposición (ingesta de fluoruros), desde el mecanismo para generar el efecto (fluorosis del esmalte) hasta la interacción entre los principales factores de riesgo que condicionan a generar el efecto con mayor o menor gravedad. Además del manejo preventivo y terapéutico enmarcado desde la política pública de los países de Latinoamérica. Por otro lado, es aún más relevante el estudio a profundidad de ambos factores, debido al incremento paulatino que ha tenido la prevalencia de la fluorosis dental en Latinoamérica en los últimos 15 años, así como la identificación de un mayor número de áreas endémicas de fluoruros en cada país, tipificadas con concentraciones en agua por encima de los valores de referencia.

Bajo este horizonte problemático, hemos asumido el reto de contribuir con la transformación en la formación de las futuras generaciones de odontólogos en Latinoamérica, en torno al uso del conocimiento actual sobre la temática para que desde la academia y el sector público/privado se puedan generar reflexiones tendientes a reformular las acciones implementadas en estos últimos años para lograr la mitigación de la exposición y una disminución en la incidencia de fluorosis, esto sin dejar a un lado la importancia de mantener los efectos benéficos de los fluoruros sobre la caries dental.

Por último, los investigadores integrantes de la red latinoamericana de investigación en fluoruros y fluorosis dental (Relifyf) de donde surgió la idea del presente libro, somos conscientes de que este empoderamiento para generar insumos de formación y de apropiación social del conocimiento, afianzará una permanente discusión en diferentes sectores de esta sociedad sobre el equilibrio que debería generar la exposición a fluoruros desde sus efectos benéficos y adversos, lo que podría desaparecer la concepción de la fluorosis del esmalte pregonada por el Dr. Trendley Dean hace más de 80 años, cuando desde su posición gubernamental en el Servicio de Salud Pública, USA. expresó lo siguiente *"Mientras la exposición a fluoruros en concentraciones alrededor de 1mg/L aumente la resistencia a la caries dental de forma importante, el impacto estético de fluorosis dental no es de relevancia en salud pública"*. A pesar de que la evidencia científica ha demostrado que el Dr. Dean estaba equivocado en algunos aspectos, aún se encuentran comunidades académicas que defienden esta postura, tal vez decidiendo sobre el futuro de las poblaciones sin realizar análisis complejos que enrruten a la Salud Pública por caminos de preservación de la salud a cualquier costo.

Farith González-Martínez-PhD.
E. Ángeles Martínez-Mier-PhD.
Editores

Agradecimientos

En la realización del presente libro participaron varias personas e instituciones, las cuales con su contribución hicieron sustanciales aportes en la escritura, revisión, corrección y edición final del documento. La rigurosidad de este proceso se ve representada en esta obra académica, la cual se espera pueda convertirse en una herramienta de consulta permanente durante la formación de los estudiantes de Odontología tanto en pregrado como en postgrados y también para los profesores encargados de impartir cátedra dentro de esta área de conocimiento.

Personas: agradecemos a los autores de los seis capítulos; Cap. 1. Ismael Yévenes. Cap. 2. Farith González Martínez, Guillermo Tamayo Cabeza, Francisco Sir Mendoza. Cap. 3. Andrés Celis Sersen, Pilar Barahona Salazar, Eric Dreyer Arroyo. Cap. 4. Ana del Carmén Armas Vega, Paola Mena Silva. Cap. 5. Mario Díaz Dosque. Cap. 6. Raquel Gallará, Rubén Hugo Ponce. Además, agradecemos a todos los miembros activos participantes dentro de la Red Latinoamericana de Investigación en Fluoruros y Fluorosis Dental "Relifyf", quienes se destacan como investigadores expertos en el área en diez países de Latinoamérica; Chile, Colombia, Paraguay, Ecuador, Argentina, Uruguay, Brasil, México, Perú y Bolivia. Este nivel de experticia permitió que se creara la necesidad de impulsar este producto para ser vinculado dentro de cada país como una herramienta de consulta permanente.

Instituciones: agradecemos a las instituciones y sus directivas participantes en este proyecto; Universidad de Chile, Universidad de Cartagena-Colombia, Universidad de Indiana-USA, Universidad Hemisferios-Ecuador, Universidad Autónoma Regional de los Ándes-Ecuador, Universidad Nacional de Córdoba-Argentina.

Farith González-Martínez-PhD.
E. Ángeles Martínez-Mier-PhD.
Editores

Autores

Capítulo 1.

El doctor Ismael Yévenes López es profesor asociado del Instituto de Investigación en Ciencias Odontológicas Facultad de Odontología Universidad de Chile, Santiago, con una trayectoria académica mayor a 40 años. Dentro de su formación se encuentra una licenciatura en Química y Farmacia y un Magister en Química y Farmacia. ORCID: https://orcid.org/0000-0002-2292-3389.

Capítulo 2.

El doctor Farith Damián González Martínez es Odontólogo, profesor titular de la Facultad de Odontología Universidad de Cartagena en Colombia con una trayectoria académica de 23 años. Dentro de su formación se encuentra una especialización en Métodos y Técnicas de Investigación, una maestría en Salud Pública y un título de doctorado en Toxicología Ambiental, este último otorgado por la Facultad de Ciencias Farmacéuticas, Universidad de Cartagena en Colombia. ORCID: https://orcid.org/0000-0002-7443-6937.

El doctor Guillermo Tamayo Cabeza es candidato a PhD., en Ciencias Dentales del Departamento de Salud Pública e Informática Dentales Escuela de Odontología de la Universidad de Indiana en Indianápolis, EE.UU. Dentro de su formación se encuentra un título de pregrado en Odontología y una maestría en Epidemiología de la Universidad de los Andes en Colombia. ORCID: https://orcid.org/0000-0002-2252-701X.

El doctor Francisco Sir Mendoza tiene formación en Odontología con un magíster en Genética Humana de la Universidad Nacional de Colombia. Se desempeña como genetista clínico y molecular, autor y asesor científico de proyectos de investigación. ORCID: https://orcid.org/0000-0001-7249-4079.

Capítulo 3.

El doctor Andrés Celis Sersen, es profesor asistente de la Facultad de Odontología, Universidad de Chile, Santiago. Cirujano Dentista. PhD of Philosophy in Dental Research, University of Glasgow. ORCID: https://orcid.org/0000-0002-7562-1384.

La doctora Pilar Barahona Salazar, es profesora asistente de la Facultad de Odontología, Universidad de Chile, Santiago. Cirujano Dentista. Magíster en Administración en Salud, Pontificia Universidad Católica de Chile. ORCID: https://orcid.org/0000-0002-7451-6419.

El doctor Erik Dreyer Arroyo, es profesor titular, departamento de Odontología Conservadora, Facultad de Odontología, Universidad de Chile. PhD Educación y Sociedad, Universidad de Barcelona, España. ORCID 0000-0002-2692-3669.

Capítulo 4.

La doctora Ana del Carmen Armas Vega es profesora agregada de la Facultad de Odontología Universidad Central del Ecuador y de la Universidad Hemisferios, en Quito, con una trayectoria académica mayor a 25 años. Dentro de su formación se encuentra un Magíster y PhD., en Dentistica y candidata a PhD en Odontopediatría Universidade Federal do Rio Grande do Sul. ORCID: https://orcid.org/0000-0003-3800-8166.

La doctora Paola Mena Silva, es PhD., en Odontología Clínica con énfasis en Materiales Dentales por la Universidad Federal Rio Grande del Sur, Especialista en Estética y Operatoria Dental por la Universidad Central del Ecuador. Es Directora Nacional de la Carrera de Odontología y Tecnología Superior en Mecánica Dental de la Universidad Regional Autónoma de los Andes, investigador acreditado por el SENESCYT y docente titular de la carrera de odontología. ORCID: https://orcid.org/0000-0001-9242-0296.

Capítulo 5.

El doctor Mario Díaz-Dosque es Químico, Doctor en ciencias de los Materiales, Universidad de Chile. Post Doc University of Melbourne-Australia. Profesor Facultad de Odontología, Universidad de Chile. Docencia en pregrado postgrado y posgrados. ORCID: https://orcid.org/0000-0001-5843-1274.

Capítulo 6.

La doctora Raquel Gallará es profesora adjunta de la catedra "A" de Química Biológica, en la Facultad de Odontología Universidad Nacional de Córdoba, Argentina y es profesora titular de la catedra de Química Biológica en la carrera de Medicina Universidad Nacional de la Rioja, Argentina. Tiene una trayectoria académica de 35 años con formación en Bioquímica y PhD., en Ciencias Químicas. ORCID: https://orcid.org/0000-0002-2130-22.

El doctor Rubén Hugo Ponce es profesor titular de la cátedra "A" de Química Biológica, en la Facultad de Odontología Universidad Nacional de Córdoba, Argentina, con una trayectoria académica de 41 años. Es Bioquímico y Doctor en Ciencias Químicas, realizando su posgrado en las Universidades de Hawai en Manoa (USA) y de Pavía (Italia), y en el Instituto Nacional de Enfermedades Infecciosas (Tokyo, Japón). ORCID: https://orcid.org/0000-0003-2296-1534.

Capítulo 1. Fluoruros y su biodisponibilidad

1.1 Definición e Historia

Los halógenos son aquellos elementos que ocupan el grupo 17 del Sistema Periódico. Los halógenos Flúor, Cloro, Bromo, Iodo y At, son volátiles, diatómicos (X_2) y su color se intensifica al aumentar su número atómico. El flúor (F_2) es un gas de color amarillo pálido, ligeramente más pesado que el aire, corrosivo y de olor penetrante e irritante. Todos los halógenos poseen una configuración electrónica que difiere del gas noble que le precede en un electrón, de forma que los halógenos tienden a formar iones negativos, X^-, o a formar enlaces covalentes simples. La química de estos elementos y sus compuestos cambian con el tamaño de los mismos. Debido a su reactividad, ninguno de los halógenos se encuentra en estado libre en la naturaleza, sino asociado a otros elementos como: calcio y sodio. Generalmente, se encuentran en forma de haluros (X^-), siendo el fluoruro el más abundante en la corteza terrestre ocupando el 13º lugar en orden de abundancia en la misma. Se descubrió en 1886 y el origen del nombre proviene de la palabra latina "fluere", que significa "fluir". Es difícil separar al flúor de sus compuestos por su gran reactividad química. (Wisniak, 2002; Jha et al., 2011; Bartlett N, 2020). El flúor es el más electronegativo de todos los elementos químicos, posee un peso atómico de 19,0 y un número atómico de 9 (Filler & Saha, 2009). En la tabla 1.1 se describen algunas propiedades electrónicas, físicas y químicas que le confiere un carácter único.

El flúor y los fluoruros se encuentran habitualmente en el medio ambiente y, debido a su creciente uso en procesos industriales, su importancia como tóxico medioambiental está aumentando. En ciertas áreas del mundo, se adiciona fluoruro al agua potable. Muchas pastas dentales, enjuagues bucales y tratamientos dentales profesionales contienen fluoruro. Las tabletas de fluoruro se recetan a los niños que no beben agua fluorada. La investigación sobre los efectos del fluoruro en la salud bucal comenzó hace más de cien años. Al principio, los científicos se centraron en analizar la asociación entre las concentraciones de fluoruro en el agua y la caries dental. En la segunda mitad del siglo XX, el tema de investigación en todo el mundo fue la administración exógena de fluoruro. No obstante, es claro que el uso de fluoruros en la prevención de caries es considerado como la estrategia más sencilla y adecuada dentro de programas preventivos masivos. Al mismo tiempo, el uso masivo de fluoruros en odontología preventiva provoca efectos adversos que aún son controvertidas. El efecto anticariogénico del fluoruro es el resultado de un efecto acumulativo de varios mecanismos diferentes (Bratthall et al.,1996; O'Mullane et al.,2016).

Tabla 1.1 Propiedades electrónicas, físicas y químicas del elemento flúor

Nombre	Propiedad
Isotopo	F19 (100%)
N° Atómico	9
Configuración electrónica F	$1s^2\ 2s^2\ 2p^5$
Configuración electrónica F-	$1s^2\ 2s^2\ 2p^6$
Peso Atómico	18,9984 g/mol
Electronegatividad	4,0 eV
Radio Atómico	0,68 A
Radio Iónico	1,36 A
Potencial de Oxidación	Eox = -2,85 V $2F\text{-} \longleftrightarrow F_2 + 2e\text{-}$

1.2 Química y propiedades de los fluoruros

Los términos "flúor" y "fluoruro" se utilizan indistintamente en la literatura dental como términos genéricos. En este documento, se usará al "fluoruro" como término general, donde el elemento reaccione y se presente en su forma iónica. El termino flúor se usará para su forma covalente, que son menos comunes; por último, a su fórmula molecular F_2, como molécula de flúor. En la figura 1.1 se muestra la diferencia entre el átomo de flúor (elemento) y su ion (formación).

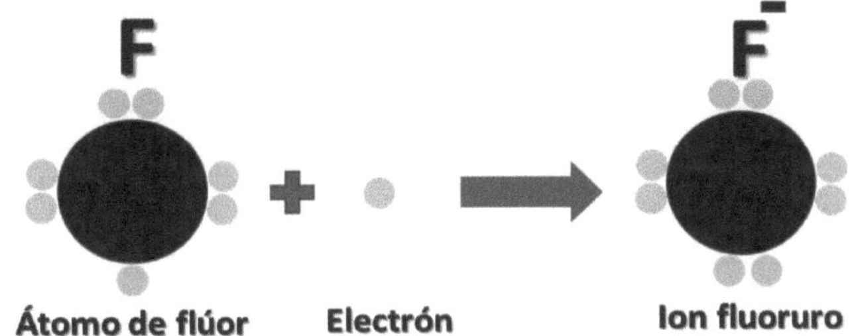

Figura 1.1 Átomo de flúor y formación del ion fluoruro

Algunos compuestos que contienen al elemento flúor incluyen fluoruro de hidrógeno, fluoruros alcalinos, fluorita (espato flúor), criolita, fluorapatita, otros compuestos de fluoruro inorgánico y ciertos fluoruros orgánicos que liberan fluoruro cuando se metabolizan (Pickering,1985; Fuge, 2019; Jha et al., 2011). El elemento flúor se combina directamente a temperaturas ordinarias o elevadas con todos los elementos distintos del oxígeno y el nitrógeno y, por lo tanto, reacciona vigorosamente con la mayoría de los compuestos orgánicos. Los iones de fluoruro tienen una fuerte tendencia a formar complejos con iones de metales pesados en soluciones acuosas, por ejemplo, FeF_6^{3-}, AlF_6^{3-}, MnF_5^{2-}, MnF^{3-}, ZrF_6^{2-} y ThF_6^{2-}. El potencial tóxico de los fluoruros inorgánicos se asocia principalmente a este comportamiento y a la formación de fluoruros insolubles. El elemento flúor reacciona con elementos metálicos para formar compuestos iónicos, en estado cristalino como en solución. La mayoría son fácilmente solubles en agua; sin embargo, los de litio, aluminio, estroncio, bario, plomo, magnesio, calcio y manganeso son insolubles o poco solubles. Algunos como el fluoruro de aluminio (AlF_3), son completamente insolubles (Muetterties et al., 1961; Pilgaard, 2016; Guo et al., 2016).

El elemento flúor y el fluoruro de hidrogeno reaccionan con elementos no metálicos para formar compuestos covalentes, por ejemplo, tetrafluoruro de silicio, hexafluoruro de azufre, compuestos orgánicos con flúor y formas aniónicas complejas. Los compuestos covalentes de flúor tienden a presentar bajos puntos de fusión y alta volatilidad (Tressaud, 2019). Por sus características únicas pueden reaccionar con metales y no metales. Cuando lo hacen con metales de los grupos I y II, originan fluoruros iónicos, con metales del grupo III o estados de oxidación superiores forman fluoruros covalentes y con no metales, tambien forman fluoruros covalentes (Tabla 1.2).

Tabla 1.2 Reaccionabilidad del elemento flúor frente a metales y no metales

Tipo	Características	Comportamiento	Ejemplo
Metales	M^{1+}; M^{2+}	Fluoruros Iónicos	NaF; SnF^2
Metales	$M3^+$ y oxidaciones superiores	Fluoruros Covalentes	AlF_3
No Metales	Grupo V A	Fluoruros Covalentes	$NaFPO_3$

1.2.1 Compuestos de fluoruro más significativos

1.2.1.1 Fluoruro de Hidrogeno (HF)

A temperatura (T°) ambiente, es un líquido incoloro o gas con olor acre, completamente soluble en agua. Es una de las sustancias más ácidas conocidas (Torres et al., 2020). Es el fluoruro más comúnmente fabricado, con la mayor parte de su producción siendo utilizada en la fabricación de aluminio, fluorocarbonos y otros productos. La principal fuente de producción de ácido fluorhídrico es el tratamiento de la fluorita con ácido sulfúrico concentrado a temperaturas de 130°C para producir ácido fluorhídrico y sulfato de calcio. La producción de HF supera el millón de toneladas en todo el mundo por varios fabricantes y se transporta y almacena a alta presión como un líquido altamente concentrado (Schwerin et al., 2020). Debido a su amplio uso industrial, el fluoruro de hidrógeno es probablemente el mayor contaminante de fluoruro atmosférico. Sin embargo, debido a su gran reactividad, es poco probable que permanezca en su forma original por mucho tiempo (Bhujbal et al.,1978; Abdul-Wahab et al., 2019).

1.2.1.2 Fluoruro de sodio y otros fluoruros alcalinos

Son sales típicas de altos punto de fusión y ebullición y muy solubles en agua. El fluoruro de sodio es el más común de los fluoruros alcalinos a nivel industrial y también en ámbitos odontológicos. El fluoruro de sodio fue el primer compuesto de fluoruro utilizado en la fluoración del agua potable en los Estados Unidos en 1950 (Reeves, 1986).

1.2.1.3 Fluorita, criolita y fluorapatita

La fluorita (CaF_2) es el principal mineral que contiene fluoruro; su contenido teórico de fluoruro es del 48,5 %. Se extrae en muchos países del mundo. La criolita es un mineral relativamente raro y materia prima esencial en la industria del aluminio, tiene un contenido teórico de fluoruro de 545 g/kg. El mineral es un fluoruro doble de sodio y aluminio y tiene una estequiometría muy cercana a la fórmula Na_3AlF_6 y un punto de fusión de aproximadamente 1010°C. Se ha encontrado en cantidades sustanciales solo en Groenlandia y se extrajo extensamente allí a principios del siglo XX, pero la mina ahora está esencialmente agotada. La criolita sintética se puede producir haciendo reaccionar ácido fluorhídrico con una solución alcalina de aluminato de sodio (Kvande, 2011). A continuación, se muestra Ecuación 1.

$$6HF + 2NaOH + NaAlO_2 \longrightarrow Na_3ClF_6 + 4H_2O \quad Ec.1$$

La fluorapatita [CaF_2 x $3Ca_3$ (PO_4)$_3$] es un fosfato de roca, tiene un contenido teórico de fluoruro de sólo 38 g/kg y no es importante como fuente comercial de fluoruro. Sin embargo, juega un papel importante en salud ambiental ya que es la fuente de fluoruro en algunas áreas de fluorosis endémica y porque grandes cantidades se extraen y se consumen en la producción de fertilizantes de fósforo elemental, ácido fosfórico y fosfatos (Pajor et al., 2019).

1.2.1.4 Otros fluoruros significativos

Tetrafluoruro de silicio, se forma en grandes cantidades durante la combustión de carbón y en la fabricación de fertilizantes a base de fosfatos. Ácido fluorosilícico es utilizado para fluorurar el agua potable, ya que proporciona fácilmente el nivel de fluoruro ideal. Fluorosilicato de sodio, es adecuado para dosificación de equipos de fluoración. Monofluorofosfato de sodio (Na_2FPO_3) sintético se usa ampliamente en la industria de dentífricos con fluoruro, ya que es compatible con la mayoría de los abrasivos utilizados.

1.2.1.5 Fluoruros orgánicos

El elemento flúor unido covalentemente al carbono se parece al hidrógeno lo que permite sintetizar análogos de fluoruro para casi todos los hidrocarburos conocidos y sus derivados; ya hay varios miles de compuestos que contienen fluoruro en su composición (Kirsch, 2004). Tabla 1.3.

Tabla 1.3 Compuesto de fluoruro, formula y características relevantes		
Nombre	**Formula**	**Características relevantes**
Fluoruro de Hidrogeno	HF	Fluoruro más fabricado y materia prima para fabricación de aluminio. El mayor contaminante atmosférico de fluoruro.
Fluoruro de sodio	NaF	Sales típicas y solubles en agua. El NaF fue el primero en ser usado para fluorurar agua potable. Son parte de los programas de fluorización por sal de mesa.
Fluoruros alcalinos	MeF	
Fluorita	CaF_2	Fluorita: principal mineral con fluoruro, 48,5 %
Criolita	$3NaF \times AlF_3$	Criolita: materia prima esencial en fabricación de aluminio.
Fluorapatita	$CaF_2 \times 3Ca\ (PO_4)_3$	Fluorapatita: importancia ambiental, fuente de fluoruro en áreas endémicas de fluorosis.
Tetrafluoruro silícico	$Si\ F_4$	Tetrafluorsilisico: contaminante ambiental, se forma combustión de carbón y en fabricación de fertilizantes a base de fosfatos.
Ácido fluorosilícico	$H_2Si\ F_6$	Ácido fluorosilícico: usado en fluorización del agua potable.
Fluorfosfato de sodio	Na_2FPO_3	
Fluoruros orgánicos	$(C\text{-}F_4)n$	Fluoruros orgánicos: diversos usos en plásticos, propelentes, disolventes.

1.3 Aplicaciones de los fluoruros

Aparte de las aplicaciones del fluoruro en productos utilizados para la salud bucal que serán revisados en otros capítulos del presente texto, el fluoruro presenta una gran variedad de aplicaciones entre las cuales describiremos las más importantes. El pequeño tamaño y la alta electronegatividad del fluoruro, combinado con su baja energía de enlace en la molécula de fluoruro (F_2), y los fuertes enlaces que forma con la mayoría de los otros átomos, son las características fundamentales que explican la fácil oxidación de la mayoría de los átomos en presencia de flúor, lo que a menudo resulta siendo el estado de oxidación más alto conocido. La estabilidad de la molécula de F_2 se hace evidente ante la fácil disponibilidad de plásticos fluorocarbonados translúcidos como FEP (fluorinated ethylene propylene, etilenpropilen fluorado) y sintetizados a baja temperatura. El uso de fluoruro de hidrógeno líquido anhidro, HF, ha permitido la síntesis y caracterizaron de AgF_3 (fluoruro de plata (III), NiF_4 (fluoruro de níquel (IV), NiF_3 (fluoruro de níquel (III), y otros fluoruros, termodinámicamente inestables (pero cinéticamente estables) utilizados como catalizadores y en otras aplicaciones. La necesidad de reemplazar clorofluorocarbonos y moléculas relacionadas con ellos, debido al daño que hacen al escudo protector de ozono de la tierra, ha creado la necesidad de encontrar reemplazos para estas moléculas ampliamente utilizadas (Bartlett, 2000) (Tabla 1.4).

1.3.1 Vidrios de fluoruro

La síntesis de vidrios de fluoruro puede ser de metales pesados, de fluorocloruro y de vidrios de oxifluoruro. Las características ópticas de los vidrios de fluoruro de metales pesados dan como resultado propiedades y aplicaciones ópticas únicas, especialmente en los campos de láseres de fibra y amplificadores ópticos que operan en longitudes de onda no permitidas para sílice (Adams, 2000; Gan, 1995).

1.3.2 Fluoruro y baterías de litio

El carácter electronegativo del flúor facilita su aplicación, como agente de almacenamiento de energía, en combinación con un elemento electropositivo como el litio. La aproximación más útil es la combinación de fluoruro de grafito de litio a través de una batería primaria. El carácter laminar de los fluoruros de grafito permite la migración del fluoruro desde el electrodo de fluoruro de grafito al electrolito. Una batería secundaria estructurada con materiales ligeros de alta densidad de energía y con electrodos reversibles de fuente de litio y flúor y un electrolito compatible. Se pueden lograr avances significativos en la química de la celda con electrolitos orgánicos tradicionales derivados del carbonato, mediante la introducción de fluoruro en la estructura de sal, en el disolvente / codisolvente o como aditivo funcional (Von Aspern et al., 2019; Kanamura et al., 2000).

1.3.3 Fullerenos fluorurados

Los fullerenos constituyen una forma alotrópica del carbono en forma de esferas, elipsoides o cilindros y su descubrimiento fue motivo del premio Nobel en Química en 1996. Los fullerenos reciben su nombre del arreglo más conocido, el buckminsterfullereno (C_{60}), cuyo nombre proviene del arquitecto Buckminster. Se conoce que el fluoruro como ligando (F-ligand) puede unirse a los átomos de carbono del grafito sin afectar la hibridación del orbital sp2, algo que se repite en la química de los productos de fluoración de los fullerenos donde no hay una influencia significativa en la hibridación del orbital del carbono. Los fullerenos fluorados tienen una abundante aplicación; se han mencionado su uso en células solares (Zhao et al., 2016), en el estudio de la conductancia de iones transmembrana (Jung et al., 2003) y en otros tipos de estudios, como las interacciones de una diversa gama de fullerenos con el ADN (Papavasileiou et al., 2017), y donde la cavidad dentro de los fullerenos proporciona un entorno único para el estudio de átomos y moléculas aislados (Krachmalnicoff et al., 2016).

1.3.4 Fluoruro y semiconductores

Las principales aplicaciones industriales de estos fluoruros son en formas de gases de limpieza y grabado en la industria de los semiconductores. El ácido fluorhídrico, fosfórico o nítrico se utilizaron como grabadores hasta mediados del 1970, sin embargo, a medida que se mejoró la integración del microchip, el grosor de la capa y el ancho de línea disminuyeron notablemente su uso y se volvió difícil el procesamiento de grabado húmedo isotrópico. El grabado en seco con gas fluorado como CF_4 apareció entonces como una nueva tecnología. Hay dos tipos de procesos de grabado en seco disponibles, el grabado con plasma (gas ionizado que consta de iones positivos y electrones libres en proporciones similares dando una carga eléctrica total nula) isotrópico (grabado en todas las direcciones) y el grabado con iones reactivos anisotrópicos. Los iones reactivos acelerados (F^+, $CF3^+$) graban el sustrato con direccionalidad mediante una reacción química y por efecto de colisión física. Debido a que el grabado anisotrópico se lleva a cabo mediante este método, se forman patrones finos con alta precisión (Ishii et al., 2000).

En el grabado con plasma, se emplea descarga luminiscente de alta frecuencia, tipo acoplamiento capacitivo o el electrodo externo de alta frecuencia. La especie reactiva en este grabado es un radical en el plasma, el cual hace movimientos aleatorios en el plasma y es independiente del potencial generado en la superficie del sustrato, el grabado está libre de direccionalidad y, en consecuencia, el grabado isotrópico se vuelve posible que se utilice para grabar Si, Si_3N_4 y poli Silicio (Ishii et al., 2000; Wang, 2012).

Tabla 1.4 Aplicaciones de fluoruro, tipo de fluoruro y propiedades

Aplicación del fluoruro	Tipo de Fluoruro	Propiedades
Vidrio de fluoruro	Metales pesados, fluorocloruro y oxifluoruros	Vidrios de Fluoruro de metales pesados. Propiedades únicas en láseres de vidrio y amplificadores ópticos.
Baterías de Litio	Fluoruro de grafito de litio	Baterías primarias y secundarias de electrodos de litio, fluoruro y electrolito compatible.
Fullerenos fluorados	Buckminsterfullereno (C_{60}) fluorado.	Promisorias y abundantes aplicaciones en células solares y estudios de conductividad de iones.
Semiconductores	CF_4	Grabado con placas isotrópicas graba Si, Si_3N_4 y polisilicios.
	F^+	Grabado con iones reactivos acelerados
	CF_3^+	forma patrones finos con alta precisión

1.4 Fluoruros en el medio ambiente

El fluoruro es el elemento más abundante de la tierra que existe naturalmente en el suelo, el agua y la atmósfera. Elevadas concentraciones de fluoruro en el medio ambiente podrían ser responsables de graves problemas de salud en muchas partes del mundo si no se controla su liberación. El fluoruro se libera al medio ambiente como subproducto de procesos industriales de fertilizantes, aluminio, acero, ladrillos y vidrio, centrales eléctricas de carbón, fertilizantes fosfatados en la agricultura y meteorización de cenizas volcánicas (Lacson et al., 2020; Adimalla et al., 2020).

1.4.1 Fuentes de disposición natural (agua, suelo, aire, vegetales y frutas)

El fluoruro está presente de forma natural en suelos, aguas, plantas y aire. Los fluoruros pueden entrar al cuerpo humano por inhalación, ingestión o contacto con la piel (Abdullahi et al., 2014).

1.4.1.1 Fluoruro en suelos

El contenido de fluoruro total en suelos en general varía entre 150 y 400 mg/kg y con un nivel mucho mayor en suelo arcilloso, que es de 1000 mg / kg. La contaminación del suelo con fluoruro se debe a la utilización de fertilizantes de fósforo que tienen un total de 1 a 1,5 % de flúor (Singh et al., 2018; Bharti et al., 2017; Hong et al., 2016). La mayor parte del fluoruro que se encuentra en suelos está en los minerales o adsorbido en arcillas y oxihidróxidos con un pequeño porcentaje disuelto en las soluciones del suelo. Más del 90 % del contenido de fluoruro natural de los suelos es insoluble o está fuertemente unido a las partículas que lo retienen como el aluminio o el calcio (Pickering et al., 1985). En la mayoría de los suelos, el fluoruro está asociado con silicatos (micas) y otros minerales arcillosos y los suelos de limo (material de sedimento con un tamaño intermedio entre arena y arcilla) y franco arcilloso (más arcilla que lo óptimo) que tendría más contenido de fluoruro que los suelos arenosos (Mikkonen et al., 2018).

La movilidad del fluoruro en los componentes arcillosos o coloidales depende de la sorción del suelo, que a su vez depende del pH, tipos de sorbentes y salinidad del suelo. El contenido total de fluoruro en los suelos depende entonces de los contenidos de arcilla, carbono orgánico y el pH del suelo. Esta biodisponibilidad en el suelo es compleja y puede controlarse mediante la formación de complejos con fases sólidas que contienen aluminio u otras especies iónicas. La mayor solubilidad del fluoruro en condiciones ácidas se explica por la formación de complejos del tipo AlF_x, mientras que en condiciones alcalinas por la desorción del fluoruro producto de repulsión de superficies cargadas negativamente (Hong et al., 2016).

1.4.1.2 Fluoruro en vegetales (plantas)

Las plantas están expuestas al fluoruro a través del aire, suelos y agua y también pueden incorporarlo desde suelos contaminados con el ion flúor. En todo tipo de suelos, el fluoruro biodisponible es el biológicamente importante para plantas y animales, donde la mayor parte de este es insoluble y no disponible para plantas. Suelos con altas concentraciones de fluoruro o bajo pH, arcilla y/o materia orgánica pueden aumentar los niveles de fluoruro biodisponible, aumentando su absorción a través de la raíz de la planta (Rizzu et al., 2021).

El contenido de fluoruro absorbido por las plantas depende de las siguientes variables: tipo de planta y suelo, cantidad y forma de fluoruro. La absorción del fluoruro por las raíces es por un mecanismo pasivo y depende de parámetros como pH del suelo, biodisponibilidad y tipo de fluoruro (Mackowiak et al., 2003). Desde el suelo, el fluoruro es absorbido por las raíces de las plantas y luego puede ser transportado por la vía simplástica (transporte intracelular o transcelular) o apoplástica (vía transporte extracelular) en las raíces o vía flujo xilemático (flujo hídrico a través de la xilema) hacia los órganos transpiratorios, principalmente las hojas. Jha et al. (2019) señalan que la retención de fluoruro en cebollas sigue el orden de raíces> brote> bulbo. Por tanto, la absorción de fluoruro en raíces es mayor que en hojas, tallos y semillas. Esto se debería a la afinidad fluoruro-superficie de la raíz y a la baja permeabilidad de la endodermis. La concentración de fluoruro en productos alimenticios aumenta levemente con los fertilizantes fosfatados, con concentraciones de fluoruro de 1 a 3 % como impurezas, debido a que el suelo agrícola tiene un coeficiente de transferencia bajo al material vegetal (Hong et al., 2016).

a. Fluoruro como fitotóxico

El diagnóstico de daño a las plantas por fluoruros requiere que se conozca el historial completo de las plantas y su entorno y el análisis de fluoruros en atmósfera, suelo, agua y tejidos vegetales que revelen la presencia de cantidades tóxicas del elemento. Aun así, los datos sobre la concentración crítica de fluoruro en el suelo que afecta la biota y el crecimiento de las plantas son escasos y poco concluyentes. Se requiere información adicional para generar recomendaciones adecuadas para mitigar los riesgos del aumento de los niveles de fluoruro en suelos que sean sostenibles en el futuro (Clausen et al., 2014; Hong et al., 2016).

b. Fluoruro en hoja de té

El té (infusión), preparado a partir de las hojas de la planta del té, es la bebida no alcohólica más consumida en el mundo. Se ha informado que beber té tiene efectos benéficos para la salud humana (Forester et al., 2011). Las plantas de té acumulan fluoruro desde del aire y el suelo, y este se incorpora principalmente en sus hojas (Gao et al., 2014). Así, las hojas de té suelen tener una alta concentración de fluoruro. Los factores que determinan la concentración de fluoruro en hojas de té son: suelo, ambiente, variedad y madurez de las hojas de té (Álvarez et al., 2011). El suelo influye en la absorción de fluoruro por el té a través de varios factores. Uno es el pH, siendo los pHs más bajos los que facilitan la acumulación de fluoruro. Los rangos de pH entre 5,0 y 5,6 se han considerado los más óptimos para cultivo de plantas de té (Mehra et al., 2007). Otro factor es la concentración de fluoruro en el suelo; algunos autores señalan que la absorción de fluoruro por las plantas se relaciona linealmente con la concentración de fluoruro en el suelo. No obstante, otros estudios han informado que las plantas toman del suelo sólo el fluoruro hidrosoluble (Chavoshi et al., 2011). Entre otros factores que intervienen en la absorción del fluoruro desde el suelo se encuentra la materia orgánica y el intercambio catiónico (Jha et al., 2011).

Para la mayoría de las plantas, el fluoruro es fitotóxico al influir en sus vías metabólicas y por ello se encuentra en concentraciones menores de 10 mg F-/ kg en plantas que crecen en suelos no contaminados con fluoruro. Las hojas de té acumulan grandes cantidades de fluoruro en suelos con concentraciones normales sin mostrar síntomas de toxicidad. No hay evidencia experimental que demuestre funciones biológicas del fluoruro en plantas de té, aunque se señala que podría reducir la toxicidad del aluminio (Al) en el crecimiento del tubo polínico. Por lo que la mayor concentración del fluoruro en las plantas del té se debería a su menor fitotoxicidad a este (Ruan et al., 2004). La mayor parte del fluoruro está presente en las paredes celulares y las fracciones solubles de las hojas de té (Gao et al., 2014). En sus procesos de fabricación, las estructuras celulares de los diferentes tipos de té, sufren diferentes grados de destrucción, pero no se conoce cómo este proceso afecta el fluoruro lixiviable en diferentes tipos de té. El consumo de grandes cantidades de té puede suponer un riesgo potencial para la salud, ya que el fluoruro en el té se libera fácilmente durante infusión (Sofuoglu et al., 2008).

El Ministerio de Salud de Chile, incorpora en sus registros de ingesta de fluoruros la ingesta de té en niños de 5, 6, 7 y 12 años. Esto debido al impacto que tiene esta fuente de exposición en la ingesta total de fluoruro, la cual como bebida es sumativa al aporte del fluoruro del agua potable. Algunos estudios han obtenido estimaciones de las concentraciones de fluoruros en el té. Para una muestra de 26 marcas comerciales de hojas de té, la concentración de fluoruro tuvo un promedio de 145 mg F-/kg, con mínimos de 56 mg F-/kg y 350 mg F-/kg de máximo (Cai et al., 2016). Como conclusión, la concentración de fluoruro en hojas de té se afecta por el suelo, variedad, estación y madurez de las hojas de té. El proceso de fabricación del té parece no introducir contaminantes fluorurados exógenos en los productos del té y la concentración promedio de fluoruro en diferentes marcas de té se ha reportado con una media de hasta de 145 mg F-/kg.

1.4.1.3 Fluoruro en aguas

El fluoruro puede encontrarse en el agua potable de forma natural, o adicionado con el objetivo de proporcionar protección a la salud dental pública (Lacson et al., 2020). Hay una gran variación del fluoruro natural en el agua potable en todo el mundo, y la variación depende de factores geológicos. Según la OMS, las zonas con fluoruro natural por encima de 1,5 mg/L se conocen como zonas endémicas de fluoruro, y podrían alterar la salud bucal causando fluorosis dental, que es un trastorno de la mineralización del esmalte (Näsman et al., 2016). El agua subterránea es más susceptible a la acumulación de fluoruro que otras fuentes ambientales, debido a su contacto con sustratos geológicos (Sousa et al., 2015).

La concentración de fluoruro en el agua subterránea depende de la geología, la química, las características físicas y el clima del área. Generalmente, las aguas de manantiales y de pozos tienden a presentar concentraciones más altas de fluoruro que las aguas superficiales de lagos, ríos y arroyos. El promedio de fluoruro disuelto en los principales ríos del mundo se encuentra entre 0,01 mg/L y 0,02 mg/L, en los lagos es inferior a 0,5 mg/L. Con algunas excepciones, como el caso de Tanzania, donde las concentraciones están por encima de los valores mencionados, con niveles que fluctuaron entre 1,02 y 69,01 mg/L, algo similar sucede en otros países vulnerables de la región (Kitalika et al., 2018).

Según datos entregados por la OMS (WHO, 2006), las concentraciones más altas de fluoruro están asociadas a fuentes subterráneas. En zonas mineras que contienen fluoruro, el agua de pozo puede contener hasta 10 mg/L. Lo más alto informado es de 2800 mg/L. En aguas subterráneas por exposición natural, las concentraciones varían según el tipo de roca a través de la cual fluye el agua, no excediendo los 10 mg/L. Sin embargo, en algunas regiones de China se han informado concentraciones mayores a 8 mg/L. En Canadá, en agua potable las concentraciones son menores 0,05 a 0,2 mg/L (no fluorurada) y de 0,6 a 1,1 mg/L (fluorada); en agua de pozo, los niveles son hasta 3,3 mg/L. En USA, el 0,2 % de la población está expuesta a más de 2,0 mg/L. En los Países Bajos, los promedios anuales de plantas de agua están por debajo de 0,2 mg/L. Los fluoruros pueden ingresar a ríos como resultado de descargas industriales. Por ejemplo, en el Rin (territorio de Países Bajos), los niveles están por debajo de 0,2 mg/L, en el Mosa (territorio de Francia, Bélgica, Alemania) las concentraciones fluctúan (0,2-1,3 mg/L) como resultado de procesos industriales (WHO, 2006).

La OMS (WHO, 2011), estableció como referencia un valor de 1,5 mg F-/L en agua potable. Se han encontrado niveles elevados de fluoruro en las aguas subterráneas de América Latina (México, Chile, Brasil). No obstante, la presencia del fluoruro no ha sido determinada en muchos lugares de América Latina (Alarcón-Herrera et al., 2013). En Argentina, se ha demostrado que existen altas concentraciones de fluoruro en las aguas subterráneas consumidas por habitantes de la llanura Chaco-Pampeana (Rocha et al., 2017).

En México, algunos estados informan altas concentraciones de fluoruro en las aguas subterráneas, y la fluorosis dental es frecuente en esas áreas (González, 2021). En Colombia, un estudio realizado en Puerto López, Departamento de Meta determinó concentraciones de fluoruros en aguas que proceden de pozos con promedios de 0,50 mg/L (Beltrán et al., 2018). Otra investigación realizada en Villavicencio (Colombia) encontró concentraciones de fluoruro en aguas procedentes de pozos subterráneos con promedios de 0,10 mg/L (Gómez et al., 2015) y un estudio más reciente realizado en aguas subterráneas de ocho municipios de diferentes regiones de

Colombia reportó una media de 4,32 ± 8,35 mg/L, muy por encima del valor de referencia nacional (González-Martínez et al., 2024). En Ecuador, en las provincias de Chimborazo y Tungurahua, existe una alta concentración de fluoruro (1,7 mg/L y 2,5 mg/L, respectivamente) en aguas de abastecimiento (Orellana, 2016; Escudero, 2016), sobrepasando los límites máximos permisibles recomendados por la OMS (1,5 mg/L). Debido a estas concentraciones, la población presenta cuadros de fluorosis por la ingesta de agua con presencia de fluoruros (Arroyo, 2016; Alvarado, 2014).

El origen del fluoruro en aguas subterráneas de América Latina es de naturaleza geogénica, y la fuente primaria es vidrio volcánico y en menor medida, minerales hidrotermales. La fuente secundaria son óxidos/hidróxidos de Fe, Mn y Al y las arcillas, donde el fluoruro y otros oligoelementos tienen una gran adsorción. Altas tasas de evaporación, propias de climas áridos y semiáridos, generan aguas subterráneas salinas y pH alcalino, liberando fluoruro de las fuentes y resultando aguas ricas en este halógeno (Alarcón et al., 2012). Aguas subterráneas con alto contenido de fluoruro a lo largo de las llanuras costeras se han documentado con frecuencia en China, India y la Franja de Gaza de Palestina (Chen et al., 2020).

1.4.1.4 Fluoruro en el agua de mar y en productos marinos

a. Fluoruro en el agua de mar

El fluoruro también lo podemos encontrar en el mar, en concentraciones promedios que van desde 0,8 a 1,4 mg/L (Izadi et al., 2017). En el Golfo pérsico, Mar arábico, Asia, se midieron valores de fluoruro de 2,64 mg/L (Nabipour et al., 2013) y 0,35–2,79 mg/L (Soleimani et al., 2017). Muestras de la Bahía de Tokio, Japón, océano Pacifico, presentaban de 0,63–1,27 mg fluoruro/L (Kitano et al., 1972). Otros resultados para fluoruro (año 2017) de aguas costeras (3 m de profundidad) del oeste de Japón (Océano Pacífico) mostraron un promedio 1,2 mg/L (Fukushi et al., 2018). La concentración de fluoruro en el norte del Océano Índico arrojó un promedio de 1,31 ± 0,01 mg /L (Sen Gupta et al., 1978). Una concentración un poco más alta (1,82 ± 0,03) fue encontrada en el mismo océano cuatro años más tarde (Naik et al., 1982). Dos mediciones de fluoruro realizadas en el mar mediterráneo (Barcelona y Oliva, España) señalaron valores de 1,45 y 2,5 mg/L (Gómez et al.,

1988). En el agua de lastre de los barcos comerciales que ingresaron al puerto de Bushehr (Irán) y desde 34 puertos de todo el mundo entre febrero y agosto de 2016, el nivel de fluoruro en el agua de lastre osciló entre 1,19 y 2,82 mg/L (Soleimani et al., 2017).

b. Fluoruro en productos marinos

Los productos marinos contienen grandes cantidades de fluoruro, principalmente porque el agua de mar tiene un contenido relativamente alto de ion fluoruro (Camargo et al., 2003). Los eufáusidos (orden de crustáceos malacostráceos conocidos genéricamente como kril) tienen las concentraciones totales de fluoruro más altas de una variedad de crustáceos marinos antárticos examinados, encontrándose niveles de hasta 5.477 µg/g en el exoesqueleto de Euphausia crystallorophias (krill de hielo). Los copépodos (crustáceos maxilópodos de pequeño tamaño) tenían los niveles más bajos de fluoruro (0,87 µg/g) en todo el cuerpo (Sands et al., 1998). Vertebrados, como pingüinos y focas, que dependen del krill como parte principal de su fuente de alimento, tienen niveles de fluoruro óseo de hasta 10.000 µg/g de peso seco, sin efectos adversos aparentes (Schneppenheim 1980; Culik 1987). Las fuentes de este anión en pescados, especialmente la sardina (0,21-4,57 mg/kg) y el salmón (0,06-1,7 mg/kg), contienen cantidades altas de fluoruro, como ha sido informado por OMS anteriormente (Fawell et al., 2006; WHO 1970).

1.4.1.5 Fluoruros en el aire

Las pautas de calidad del aire en relación a los fluoruros se desarrollaron originalmente en USA (McCune, 1969). En especies sensibles, se relacionaron síntomas con concentraciones de fluoruro de hidrogeno (HF) en el aire. Las concentraciones más bajas reportadas que han producido daño visible son de 0,3 µg/m3, con exposición larga. Hexafluoroaluminato de sodio, criolita, es un insecticida que se usa en frutas, verduras y cultivos ornamentales para proteger contra las plagas que comen hojas. La criolita se presenta en forma natural y sintética siendo la sintética más tóxica. El contenido de fluoruro de la criolita es mayor al 50 % y se ha demostrado que desde el punto de vista toxicológico se comporta como fluoruro libre y queda como residuo tóxico en y sobre frutas y verduras (Podder et al., 2014). Existe un problema potencial por el aumento del uso de criolita como plaguicida en Estados Unidos y otros países, resultando una fuente de fluoruro más extendida en el medio ambiente que el HF de la industria del aluminio. Hoy las emisiones de fluoruro desde la industria no son problema en USA y Europa, pero si existe evidencia de los efectos contaminantes del fluoruro en los países en desarrollo como los estudios realizados en Brasil (Klumpp et al., 1996).

Los fluoruros derivados de procesos industriales como el HF, hexafluoruro de silicio (SiF6) y F2 (fluoruro molecular), son moléculas comunes de fluoruro gaseoso tóxico. La mayor parte del fluoruro secundario que se produce naturalmente en el medio ambiente se deriva de los procesos de meteorización. La concentración de fluoruro del aire ambiental de un área limpia es menor a 0,1 µg F-/m3, en áreas cercanas a industrias que liberan fluoruro, se permiten 2-3 µgF-/m3, pero no deben exceder este nivel (Ranjan & Ranjan, 2015). Las condiciones atmosféricas pueden transportar grandes cantidades de fluoruro a distancias significativas (Dartan et al., 2017), lo que aplicaciones masivas de vapores con fluoruro y efluentes industriales de fluoruro podrían afectar áreas no industriales. Un estudio ha mostrado niveles de fluoruro de hasta 9,7 µg/m3 debido al transporte de fluoruro entre regiones y países (Walna et al., 2013). En concentraciones bajas, el fluoruro puede causar quemaduras en hojas, y su absorción excesiva en plantas puede estropear frutos y dañar cultivos. Topografía, patrones climáticos y emisiones industriales de fluoruro son los parámetros que determinan los niveles de fluoruro en el aire (Divan et al., 2007).

1.4.2 Fuentes de disposición antropogénica

Las industrias, como las plantas de fertilizantes fosfatados, las fundiciones de aluminio, los hornos de ladrillos y las fábricas de cerámica, son las principales fuentes del fluoruro gaseoso y del suelo en el medio ambiente, incluyendo el uso de pesticidas a base de fluoruro. Las formas incontroladas de HF y SiF4 gaseoso/particulado, pueden ser contaminantes instantáneos del aire y suelo (Lacson et al., 2020). En ciudades del sudeste asiático, la fabricación artesanal de ladrillos genera emisiones de fluoruro al medio ambiente urbano (Schmidt, 2013). En Siberia, la fundición de aluminio Krasnoyarsk contamina con fluoruro la ciudad del mismo nombre (Talovskaya et al., 2015). Algunos autores sugieren que las elevadas concentraciones del ion flúor en aerosol en áreas urbanas de la costa báltica de Polonia eran producto de la quema de carbón para calefacción (Lewandowska et al., 2013). Los usos del fluoruro en la industria generan cantidades significativas de residuos sólidos urbanos (RSU) que lo contienen. Su incineración libera gran parte del fluoruro como HF con cantidades de hasta 20 mg/m3 en el gas emitido, que se reduce a 0,01-0,1 mg/m3 después del tratamiento realizado. Emisiones de HF por incineradores están controladas con un máximo admisible de 1 mg de F-/m3 (Quina et al., 2011).

Los incineradores modernos están sujetos a estrictos estándares de emisión, pero la quema incontrolada de basura en botaderos clandestinos podría representar una fuente local importante de HF y compuestos organofluorados en entornos urbanos (Fuge et al., 2019). Davison & Weinstein (2006), indican que la disrupción química de los hidroclorofluorocarbonos (HCFC), sustitutos de los CFC, identificó uno de los productos de degradación como el ácido trifluoroacético (TFA). La evaluación de riesgos también mostró que el TFA tiene baja toxicidad para animales y plantas, no se defluora en suelo y en agua, por lo que se acumula en medio acuático.

1.4.2.1 Efectos del fluoruro sobre el medio ambiente

La evidencia científica ha demostrado que los halocarbonos producidos por humanos son responsables de la depleción de la capa de ozono. Los clorofluorocarbonos (CFC) y los halones que contienen fluoruro tienen una vida media suficientemente larga como para llegar a la estratosfera donde se fotodisocian para liberar átomos de cloro, bromo y flúor. Se ha demostrado que el cloro y el bromo son los principales responsables de la disminución de la capa de ozono en las regiones polares, el fluoruro por sí solo no produce el agotamiento del ozono. Los átomos de flúor liberados por fotodisociación se unen rápidamente a compuestos carbonílicos y forman fluoruro de hidrógeno, que es muy estable en la estratosfera. Monitorear el fluoruro inorgánico en la atmósfera es un indicador de sus precursores, principalmente CFC y los hidroclorofluorocarbonos, involucrados en el agotamiento del ozono. Los halocarbonos fluorados y otros gases como los perfluorocarbonos o el hexafluoruro de azufre (SF6) también son gases de efecto invernadero extremadamente potentes para los que se deben monitorear las tendencias actuales y evaluar los escenarios futuros de crecimiento (Ricaud et al., 2006).

1.5 Fluoruros en alimentos

Las fuentes primarias de fluoruro en alimentos en general y aditivos alimentarios son: té, café, pescado, mariscos, carne, pollo, uvas (pasas, vino, jugo de uva), edulcorantes artificiales, refrescos, papas, alimentos para bebés y agua potable y han sido descritos por varios autores (Cantoral et al., 2019; U.S. Department of Agriculture, 2015; Cagetti et al., 2013; Zohouri et al., 1999). En tabla 1.5 se observan valores de fluoruro en algunos alimentos tomados de Yadav et al. (2019) que incluye valores de fluoruro de diversos alimentos en diferentes países.

1.6 Fluoruros de uso odontológico

El uso de fluoruros en odontología se inicia a consecuencia de las investigaciones para entender sus efectos tóxicos, las cuales descubrieron también sus efectos protectores. Frederick McKay (1901) observó en sus pacientes de Colorado Springs, manchas de color café muy poco estéticas en sus dientes. En 1909, el Dr. Black, denomina a las manchas "esmalte moteado", debido a imperfecciones del desarrollo en los dientes de los niños. Además, encontraron que los dientes afectados por este esmalte moteado eran más resistentes a la caries dental. La caries dental es una disbiosis de la biopelícula mediada por el consumo frecuente de azúcar. Por su frecuencia se considera de alta prevalencia, pero prevenible. Se han usado iones fluoruro, fosfatos y calcio, y sellantes de fosas y fisuras para aumentar la resistencia de los dientes a los ácidos. El beneficio de usar fluoruro para prevenir la caries dental se conoce desde hace muchos años tanto en agua potable como en productos que contienen fluoruro, que reducen la caries a través de su efecto principalmente tópico.

La desmineralización y remineralización dental son procesos dinámicos naturales continuos y equilibrados en el esmalte. Si el equilibrio se interrumpe y predomina el proceso de desmineralización podría conducir al desarrollo de lesiones cariosas en el esmalte y la dentina. El efecto del fluoruro tanto sistémico como tópico es generar iones minerales capaces de contribuir a la remineralización dental. En este sentido, el uso de diversas formas de fluoruro sigue siendo la piedra angular de la mayoría de los programas de prevención de caries dental (Brar et al., 2017).

La investigación de Dean iniciada en 1931, por encargo del Servicio Nacional de Salud Pública de Estados Unidos, para investigar la relación entre la concentración de fluoruro en el agua, el esmalte moteado y la caries dental, estableció que los niveles de fluoruro de agua cercanos a 1,0 mg/L producían el mejor equilibrio entre la reducción sustancial de caries y una baja prevalencia de fluorosis dental. A partir de 1945, con la adición de fluoruro a los suministros públicos de agua en Grand Rapids, Michigan, la fluoruración del agua se utiliza para la prevención de la caries en los países desarrollados. Posterior al trabajo de Dean, se reconoció que el consumo de fluoruro, en concentraciones óptimas (0,7 a 1,2 mg/L) en el suministro de agua, impartía protección para caries dental, sin manchar los dientes (Department of Health, Education, and Welfare (US), 1962).

1.6.1 Recomendaciones para una concentración óptima de fluoruros

Los sistemas de agua comunitarios que adicionan fluoruro en los Estados Unidos, la PHS (U.S. Public Health Service, 2015) recomiendan una concentración óptima de fluoruro de 0,7 mg/L. La concentración óptima en el agua potable es la concentración que proporciona el mejor equilibrio de protección contra la caries dental al tiempo que limita el riesgo de fluorosis dental. La recomendación anterior de PHS (1962) para las concentraciones de fluoruro se basó en la temperatura del aire exterior de las áreas geográficas y varió de 0,7 a 1,2 mg/L. Esta guía está destinada a aplicarse a sistemas de agua que actualmente fluoruran o que iniciarán fluoruración, y se basa en las siguientes consideraciones: 1. Evidencia científica relacionada con la eficacia de la fluoruración del agua en la prevención y el control de la caries en todos los grupos de edad; 2. Fluoruro en el agua potable como una de las varias fuentes de fluoruro disponibles; 3. Tendencias en la prevalencia y severidad de la fluorosis dental; 4. Evidencia sobre la ingesta de líquidos de los niños a distintas temperaturas del aire exterior.

Tabla 1.5 Concentración de fluoruro en diferentes alimentos

Categoría	Producto Alimenticio	Concentración F⁻ mg/L o mg/kg
	Leche y sus productos	0,01–0,8
	Leche de vaca	1,73–6,87
	Leche de búfalo	3,32–6,85
Productos Animales	Productos lácteos fermentados	1,76–93,68
	Carne y Pollo	0,01–1,7
	Pescado	0,06–4,6
	Carnes, pescados, aves	0,22
	Productos lácteos	0,25
	Cereales en General	0,04–1,9
	Arroz	0,012–0,031
	Cereales del Desayuno	0,08–1,86
	Granos y productos de cereales	0,42
Cereales	Trigo	0,51–14,03
	Arroz	0,51–5,52
	Maíz	5,6
	Cebada	0,45–3,65
	Bajra (Mijo Perla)	2,76–3,84
	Porotos (Frijoles, Habichuela)	0,042–0,086
	Poroto de soya	4,0
Legumbres/Tubérculos	Chicharos (guandú, frijol de palo, palo de gandules o quinchoncho)	10,77
	Gramo Rojo (gandul, arhar, tur, guisantes gungo en Jamaica)	2,34–4,84
	Gramo de Bengala (Garbanzo)	3,84–4,84
	Frutas en General	0,06
	Manzana	0,009
	Peras	0,017
Frutas	Plátanos	0,067
	Uva	0,84–1,74
	Mango	0,8–1,8
	Manzana	1,05–2.20
	General (diferente autor)	0,003–1,3
	General (diferente autor)	0,76
Bebidas	Te elaborado	0,05–5
	Hoja de té verde	72,62–89,02
	Bebidas gaseosas	0,77–1,44
	Agua de coco	0,43–0,60
Chocolate	Bar y galletas	0,04–7,06

Los estudios indican que no existen "gold estándar" para establecer niveles óptimos universales de fluoruro en el agua potable, por lo tanto, cada país debe determinar su concentración óptima de fluoruro en el agua potable de acuerdo con sus condiciones socioeconómicas y climáticas, los hábitos dietéticos y de higiene bucal de su población y las investigaciones locales, para determinar cuánto fluoruro es beneficioso para el control de la caries y de la fluorosis dental (Khan et al., 2004).

De los enfoques para el uso del fluoruro y vehículos para su entrega en el medio bucal, se consideran tres niveles: 1. Nivel comunitario; fluoración del agua. 2. Nivel individual; enjuague bucal, dentífrico fluorurado. 3. Nivel profesional; materiales dentales que liberan fluoruro, aplicación tópica de fluoruro (gel, barniz). Los dos primeros son considerados ampliamente efectivos. Aunque los materiales dentales liberadores de fluoruro presentan propiedades necesarias para ser eficaces en el control de la caries, aún no se ha demostrado su eficacia y reproducibilidad para controlar la caries dental. Además, hay evidencia demostrable de que el efecto del fluoruro liberado por los materiales dentales sobre la caries dental puede ser sustituido por el fluoruro liberado por el dentífrico (Cury et al., 2016).

1.6.2 Dentífricos fluorurados

La pasta de dientes, se usa con cepillo de dientes para mantener y mejorar la salud y estética bucal y sus formulaciones han evolucionado desde muy sencillas a complejas con más de 20 ingredientes. Estos compuestos permiten combatir la caries dental, enfermedad de las encías, mal olor, sarro, erosión e hipersensibilidad dentinaria. Las pastas dentales efectivas son aquellas que están formuladas para que sus principios activos se entreguen en el lugar y concentración adecuada es decir la máxima biodisponibilidad de sus activos. Sin embargo, esto puede ser un desafío ya que habrá que hacer concesiones cuando se formulen varios principios activos diferentes en una fase. El desarrollo de la pasta de dientes no está completo, ya que aún quedan por superar muchos retos y especialmente la escasa sustantividad oral de la mayoría de los ingredientes activos (Lippert, 2013). Los fluoruros se han considerado el ingrediente activo más importante de una pasta de dientes. A lo largo de los años, se han utilizado varias formulaciones de fluoruro, por ejemplo, fluoruro de sodio (NaF), monofluorofosfato de sodio (Na2FPO3), fluoruro de amina (NH3F y fluoruro de estaño (SnF2) (Johannsen et al., 2019).

1.7 Metabolismo (farmacocinética) y biodisponibilidad de fluoruros en humanos

El conocimiento de todos los aspectos del metabolismo del fluoruro es esencial para comprender los efectos biológicos de este ion en los seres humanos, además de desarrollar los mecanismos de prevención y el tratamiento de su toxicidad. Los aspectos del metabolismo del fluoruro incluyen su ingesta, absorción gástrica, distribución y excreción renal.

1.7.1 Ingesta de fluoruros

Las principales fuentes de ingesta de fluoruro que se han identificado son: agua potable fluorurada, pasta de dientes con fluoruro iónico, suplementos dietéticos de fluoruro y leche-fórmula para lactantes. Para un adulto que vive en una zona con agua fluorurada, la exposición e ingesta diaria se desglosa en consumo de los siguientes alimentos: agua 61 %, otras bebidas 22 %, alimentos sólidos 13 % y pasta de dientes 4 % (Moss & Kumar, 2021). Para niños de cinco años, los aportes de fluoruro corresponden a las siguientes fuentes: líquidos (agua, té, limonada, otros) con el 63 %, sólidos (leche, productos lácteos, sopas, pastas, frutas) corresponden al 7 % y pasta dental el 30 % (Oganessian et al., 2011). Con respecto a la sal fluorurada, las estimaciones de las necesidades diarias normales de sal para los adultos llegan hasta los 15 g/día. El margen de seguridad disponible con respecto a la ingesta de fluoruro de la sal fluorurada es amplio, en este sentido, la ingesta de fluoruro procedente de la sal fluorurada puede oscilar entre 0,5 y 0,75 mg fluoruro/día. Se estima que el límite superior tolerable para la ingesta de fluoruro es de 0,12 mgF- / kg /día, lo que equivale a unos 5 mgF- /día para niños de 9 a 14 años y a 7 mgF- /día para personas de 15 años o más, incluidas las mujeres embarazadas (Pollick, 2013).

1.7.1.1 Ingesta y dosis óptima de fluoruros

La ingesta optima de fluoruros fue establecida empíricamente entre un rango de 0,05 y 0,07 mg fluoruro/kg peso día y se atribuye a McClure (1943), quien estimó la "dieta diaria promedio" entre 1,0 y 1,5 mg de fluoruro, lo que proporcionaría aproximadamente 0,05 mg fluoruro/kg peso día para niños de 1 a 12 años. A pesar del tiempo transcurrido, cuando sea necesario emplear parámetros de ingesta de fluoruro "óptima", se sigue utilizando el rango de

0,05 a 0,07 mg fluoruro/kg peso día. Pero está en discusión la idoneidad de este valor de referencia para la ingesta de fluoruro, debido a los siguientes aspectos: 1. Inconsistencia en las ventanas de susceptibilidad de la caries y la fluorosis dental; 2. Ingesta de fluoruro de múltiples fuentes; 3. Variaciones individuales en el metabolismo del fluoruro; 4. Datos epidemiológicos recientes. En este sentido, es muy difícil pensar en una recomendación estricta de un rango "óptimo" de ingesta de fluoruro a nivel individual a la luz del conocimiento existente, teniendo en cuenta los mecanismos de acción del fluoruro para controlar la caries y los mecanismos implicados en el desarrollo de la fluorosis dental, además de los factores que interfieren en el metabolismo del fluoruro. Sin embargo, un rango "óptimo/máximo" de ingesta de fluoruro a nivel poblacional puede ser útil para guiar los programas de fluoruración de la comunidad (Buzalaf, 2018).

En la tabla 1.6 se identifican las recomendaciones de ingesta adecuada e ingesta máxima aceptada según el peso de referencia (masa) para niños de Estados Unidos en un intervalo que va de los 0 meses hasta los 9 años o más. Estos valores fueron recolectados en 3ª Encuesta y Examen Nacional de Salud y Nutrición, realizada entre 1994 y 1998.

La optimización de la ingesta de fluoruros se ha discutido en términos de equilibrios dinámicos entre los riesgos y beneficios de uso en la población objetivo. En la tabla 1.6 se resumen las recomendaciones específicas por edad para la ingesta dietética total de fluoruro en términos de una ingesta adecuada para prevenir la caries dental y también evitar la aparición de fluorosis moderada del esmalte en los dientes en desarrollo o fluorosis esquelética en adultos. Actualmente no hay evidencia que vincule este rango de ingestión de fluoruro con la inhibición de caries dental. Pareciera ser más instructivo optimizar el uso del fluoruro para abordar el riesgo a nivel individual, esto está en consonancia con la práctica médica de atención de precisión que consiste en equilibrar los beneficios del fluoruro en la prevención de caries dental con los riesgos de fluorosis, es decir se hace necesario hacer coincidir las ventanas específicas de riesgo según edad con la atención personalizada. De esta manera, adaptar la administración de fluoruro a las etapas de desarrollo refleja el manejo de la caries dental como enfermedad crónica (Moss & Kumar, 2021).

Tabla 1.6 Recomendaciones para el uso de fluoruro para prevenir y controlar la caries dental en Estados Unidos

Edad (meses)	Peso Referencia (a)	Ingesta Adecuada (b)	Ingesta aceptada máxima (c)
	Kg	mg/día	mg/día
0-6	7	0,01	0,7
6-12	9	0,5	0,9
24-36	13	0,7	1,3
48-96	22	1,1	2,2
≥ 108	40-76	2,0-3,8	10,0

Tomado del informe: Fluoride Recommendations Work Group MMVR, August 17, 2001/50 (RR14); 1-42. (CDCP, 2001). (a) Valores basados en datos recopilados durante 1998-1994 como parte de la Tercera Encuesta y Examen Nacional de Salud y Nutrición. (b) Ingesta de fluoruro que redujo al máximo la aparición de caries dentales sin causar efectos secundarios no deseados, incluida la fluorosis moderada del esmalte. (c) El nivel más alto de ingesta de nutrientes que probablemente no presente riesgos de efectos adversos para la salud en casi todas las personas.

1.7.1.2 Ventana de máxima susceptibilidad al desarrollo de fluorosis dental

El desarrollo de fluorosis dental no solo parece estar relacionado con el momento de la ingesta de fluoruro en los períodos de formación de los dientes, sino también con el tiempo acumulado de la exposición. Al utilizar fluoruros para obtener el mejor equilibrio entre protección a caries dental y riesgo de fluorosis dental, es necesario tener en cuenta la etiología de estas lesiones y las ventanas de susceptibilidad de ambas. Se ha considerado unos rangos de edades que pueden proporcionar datos para la construcción de la real ventana de susceptibilidad para el desarrollo de la fluorosis dental; para toda la dentición permanente (excluyendo los terceros molares), serían los primeros seis a ocho años de vida. Los incisivos centrales maxilares permanentes son los más importantes cosméticamente siendo los primeros cuatro años de vida los más significativos para monitorear la ingesta de fluoruro de modo que se pueda minimizar el riesgo de desarrollar fluorosis dental (Buzalaf, 2018).

Los dientes con erupción tardía pueden ser susceptibles a fluorosis dental durante un período prolongado de aproximadamente dos a ocho años. Aunque visualmente no tan prominentes como los incisivos centrales superiores, algunos de los dientes de erupción tardía son estéticamente importantes (primer molar temporal, caninos) y esto debe tenerse en cuenta al hacer recomendaciones sobre la dosificación de la ingesta de fluoruro (Bhagavatula et al., 2016). En resumen, la ingesta de fluoruro de importancia para la fluorosis dental ocurre en la primera infancia, esto implica que las políticas públicas destinadas a reducir la ingesta de fluoruro para disminuir el riesgo de fluorosis dental deben dirigirse a esa etapa de la vida del niño (Spencer & Do, 2016).

1.7.1.3 Fuentes de ingesta de fluoruro asociadas al desarrollo de fluorosis

El aumento en la prevalencia de fluorosis dental es mayoritariamente leve, aunque también hay evidencia de incremento de moderada a grave, y su posible impacto en la calidad de vida, lo que ha llevado a estimar la concentración de fluoruro de cada fuente potencial, así como la ingesta total de fluoruro. Revisiones sistemáticas llevaron a identificar cuatro factores principales de riesgo de fluorosis dental: agua potable fluorada (Parnell et al., 2009), suplementos de fluoruro (Ismail et al., 2008), pasta de dientes fluorada (Wong et al., 2010) y leche-fórmulas para lactantes (Hujoel et al., 2009).

a. Agua potable fluorada

En 1940 el 10 % de niños de zonas naturalmente fluoruradas con 1,0 mg/L presentaban fluorosis leve o muy leve en dientes permanentes y esta tasa era inferior al 1 % en áreas con bajo contenido de fluoruro. McDonagh et al. (2000) encontraron una asociación dosis-respuesta significativa entre concentración de fluoruro en agua potable y prevalencia de fluorosis dental, estimando que con 1,0 mg/L de fluoruro en el agua la prevalencia general de fluorosis dental era del 48 %, y el 12,5 % presentaban fluorosis dental de moderada a grave. Esto es mucho más alto que lo informado por Dean et al. (1942). Estos estudios sugieren que la contribución relativa del agua fluorurada en la prevalencia de la fluorosis dental podría no ser tan grande como cuando la única fuente de fluoruro era el suministro de agua. La mayor prevalencia de fluorosis dental encontrada indica que algunos niños pequeños ingieren fluoruro de fuentes distintas al agua potable. Un estudio estimó que el 2 % de los escolares estadounidenses experimentaban problemas estéticos que podrían atribuirse a los niveles de fluoruro en el agua potable (Griffin et al., 2002). Por lo tanto, dado que el fluoruro presente en el agua solo contribuye con una pequeña porción de la ingesta de los componentes de la dieta, el agua fluorurada probablemente tenga su mayor impacto en la prevalencia de la fluorosis dental indirectamente, al usarse en la reconstitución de fórmulas infantiles y en el procesamiento de otros alimentos para niños y bebidas (Satou et al., 2020).

Teniendo en cuenta los bajos riesgos y los grandes beneficios de la fluoruración del agua potable, así como los bajos niveles de prevalencia y especialmente la severidad de fluorosis dental encontrada, esta medida de salud pública debe ser mantenida en las áreas donde ya existe y extendida a las zonas donde es factible implementarla (Parnell et al., 2009).

b. Ingesta de pasta de dientes fluorurada

Aunque el agua fluorurada fue el principal factor de riesgo de fluorosis dental desde los estudios de Dean et al. (1942), curiosamente la prevalencia de fluorosis aumentó más en áreas no fluoruradas que en áreas fluoruradas (Irigoyen et al., 2016), por lo cual se buscaron otras fuentes de ingestión de fluoruro que impactaran en la prevalencia de fluorosis dental. Hoy día los dentífricos fluoruados se identifican como factor de riesgo de fluorosis dental al observar una relación inversa entre edad del niño e ingesta de pasta de dientes (Franzman et al., 2006). Una revisión del año 2010 sobre ingesta de fluoruro en niños señaló que la pasta de dientes era la principal contribución en niños pequeños, período crítico en el desarrollo de los dientes.

Una revisión y metaanálisis de 25 estudios encontró una reducción significativa de riesgo de fluorosis dental si el cepillado con dentífrico fluorurado no comenzaba antes del año de edad, debido a que la evidencia para comenzar a cepillarse a los dos años es inconsistente. Además, no se encontró asociación entre frecuencia de cepillado o cantidad de pasta utilizada y fluorosis dental. Sin embargo, al utilizar dentífricos con concentraciones más elevadas de fluoruro se aumentó el riesgo de fluorosis dental. Como conclusión indican que "el uso de fluoruros tópicos (pastas dentales) debe equilibrar sus beneficios en prevención de caries y riesgo de causar fluorosis dental, además si hay riesgo de fluorosis, se recomienda que la concentración de fluoruro de la pasta de dientes para niños pequeños sea inferior a 1000 mg/L (Wong et al., 2010).

Basado en la evidencia disponible respecto a riesgos de caries y fluorosis dental, parece razonable recomendar pastas dentales bajas en fluoruro (500 mg/L) para niños pequeños con riesgo de desarrollar fluorosis dental en incisivos centrales superiores permanentes (<3 años de edad) que tienen un bajo riesgo de caries, especialmente si viven en un área fluorurada. No obstante, la evidencia demuestra que con estas concentraciones de fluoruro en la pasta de dientes se puede disminuir el efecto benéfico en la prevención de la caries dental. Por otro lado, en los demás casos, no se ha reportado un incremento del riesgo a fluorosis dental al utilizar pastas dentales con 1000 mg/L de fluoruro (Petrović et al., 2023).

El Consejo de la ADA (JADA 2014) recomienda el uso de un frotis de pasta de dientes desde la erupción del primer diente hasta los tres años, seguido del uso de una cantidad del tamaño de un poroto para los niños de tres a seis años. Este régimen está destinado a maximizar los beneficios del fluoruro en la prevención de caries y, al mismo tiempo, reducir aún más el riesgo de desarrollar fluorosis en comparación con las recomendaciones anteriores para el uso de una cantidad de pasta dental con fluoruro del tamaño de un guisante a partir de los dos años de edad. Además, se debe recomendar usar una pequeña cantidad de pasta de dientes a los niños pequeños, utilizando el método 'transversal [colocación de dentífrico en relación transversal a las cerdas] o técnicas equivalentes. Es importante que los niños pequeños se cepillen bajo la supervisión de un adulto y que expectoren la espuma después de cepillarse los dientes tanto como sea posible (Wong et al., 2010). Una revisión sistemática de ensayos clínicos y metaanálisis (2013) evaluó los efectos de las pastas dentales de bajas concentraciones (<600 mg/kg) y estándar (1000-1500 mg/kg) de fluoruro en prevención de caries en dentición temporal y fluorosis (moderada a severa) en dentición permanente. Las pastas dentales con bajo contenido de fluoruro aumentaron significativamente el riesgo de caries en dientes temporales y no disminuyeron significativamente el riesgo de fluorosis en dientes permanentes. Por lo tanto, no hay evidencia que apoye el uso de pastas dentales de bajas concentraciones en fluoruro en niños en edad preescolar con respecto a la prevención de caries y fluorosis (Santos et al., 2013).

Una revisión de Cochrane (2019) respalda el uso de pasta de dientes con fluoruro para prevenir la caries en comparación con la pasta de dientes sin este. La evidencia para diferentes concentraciones de fluoruro es más limitada, pero se observó una relación entre dosis e índices de caries en niños y adolescentes. Para comparaciones entre diferentes concentraciones, los efectos preventivos de caries y las estimaciones de efectos son inciertos y podrían ser cuestionados por más investigaciones. La elección de la concentración de pasta de dientes con fluoruro para niños pequeños debe equilibrarse con el riesgo de fluorosis dental (Walsh et al., 2019).

c. Suplementos dietéticos de fluoruro

Los suplementos dietéticos de fluoruros fueron originalmente diseñados para ayudar a prevenir la caries dental en niños que habitaban zonas deficientes (<0,6mg/L) en fluoruro en el agua. La concentración de fluoruro en redes de distribución, es definida como óptima aquella que oscilará entre 0,6 y 1,0 mg/L y no deberá exceder de 1,5 mg/I (Minsalud-Chile, 2008). La dosis diaria recomendada se basó en la edad del niño y concentración de fluoruro en el agua potable. Revisiones periódicas evaluaron la asociación entre el uso de suplementos de fluoruro en niños que viven en áreas no fluoruradas y fluorosis dental y encontraron una fuerte y consistente asociación entre ellos. La evaluación de la efectividad de los suplementos de fluoruro concluyó que no existe evidencia suficiente para prevenir la caries dental en la dentición temporal, mientras que cuando se usan de forma regular si ayudan a prevenir caries en dientes permanentes en niños de edad escolar (> 6 años) (Vargas et al., 2010). Las asociaciones dentales canadienses y estadounidenses recomiendan que los suplementos dietéticos de fluoruro sólo se utilicen en niños con alto riesgo de desarrollar caries dental (Swan et al., 2000; Rozier et al., 2010).

La evidencia indica que los suplementos de fluoruro ayudan a prevenir la caries usados regularmente en niños mayores de seis años y que su uso durante los primeros tres años está asociado con fluorosis dental. En poblaciones remotas/especiales que no reciben otras medidas de prevención de caries, la suplementación podría ser apropiada (Swan et al., 2000). Se ha demostrado que los suplementos de fluoruro recetados (tabletas o gotas de fluoruro) son efectivos para reducir la incidencia de caries en dientes permanentes, cuando se usan según lo prescrito. Sin embargo, los suplementos de fluoruro tienen una aplicación limitada como medida de salud pública debido a la falta de cumplimiento del programa diario recomendado, y la evidencia en prevención de caries de la infancia con tabletas y gotas de fluoruro es insuficiente. En los Estados Unidos, se pueden prescribir suplementos dietéticos de fluoruro (con o sin vitaminas) para niños con alto riesgo de caries; la dosis diaria depende de la edad y la concentración de fluoruro del suministro de agua. Sin embargo, los suplementos de fluoruro no se recomiendan para bebés menores de seis meses (con o sin dientes) o para cualquier niño cuya agua contenga más de 0,6 mg/L de fluoruro (Pollick, 2018).

d. Leche-fórmulas para lactantes

La lactancia materna se recomienda en todo el mundo. En ausencia de leche materna o por destete, los lactantes reciben la mayor parte de su alimentación de leche-fórmula infantiles especialmente en los cuatro a seis meses de vida antes de recibir alimentos sólidos. Las leches-fórmulas comerciales están disponibles en forma de polvo (Latinoamérica) y líquidos (Europa y USA) concentrados que deben diluirse con agua antes de su uso. Si bien la leche materna (Guo, 2021) y la leche de vaca (Cashman, 2011) tienen concentraciones bajas de fluoruro (<0,01 y <0,10 mg/L), esto no es válido para leches-fórmulas que pueden tener un alto contenido de fluoruro debido a procedimientos de fabricación o al uso de agua fluorutada para la reconstitución (Viswanathan, 2018).

Las concentraciones de fluoruro en las leche-fórmulas varían de país a país: en Australia, las concentraciones oscilan entre 0,03 y 0,53 mg/L para fórmulas-polvo con agua no fluorada (Silva y Reynolds, 1996). En Malasia, las concentraciones variaban de 0,10 a 0,16 mg/L en agua desionizada, y de 0,35 a 0,40 mg/L en agua con 0,38 mg/L de fluoruro (Latifah & Razak, 1989). En Chile, Argentina, Paraguay, Ecuador y Colombia no se encontraron estudios publicados en revista internacionales sobre la concentración de la leches-fórmulas y la cantidad de fluoruro que entregan una vez disueltas. Esto presenta un desafío importante que puede ser solucionado por los diferentes equipos de investigación de cada país y realizar una sola publicación. En E.U. las concentraciones de fluoruro para todas las presentaciones de leches-fórmulas variaban de 0,15 a 0,27 mg/L y estas concentraciones producían una ingesta muy inferior al límite superior de 0,10 mg fluoruro/día establecido por el Instituto de Medicina (Washington, DC, EE.UU.) (Siew et al., 2009).

Los lactantes que superan el límite máximo de ingesta de fluoruro se alimentan con leche-fórmula infantil en polvo reconstituida con agua fluorada de 0,7 a 1,0 mg/L, por lo que la ingesta de fluoruro en lactantes está más influenciada por el agua utilizada que por las fórmulas mismas (Siew et al., 2009; Viswanathan, 2018). Una revisión sistemática estudió la asociación entre el uso de leche-fórmula y fluorosis dental desde el nacimiento hasta los 24 meses (Hujoel et al., 2009). Los autores reportaron que el riesgo de fluorosis asociado al uso de fórmula infantil dependía de la concentración de fluoruro en el agua, observando un aumento del 5 % en el riesgo de fluorosis dental al usar agua con concentración de fluoruro de 0,1 mg/L en comparación con un aumento en el riesgo del 67 % al usar agua con concentración de fluoruro de 1,0 mg/L. Considerando que el riesgo de fluorosis dental por consumo de leche-fórmula pasa por la concentración de fluoruro del agua de reconstitución parece razonable recomendar el uso de agua que contenga <0,5 mg/L de fluoruro para aquellos lactantes que solo se alimentan con leche-fórmula.

e. Alimentos (colados y picados) y bebidas (jugos) elaborados para bebés

Numerosos estudios han demostrado que las concentraciones de fluoruro de colados, picados y jugos para lactantes dependen principalmente de la concentración de fluoruro en el agua usada para su fabricación (Fomon & Ekstrand, 1999). En estos alimentos se ha informado una amplia variación en la concentración de fluoruro (0,01 y 8,30 mg/L). Los productos a base de pollo suelen presentar valores más altos debido al uso de huesos en el proceso de fabricación. También se ha informado que productos a base de pescado tienen un alto contenido de fluoruro. En general, las concentraciones de fluoruro en la mayoría de estos alimentos son bajas (Opydo & Opydo, 2011). La recomendación general es que en niños menores de siete años y especialmente en los primeros tres años de vida, evitar el consumo de productos alimenticios con alto contenido de fluoruro, que pueden contribuir a la ingesta diaria total y aumentar el riesgo de fluorosis dental.

1.7.2 Absorción de fluoruro

En el metabolismo del fluoruro; absorción gástrica, distribución y excreción renal, dependen del pH ya que cambia la relación de disociado y sin disociar del fluoruro.

Equilibrio de disociación del ácido fluorhídrico: $HF + H_2O \longleftrightarrow H_3O^+ + F^-$

Esta disociación tiene una constante de equilibrio de 6,8 x10-4 lo que nos indica que es un ácido débil, con pKa= 3,4. Cuando el pH del medio es 3,4, la relación entre HF y F- es 1:1. Si el pH baja de 3,4 la concentración de HF se incrementa y si el pH sube de 3,4, se incrementará la concentración de F-. El coeficiente de permeabilidad de la membrana celular es un millón de veces mayor para el HF que para el ion fluoruro (Gutknecht & Walter, 1991). Esta diferencia de permeabilidad determina que el fluoruro atraviese las membranas celulares como HF, movilizado por una gradiente de protones entre compartimentos adyacentes, donde el HF pasa del compartimento más ácido al compartimento más alcalino.

Bajo pH (<3,5) ***ej: estomago Mayor cantidad de HF***	***A pH=2,45*** $\log \frac{[F^-]}{[HF]} = -1 \;;\; \frac{[F^-]}{[HF]} = \frac{1}{10}$
pH > 3,45 ej: sangre, saliva, fluidos biológicos. ***Mayor cantidad de F⁻***	***A pH=6,45*** $\log \frac{[F^-]}{[HF]} = 3 \;;\; \frac{[F^-]}{[HF]} = \frac{1000}{1}$

Figura 1.2 Difusibilidad del HF explica el comportamiento fisiológico del fluoruro

El plasma humano contiene dos formas de fluoruro: iónico y no iónico. El fluoruro iónico es importante en odontología, medicina y salud pública. El fluoruro no iónico, está presente en compuestos orgánicos fluorurados como el ácido perfluorooctanoico, unidos a proteínas plasmáticas. La función biológica de estos compuestos aún no se ha dilucidado. A diferencia de los otros iones, la concentración de fluoruro iónico en plasma no está regulada homeostáticamente, lo que significa que aumenta o disminuye según la cantidad de fluoruro ingerido, la deposición o eliminación de los tejidos blandos y duros y la excreción (Zohoori, et al., 2017). Las características generales del metabolismo del fluoruro se describen en la figura 3. Después de la ingestión, los niveles plasmáticos de fluoruro aumentan rápidamente debido a la fácil absorción en el estómago, un evento que depende del pH y distingue al fluoruro de otros halógenos y de la mayoría de las otras sustancias (Ten Cate y Buzalaf, 2019). La mayor parte del fluoruro que no se absorbe en el estómago se absorberá en el intestino delgado, pero en este caso la absorción no depende del pH (Mahmood et al., 2021). El fluoruro no absorbido se excretará en las heces.

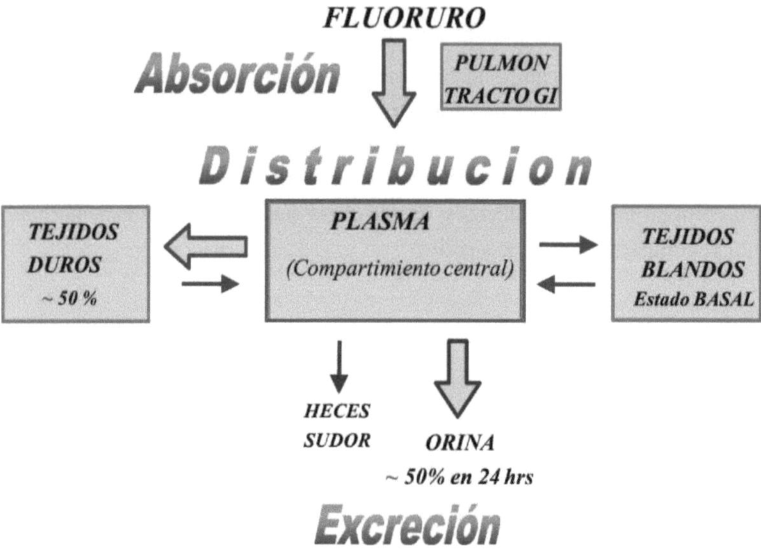

Figura 1.3 Características generales del metabolismo del fluoruro

Las concentraciones máximas de fluoruro en plasma se alcanzan entre 20 a 60 minutos después de la ingesta. Las concentraciones enseguida comienzan a descender a partir de dos razones principales: captación en tejidos duros (calcificados) y excreción urinaria. El plasma es el compartimento central desde el cual el fluoruro en equilibrio dinámico debe transitar en sus procesos de distribución a tejidos duros y blandos y posteriormente a la etapa de excreción. En adultos, aproximadamente el 50 % de la cantidad de fluoruro absorbido se asociará con tejidos calcificados (principalmente huesos y dientes), donde se encuentra el 99 % del fluoruro del cuerpo (Whitford, 1994). Una pequeña cantidad del fluoruro absorbido se desplaza a tejidos blandos, donde se establece un equilibrio de distribución estable entre los líquidos extracelular e intracelular.

La mayor parte del fluoruro absorbido que no es captado por los tejidos mineralizados se excreta en la orina, mientras que solo una pequeña cantidad del fluoruro se excreta en el sudor y las heces. La proporción de fluoruro ingerido que se excreta en la orina (FUFE de su sigla en inglés: fractional urinary fluoride excretion), ha sido estudiado por Villa et al. (2008), quienes encontraron que el valor de FUFE promedio de 24 horas fue de 0,69, mientras que el FUFE promedio para el período diurno fue de 0,46, y el resultado correspondiente para el período nocturno mostró una cantidad significativamente mayor de 1,09 (p <0,001). Esto lo explican fundamentado en que al iniciar las primeras horas del día existe un balance de fluoruro positivo, es decir, la cantidad de fluoruro excretado es menor que la de fluoruro absorbido y, en consecuencia, existe una retención neta de fluoruro en los tejidos duros. Sin embargo, durante el período nocturno los procesos de depuración de fluoruro plasmático reducen la concentración plasmática a valores basales y, a partir de entonces, la depuración renal reduce el fluoruro del plasma. Durante las horas de sueño, se establece un balance de fluoruro casi negativo y como resultado neto, el FUFE nocturno, en las condiciones de ingesta de fluoruro, no es significativamente diferente de 1,0. Si la cantidad de fluoruro ingerida es pequeña, las concentraciones plasmáticas de este vuelven a los niveles basales entre tres a seis horas (Zohoori & Duckworth, 2017). Estas características generales del metabolismo del fluoruro están sujetas a variaciones extrínsecas como dietéticas, ambientales e intrínsecas como genéticas, fisiológicas y patológicas.

1.7.2.1 Factores que modifican la absorción de fluoruros

a. Iones

Cationes di y trivalentes, pueden formar complejos y compuestos insolubles con el fluoruro. Entre el 80 % - 90 % de la masa de fluoruro ingerido se absorbe en el tracto gastrointestinal (Whitford, 1994).

b. Mecanismo de absorción

La absorción de fluoruro se produce por difusión pasiva y no contra gradiente de concentración y no es afectada por cambios de temperatura o inhibidores metabólicos. Del 20 % - 25 % del fluoruro total ingerido se absorbe en el estómago, mientras que el resto se absorbe en el intestino delgado proximal. La velocidad de absorción está determinada por la acidez gástrica y la velocidad de vaciado gástrico (Nopakun et al., 1989).

c. Ácido gástrico y pH

La absorción de fluoruro está relacionada inversamente con el pH del estómago porque el fluoruro se absorbe como HF. El fluoruro iónico en medio ácido se convierte en HF, molécula sin carga que atraviesa la mucosa gástrica. A mayor acidez del contenido gástrico, más rápida será su absorción en el estómago y las concentraciones plasmáticas máximas se alcanzarán más rápidamente (Maguire et al., 2005). La absorción de fluoruro en el estómago en función del pH tiene implicaciones importantes tanto en el tratamiento de la toxicidad aguda como para su uso terapéutico (Nopakun et al., 1989).

d. Velocidad de vaciamiento gástrico

Los estudios han demostrado que frente a la disminución de la velocidad de vaciamiento la mayor parte del fluoruro permanecía en el estómago y su absorción se producía en el intestino delgado proximal. El vaciamiento gástrico retardado producirá aumentos más lentos y pequeños de fluoruro plasmático. Algo similar ocurrirá frente al uso de drogas que modifican la velocidad de producción de ácido gástrico como la cimetidina y pentagastrina, quienes aumentarán o disminuirán la biodisponibilidad de fluoruro (Messer & Ophaug, 1991).

e. Rol del intestino delgado

La parte del fluoruro no absorbido en el estómago lo hará en el intestino delgado proximal, este tiene gran capacidad de absorción, lo hace rápidamente sin verse afectado por el pH. Esta absorción ocurre predominantemente cuando el fluoruro está en su forma iónica, atravesando el epitelio permeable (Nopakun et al., 1989). El sitio principal de absorción del fluoruro en el intestino delgado ha sido poco estudiado frente a la exposición crónica y sus mecanismos tóxicos subyacentes. Los resultados existentes señalan que la toxicidad del fluoruro en el intestino delgado es reversible y puede restaurarse en un cierto periodo cuando la exposición cesa. De las zonas del intestino delgado, el duodeno parece más vulnerable a la exposición a fluoruro que el yeyuno y el íleon (Li et al., 2020).

f. Dieta e ingesta de fluoruro con alimentos

Para compuestos de fluoruro soluble disueltos en agua como fluoruro de sodio (NaF), monofluorofosfato disódico (Na2PFO3), su absorción es cercana al 100 %. El grado de absorción se reduce si el fluoruro se ingiere con leche (o leche-fórmula) o con alimentos con cationes divalentes o trivalentes que complejan el fluoruro y o forman compuestos insolubles (Ma et al., 2017). Los estudios publicados coinciden en que la cantidad total de fluoruro absorbida del Na2PFO3 es similar a la del NaF, pero la absorción del Na2PFO3 requiere la hidrólisis enzimática previa de fosfatasas y la absorción ocurre más lentamente. Esto conduce a niveles de fluoruro plasmático más bajos y retardados comparados con la ingestión del NaF (Whitford et al., 2008).

1.7.3 Distribución del fluoruro

El fluoruro se distribuye con bastante rapidez desde el plasma a todos los tejidos y órganos del cuerpo. La tasa de flujo sanguíneo a diferentes tejidos gobierna la tasa de distribución general de fluoruro (Ekstrand, 1996). Las concentraciones máximas y niveles basales se alcanzan en 20 a 60 min y entre tres a 11 horas posterior a la ingestión dependiendo de la cantidad ingerida (Zohoori & Duckworth, 2017). En la farmacocinética del fluoruro, el plasma es el compartimiento central en su distribución, ya que desde este debe pasar el fluoruro para distribuirse a los tejidos duros y blandos y excretarse. Menos del 1 % del fluoruro absorbido se encuentra en tejidos blandos, donde se establece un equilibrio de distribución estacionario entre los líquidos extracelular e intracelular (Whitford, 1994). Ante un aumento o disminución de los niveles de fluoruro en plasma, ocurren cambios proporcionales en las concentraciones de los fluidos extracelulares e intracelulares. La mayoría del fluoruro absorbido (35 % adultos sanos) llega a los tejidos calcificados donde se une de forma reversible y puede volver al plasma cuando sus niveles plasmáticos descienden (Whitford, 1994).

En el plasma, el fluoruro se transporta como fluoruro iónico y no-iónico. El fluoruro iónico no se une a las proteínas plasmáticas y se excreta fácilmente por la orina. Cuando el fluoruro se encuentra en forma de HF, alrededor de 35 % a 45 % se reabsorbe y regresa a la circulación sistémica (Jha et al., 2011). En niños se observó una relación lineal entre el aclaramiento renal de fluoruro y la tasa de filtración glomerular, el flujo urinario y el aclaramiento de agua libre. Aproximadamente el 60 % del fluoruro filtrado se reabsorbió. Los resultados sugieren que los niños tienen menores tasas de depuración renal de fluoruro que los adultos e indican que un deterioro moderado de la función renal podría conducir a una mayor retención de fluoruro (Spak et al., 1985).

1.7.3.1 Incorporación del fluoruro a los tejidos blandos

El fluoruro se distribuye con bastante rapidez desde el plasma a todos los tejidos y órganos blandos del cuerpo y este difunde a través de las membranas celulares en forma de HF, pasando de un ambiente relativamente ácido a uno más alcalino; por tanto, se acumula en los compartimentos más alcalinos en respuesta a un gradiente de pH (Buzalaf et al., 2011). Por esta razón, el tratamiento recomendado en casos de ingestión aguda de fluoruro y potencialmente tóxica es la alcalinización de los fluidos corporales para promover el flujo neto de fluoruro fuera de las células, favoreciendo la eliminación del fluoruro en la orina (Whitford et al., 1979).

1.7.3.2 Incorporación del fluoruro en líquidos corporales especializados

a. Leche materna

La concentración de fluoruro en la leche materna es menor del 50% en comparación con la del plasma recolectados simultáneamente. En 60 muestras de leche materna de madres lactantes de Irán la media y la desviación estándar de la concentración de fluoruro fueron 2,2x10-3± 0,26 x10-3 mg/L (Faraji et al., 2014). Lawrence (2022), en Bioquímica de la leche Materna, señala valores de fluoruro para leche materna madura de 16x10-3± 5 x10-3 mg/L. Valores de fluoruro en leche materna de 4-15 x10-3 mg/L fueron reportados por Guo (2021), siendo menores a los encontrados en leche de bovino de 19 x10-3 mg/L.

b. Saliva ductal

Las concentraciones de fluoruro en saliva ductal son ligeramente más bajas que las del plasma y en saliva completa es variable y más alta que la del plasma debido posiblemente al fluoruro aplicado tópicamente y retenido en la boca (Al Dehailan et al., 2017). Las concentraciones de fluoruro de saliva total no se relacionan significativamente con las del plasma o la saliva ductal parotídea. Las concentraciones de fluoruro de parótida, si se relacionan significativamente con las concentraciones de fluoruro en plasma (*p* <0,001) por una constante de proporcionalidad de 0,80. Por esto se podría decir que las concentraciones de fluoruro en la saliva parótida se podrían utilizar para estimar las concentraciones de fluoruro en plasma en niños de 5 a 10 años (Whitford et al., 1999).

c. Líquido crevicular gingival (LCG)

Los textos afirman que es poco probable que el LCG sea una fuente importante de fluoruro para el líquido de la placa. Las concentraciones en LCG se han correlacionado con los niveles de plasma sanguíneo, informando valores de 0,019 mg/L en agua potable fluorurada con 1 mg/L (Fejerskov et al., 1996) a 0,0133-0,0456 mg/L en áreas libres de fluoruro (Johansen et al., 1979). En adultos que usaron dispositivos de vidrio de liberación lenta de fluoruros, fueron medidos los niveles en una muestra de líquido crevicular gingival de cuatro sitios intraorales, determinándose mediante cromatografía iónica. Los resultados mostraron que después de tres meses, los niveles de fluoruro eran bajos (0,71 ± 0,34 µg/L) similares a los de la línea de base (0,74 ± 0,31 µg/L) (Tatsi et al., 2019). La concentración de fluoruro del líquido crevicular gingival es ligeramente más alta que la presente en el plasma (Buzalaf et al., 2011), parecería ser que las diferencias de concentración informadas para LCG dependen mucho de la metodología usada.

d. Tejidos mineralizados

Después de la absorción en el tracto gastrointestinal, el fluoruro se incorpora rápidamente a los tejidos calcificados, que contienen el 99 % del fluoruro corporal. Debido a la absorción regular de fluoruro durante la vida, el contenido de fluoruro de los huesos tiende a aumentar con la edad (Chachra et al., 2010). La intervención con agua de baja concentración de fluoruro en áreas endémicas de fluorosis dental del sur de China produjo reducción de la concentración de fluoruro en el agua y en la orina de individuos expuestos, y cambios en cuatro indicadores óseos alterados a niveles normales. Los cuatro indicadores óseos fueron: osteocalcina sérica (BGP), la calcitonina (CT), fosfatasa alcalina (ALP) y la densidad mineral ósea, señalando la reversibilidad del proceso de absorción del fluoruro (Chen et al., 2013).

Estudios epidemiológicos no han mostrado evidencias sólidas de efectos observables en huesos por la administración de fluoruro y es muy poco probable que el agua fluorurada afecte a los adultos con huesos sanos. En muestras óseas de pacientes sometidos a artroplastia total de cadera de dos ciudades una fluorurada y la otra sin fluorurar no se observaron efectos del fluoruro sobre la mineralización y sobre las propiedades mecánicas de los huesos. Los análisis de muestras de tejido óseo, más que a nivel poblacional, revelan altos niveles de variabilidad de respuesta a la fluoruración del agua, lo que podría explicar la falta de diferencias observadas en los estudios epidemiológicos. Pareciera que los factores contribuyentes a la salud ósea son demasiados y variados, y cualquier efecto por ingestión de fluoruro proveniente del agua fluorurada es demasiado pequeño para que sea un determinante significativo en la salud ósea en la población general (Chachra et al., 2010).

Se ha investigado a fondo el fluoruro como agente terapéutico para el tratamiento de la osteoporosis posmenopáusica. Sin embargo, el efecto de la exposición al fluoruro en el agua potable sobre el riesgo de fracturas y la osteoporosis sigue controversial, con resultados variados que reportan un mayor riesgo (Danielson et al., 1992; Karagas et al., 1996); sin efecto (Arnala et al., 1986; Cooper et al., 1990); o un riesgo reducido (Jacobsen et al., 1993; Li et al., 2001). El contenido de fluoruro de los huesos y la dentina es similar, mientras que el contenido de fluoruro del esmalte es más bajo en promedio (Buzalaf et al., 2011). Las concentraciones de fluoruro de dentina son más altas cerca de la pulpa y disminuyen progresivamente hacia la unión dentina-esmalte. La concentración de fluoruro del esmalte dental generalmente refleja el nivel de exposición al fluoruro durante su formación. (Wong et al., 2006).

1.7.3.3 Incorporación del fluoruro en los tejidos dentales

De los posibles mecanismos cariostáticos de la acción del fluoruro, la inhibición por fluoruro de la caries se atribuía a la reducción de la solubilidad del esmalte debido a la incorporación de fluoruro en los minerales. La evidencia actual de estudios clínicos y de laboratorio sugiere que el modo de acción preventivo de caries del fluoruro es principalmente post eruptivo y local. Existe evidencia suficiente de que el fluoruro tiene un efecto importante sobre la desmineralización y remineralización del tejido duro dental. La fuente de este fluoruro podría ser fluorhidroxiapatita (formada debido a la incorporación de fluoruro en el esmalte) o precipitados similares al fluoruro de calcio (CaF_2) y otros fosfatos complejos, que se forman en el esmalte y en biopelícula después de la aplicación de fluoruro tópico. Los depósitos de fluoruro de calcio están protegidos de su rápida disolución por una capa de un complejo proteína-fosfato de origen salival. A pH más bajo, el recubrimiento se pierde y se produce una mayor velocidad de disolución de fluoruro de calcio. El CaF_2, por lo tanto, actúa como una fuente de iones de fluoruro libres durante periodos de riesgo cariogénico. El fluoruro presente en el fluido bucal durante el periodo ácido y en concentraciones bajas pero sostenidas (rango sub-ppm), es atraído a la superficie de los cristales de apatita, inhibiendo la desmineralización. Cuando se restablece el pH, la concentración de fluoruro en solución será sobresaturado con respecto a la fluorhidroxiapatita, lo que acelerará el proceso de remineralización. El mineral formado en este proceso, por la acción nucleante de los minerales parcialmente disueltos incluirá preferentemente fluoruro y excluirá carbonato, lo generaría una superficie con mayor potencial de resistencia a futuros periodos ácidos (Buzalaf et al., 2011). Sin embargo, esta evidencia aún requiere ensayos clínicos de mayor calidad para ser consistente con la dinámica del proceso de caries dental.

Por otro lado, la evidencia actual indica que el fluoruro tiene un efecto directo e indirecto sobre las células bacterianas, aunque las implicaciones in vivo de esto aún no están claras (Rošin et al., 2013). En sujetos sanos que se cepillaron los dientes con pasta dental con fluoruro de sodio o fluoruro aminado en los cuales se recolectaron biopelículas antes, inmediatamente, 30 y 120 minutos después contándose bacterias vivas/muertas. Después del uso del fluoruro aminado no hubo cambios en la cantidad de bacterias en biopelículas, excepto en la mejilla, donde se redujeron. La aplicación de NaF disminuyó significativamente el número de bacterias en todas las biopelículas. Después de 120 min, se completó el recrecimiento bacteriano. Se concluye que fluoruro aminado tiene un efecto mínimo y que el NaF reduce la cantidad de bacterias vivas en las biopelículas orales y este efecto no dura más de 120 min (Naumova et al., 2019). En este sentido, se estima que los iones fluoruro pueden interferir con el metabolismo bacteriano a nivel de las membranas celulares. Se sugiere que los fluoruros aminados se unen a las superficies de las células bacterianas y alteran la estabilidad de la membrana bacteriana (Chen et al., 2020).

En última instancia, hay un consenso en torno en que el efecto del fluoruro es principalmente local, dirigido por la concentración en los fluidos bucales, en lugar del efecto sistémico por la incorporación de fluoruro en los cristales minerales del esmalte. Las concentraciones de fluoruro, incluso <1 mg/L, mejoran la deposición de fosfatos de calcio simples y complejos durante la remineralización del esmalte y la dentina y niveles tan bajos de fluoruro son efectivos para reducir la disolución de los tejidos calcificados. Este conocimiento ha llevado al desarrollo de productos preventivos de caries que a partir del indiscutible efecto benéfico del fluoruro sobre la caries dental (Ten Cate & Buzalaf, 2019).

1.7.4 Excreción de fluoruros

La excreción urinaria de fluoruro refleja un equilibrio fisiológico que está determinado por la ingestión, absorción, captura y eliminación por los tejidos duros y por la eficacia de la excreción renal (Buzalaf & Whitford, 2011). El fluoruro se excreta principalmente por la orina y cantidades muy menores por las heces y el sudor. En adultos sanos, el aclaramiento renal (eliminación de volumen de plasma por unidad de tiempo) de fluoruro es de aproximadamente 35 mL/min, más alto que el aclaramiento de otros haluros, que suelen ser inferiores a 1-2 mL/min.

1.7.4.1 Excreción renal de fluoruros

El fluoruro iónico no se une a proteínas plasmáticas y su concentración en el filtrado glomerular es similar al plasma. En túbulos renales, una cantidad variable del ion fluoruro se reabsorbe (10 %-90 %) y vuelve a la circulación sistémica, y el resto se excreta en la orina (Ekstrand, 1996). En condiciones normales, casi el 45 % del fluoruro absorbido se excreta por la orina en niños sanos y en adultos sanos se incrementa esa excreción a un 65 % (Villa et al., 2010). El mecanismo de reabsorción tubular renal de fluoruro es pH-dependiente y se produce por difusión de HF. Como el pH del fluido tubular es relativamente alcalino, la proporción de HF es baja mientras que la proporción de fluoruro iónico es elevada. Como consecuencia, solo una pequeña cantidad de HF atraviesa el epitelio del túbulo renal para ser reabsorbida y una gran cantidad de fluoruro se excreta en la orina como fluoruro iónico. Un estudio poblacional en los Estados Unidos (NHANES, 2013–2016) examinó la relación entre exposición crónica a fluoruro a bajas concentraciones y la función renal y hepática en adolescentes y concluyó que la exposición a fluoruro puede contribuir en cambios complejos en parámetros relacionados con el hígado y los riñones entre los adolescentes estadounidenses. Como el estudio es transversal, no se puede descartar una causalidad inversa; donde la función renal y/o hepática alteradas pueden afectar la absorción y procesos metabólicos del fluoruro (Ashley et al., 2019).

En un adulto sano que vive en un área con agua fluorurada, los niveles de fluoruro plasmático son alrededor 0,019 ppm (1 μmol /L). Los niveles de fluoruro en plasma en personas con insuficiencia renal crónica pueden aumentar de 0,05 a 0,09 ppm de fluoruro (2,6 a 4,7 μmol/L), de ahí la importancia de "medir la ingesta y excreción urinaria de fluoruro en adultos mayores a 65 años de las poblaciones de Argentina, Colombia, Chile, Ecuador y Paraguay", porque el fluoruro podría afectar la función renal y aumentar sus niveles plasmáticos. Esto es particularmente importante para personas con patologías de base como diabetes e hipertensión arterial, donde la recomendación a priori más importante sería utilizar agua exenta de fluoruros.

1.8 Bibliografía

Abdollahi, M. and Momen-Heravi, F. 2014. Fluoride. Editor(s): Wexler, P. In: Encyclopedia of Toxicology (Third Edition). Academic Press. pp. 606-610. https://doi.org/10.1016/B978-0-12-386454-3.00730-2.

Abdul-Wahab, S. and Alsubhi, Z. 2019. Modeling and analysis of hydrogen fluoride pollution from an aluminum smelter located in Oman. Sustain Cities Soc. Nov; 51: 20101802. https://doi.org/10.1016/j.scs.2019.101802.

Adam, J.L. 2000. Chapter 8. Optical Properties and Applications of Fluoride Glasses, Editor(s): Nakajima, T., Žemva, B., Tressaud, A. In: Advanced Inorganic Fluorides. Elsevier. pp. 235-281. https://doi.org/10.1016/B978-044472002-3/50009-0

Adimalla, N., Qian, H., Nandan, M.J. 2020. Groundwater chemistry integrating the pollution index of groundwater and evaluation of potential human health risk: A case study from hard rock terrain of south India. Ecotoxicol Environ Saf. Dec 15; 206:111217. doi: 10.1016/j.ecoenv.2020.111217. Epub 2020 Sep 1. PMID: 32882574

Al Dehailan, L., Lippert, F., González-Cabezas, C., Eckert, G.J., Martinez-Mier, E.A. 2017. Fluoride concentration in saliva and biofilm fluid following the application of three fluoride varnishes. J Dent. May; 60, 87-93. doi: 10.1016/j.jdent.2017.03.005. Epub 2017 Mar 18. PMID: 28322885.

Alarcón-Herrera, M.T., Bundschuh, J., Nath, B., Nicolli, H.B., Gutierrez, M., Reyes-Gomez, V.M. et al., 2013. Co-occurrence of arsenic and fluoride in groundwater of semi-arid regions in Latin America: genesis, mobility and remediation. J Hazard Mater. Nov 15; 262, 960-969. doi: 10.1016/j.jhazmat.2012.08.005. Epub 2012 Aug 10. PMID: 22920686.

Alvarado, M.A. 2014. Inhibición del ion flúor en el agua potable de la comunidad Salasaca a través de la floculación (Tesis de pregrado). Universidad Central del Ecuador. Quito. Ecuador. pp. 72.

Álvarez-Ayuso, E., Giménez, A., Ballesteros, J.C. 2011. Fluoride accumulation by plants grown in acid soils amended with flue gas desulphurisation gypsum, J Hazard Mater. 192(3), 1659-1666., https://doi.org/10.1016/j.jhazmat.2011.06.084

Arnala, I., Alhava, E.M., Kivivuori, R., Kauranen, P., 1986. Hip fracture incidence not affected by fluoridation. Osteofluorosis studied in Finland. Acta Orthop Scand. Aug;57(4), 344-348. doi: 10.3109/17453678608994408.

Arroyo, D.A. 2016. Nivel de flúor en agua de fuentes de abastecimiento y su relación con fluorosis en niños de 6 a 12 años de edad de la escuela Corazón de María perteneciente a la parroquia de Tumbaco (Tesis de pregrado). Universidad Central del Ecuador. Quito. Ecuador. pp. 79.

Bårdsen, A. 1999. 'Risk periods' associated with the development of dental fluorosis in maxillary permanent central incisors: a meta- analysis. Acta Odontol Scand. 57, 247- 256. doi: 10.1080/000163599428652.

Bartlett, N. 2020. Chapter 1. Introductory Remarks. Editor(s): Nakajima, T., Žemva, B., Tressaud, A. In: Advanced Inorganic Fluorides. Elsevier. 1-4. doi.org/10.1016/B978-044472002-3/50002-8.

Beltrán, N., Marín, S., Ramírez, R., Villalba, P. 2018. Concentraciones de fluoruro en aguas de consumo humano del municipio de Puerto López Meta 2017. Tesis para optar al título de Cirujano Dentista. Universidad Cooperativa de Colombia. Facultad de Ciencias de la Salud.

Bhagavatula, P., Levy, S.M., Broffitt, B., Weber-Gasparoni, K., Warren, J.J. 2016. Timing of fluoride intake and dental fluorosis on late-erupting permanent teeth. Community Dent Oral Epidemiol. 44(1), 32-45. doi:10.1111/cdoe.12187.

Bharti, V.K., Giri, A., Kumar, K. 2017. Fluoride Sources., Toxicity and Its Amelioration: A Review. Ann Environ Sci Toxicol. 2(1), 021-032. doi: https://dx.doi.org/10.17352/aest.000009.

Bhujbal., S.G., and Gajendragadkar, S.K. 1978. "Fluoride as an air pollutant." India. Met Miner Rev. 17(11), 434-441.

Brar, G.S., Arora, A.S., Khinda, V.I.S., Kallar, S., Arora, K. 2017. Topographic assessment of human enamel surface treated with different topical sodium fluoride agents: Scanning electron microscope consideration. Indian J Dent Res. Nov-Dec;28(6), 617-622. doi: 10.4103/ijdr.IJDR_675_16.

Bratthall, D., Hänsel-Petersson, G., Sundberg, H. 1996. Reasons for the caries decline: what do the experts believe? Eur J Oral Sci. Aug;104(4 (Pt 2)), 416-22; discussion 423-5, 430-2. doi: 10.1111/j.1600-0722. 1996.tb00104. x.

Buzalaf, M.A.R., Pessan, J.P., Honório, H. M., ten Cate, J. M. 2011. Mechanisms of Action of Fluoride for Caries Control. Editor(s): Buzalaf MAR. In: Impact of Fluoride in the Prevention of Caries and Erosión. Monogr Oral Sci. Basel, Karger. 22, 97–114. doi:10.1159/000325151.

Buzalaf, M.A.R. 2018. Review of Fluoride Intake and Appropriateness of Current Guidelines. Adv Dent Res. Mar;29(2),157-166. doi: 10.1177/0022034517750850.

Buzalaf, M.A.R., Whitford, G.M. 2011. Fluoride metabolism. Monogr Oral Sci. 22, 20-36. doi: 10.1159/000325107. Epub 2011 Jun 23. PMID: 21701189.

Cagetti MG, Campus G, Milia E, Lingström P. 2013. A systematic review on fluoridated food in caries prevention. Acta Odontol Scand. May-Jul;71(3-4), 381-7. doi: 10.3109/00016357.2012.690447. Epub 2012 Jul 25. PMID: 22827733.

Cai, H., Zhu, X., Peng, CH., Xu, W., Li, D., Wang, Y., Fang, S., Li, Y., Hu, S., Xiaochun Wan X. 2016. Critical factors determining fluoride concentration in tea leaves produced from Anhui province, China. Ecotoxicol Environ Saf. Sep; 131,14-21. https://doi.org/10.1016/j.ecoenv.2016.04.023.

Camargo, J.A. 2003. Fluoride toxicity to aquatic organisms: a review. Chemosphere. 50(3), 251-264. https://doi.org/10.1016/S0045-6535(02)00498-8.

Cantoral A, Luna-Villa LC, Mantilla-Rodríguez AA, Mercado A, Lippert F, Liu Y, Peterson KE, Hu H, Téllez-Rojo MM, Martínez-Mier EA. 2019. Fluoride Content in Foods and Beverages From Mexico City Markets and Supermarkets. Food Nutr Bull. Dec;40(4),514-531. doi: 10.1177/0379572119858486. Epub 2019 Jul 25. PMID: 31342782.

Cashman, K.D. 2011. Milk Salts. Macroelements, Nutritional Significance. Editor(s): Fuquay, J.W. In: Encyclopedia of Dairy Sciences (Second Edition). Academic Press. pp. 925-932. doi:10.1016/b978-0-12-374407-4.00357-5

Chachra, D., Limeback, H., Willett, T.L., Grynpas, M.D. 2010. The long-term effects of water fluoridation on the human skeleton. J Dent Res. Nov;89(11),1219-23. doi: 10.1177/0022034510376070. Epub 2010 Sep 21. PMID: 20858781.

Chapple, I.L., Van der Weijden, F., Doerfer, C., D., Herrera, R., et al. 2015. Primary prevention of periodontitis: managing gingivitis. J Clin Periodontol. 42 (Suppl 16), S71-S76. doi: 10.1111/jcpe.12366.

Chavoshi, E., Afyuni, M., Hajabbasi, M.A., Khoshgoftarmanesh, A.H., Abbaspour, K.C., Shariatmadari, H., et al. 2011. Health Risk Assessment of Fluoride Exposure in Soil, Plants, and Water at Isfahan, Iran. Hum Ecol Risk Assess. 17(2), 414-430. doi: 10.1080/10807039.2011.552397.

Chen, Q., Jia, C., Wei, J., Dong, F., Yang, W., Hao, D., et. al. 2020. Geochemical process of groundwater fluoride evolution along global coastal plains: Evidence from the comparison in seawater intrusion area and soil salinization area. Chem Geol. 552, 119779. doi.org/10.1016/j.chemgeo.2020.119779.

Chen, S., Li, B., Lin, S., Huang Y, Zhao X, Zhang M, et al., 2013. Change of urinary fluoride and bone metabolism indicators in the endemic fluorosis areas of southern China after supplying low fluoride public water. BMC Public Health. Feb 20;13, 156. doi: 10.1186/1471-2458-13-156. PMID: 23425550; PMCID: PMC3598786.

Clausen, L.P.W., Karlson, U.G., Trapp, S. 2014. Phytotoxicity of Sodium Fluoride and Uptake of Fluoride in Willow Trees. Int J Phytoremediation. 17(4), 369–376. doi:10.1080/15226514.2014.910166.

Cooper, C., Wickham, C., Lacey, R.F., Barker, D.J., 1990. Water fluoride concentration and fracture of the proximal femur. J Epidemiol Community Health. Mar;44(1),17-19. doi: 10.1136/jech.44.1.17.

Culik, B. 1987. Fluoride turnover in Adelie penguins (Pygoscelis adeliae) and other bird species. Polar Biol. 7, 179-187. https://doi.org/10.1007/BF00259206.

Cury, J.A., de Oliveira, B.H., dos Santos, A.P.P., Tenuta, L.M.A. 2016. ¿ Are fluoride releasing dental materials clinically effective on caries control? Dent Mater. 32(3), 323-333. doi: 10.1016/j.dental.2015.12.002. Epub 2016 Jan 6.

Danielson, C., Lyon, J.L., Egger, M., Goodenough, G.K., 1992. Hip fractures and fluoridation in Utah's elderly population. J. Am. Med. Assoc. 268, 746–748. PMID: 1640574.

Dartan, G., Taspinar, F., Toroz, İ. 2017. Analysis of fluoride pollution from fertilizer industry and phosphogypsum piles in agricultural área. J Ind Pollut Control. 33(1), 662-669. [https://www.scopus.com/inward/record.uri?eid=2-s2.0 85035354122&partnerID=40&md5=6cb31c238c3750b9e5afe0b8f89070a6].

Davison, A.W. and Weinstein, L.H. 2006. Chapter 8: Some Problems Relating to Fluorides in the Environment: Effects on Plants and Animals. Adv. Fluorine Sci. 1, 251-298. doi:10.1016/s1872-0358(06)01008-6.

Dean, H., Arnold, F.J., Elvove, E. 1942. Domestic water and dental caries. V. Additional studies of the relation of fluoride domestic waters to dental caries experience in 4,425 white children, aged 12 to 14 years, of 13 cities in 4 States. Public Health Rep. Aug 7;57(32), 1155-1194. PMID: 19315881.

Department of Health, Education, and Welfare (US). 1962. Public Health Service drinking water standards, revised 1962. Washington: Public Health Service (US). 1962. PHS Publication No. 956.

Dhar, V. and Bhatnagar, M. 2009. Physiology and toxicity of fluoride. Indian J Dent Res.   2009 Jul-Sep;20(3), 350-355. doi: 10.4103/0970-9290.57379

Junior, A.M.D, Oliva, M.A., Ferreira, F.A. 2008. Dispersal pattern of airborne emissions from an aluminium smelter in Ouro Preto, Brazil, as expressed by foliar fluoride accumulation in eight plant species. Ecol. Indicat. 8, 454-461. https://doi.org/10.1016/j.ecolind.2007.04.008.

Ekstrand, J. 1996. Fluoride metabolism. Editors: Fejerskov, O., Ekstrand, J., Burt, B.A. In: Fluoride in Dentistry, ed 2. Copenhagen. Munksgaard. pp. 55–68.

El-Sarraf, W.M, Masoud, M.S., Harfoush, A.A., El-Said, G.H. 2003. Fluoride distribution and the effect o.f some ions along Alexandria coastal Mediterranean seawater of Egypt. J Environ Sci (China). Sep;15(5), 639-646. PMID: 14562925.

Escudero, E.I. 2016. "Optimización de la planta de tratamiento de agua potable de la parroquia Totoras, cantón Ambato" (Tesis de grado). Escuela Superior Politécnica de Chimborazo. Riobamba. Ecuador. pp.168.

Faraji, H., Mohammadi, A.A., Akbari-Adergani, B., Vakili Saatloo, N., Lashkarboloki, G., Mahvi, A.H. 2014. Correlation between Fluoride in Drinking Water and Its Levels in Breast Milk in Golestan Province, Northern Iran. Iran J Public Health. Dec;43(12), 1664-1668. PMID: 26171359; PMCID: PMC4499088.

Fawell, J., Bailey, K., Chilton, J., Dahi, E., Fewtrell, L., Magara, Y. 2006. Fluoride   in   Drinking-Water.   Geneva.   WHO. [https://apps.who.int/iris/handle/10665/43514WHO].

Fejerskov, O., Ekstrand, J., Burt, B. A. 1966. Fluoride in dentistry. Copenhagen: Munksgaard. pp. 326.

Filler, R. and Saha, R. 2009. Fluorine in medicinal chemistry: a century of progress and a 60-year retrospective of selected highlights. Future Med Chem. Aug;1(5), 777-91. doi: 10.4155/fmc.09.65. PMID: 21426080.

Fomon, S.J. and Ekstrand, J. 1999. Fluoride intake by infants. J Public Health Dent. 59(4), 229-34. doi: 10.1111/j.1752-7325. 1999.tb03274.x. PMID: 10682328.

Forester, S.C. and Lambert, J.D. 2011. The role of antioxidant versus pro-oxidant effects of green tea polyphenols in cancer prevention. Mol Nutr Food Res. Jun;55(6), 844-854. doi: 10.1002/mnfr.201000641. Epub 2011 May 2. PMID: 21538850; PMCID: PMC3679539.

Franzman, M.R., Levy, S.M., Warren, J.J., Broffitt, B. 2006. Fluoride dentifrice ingestion and fluorosis of the permanent incisors. J Am Dent Assoc. 137(5), 645-652. doi: 10.14219/jada.archive.2006.0261.

Fuge, R. 2019. Fluorine in the environment, a review of its sources and geochemistry. Appl. Geochemistry. 100, 393-396. https://doi.org/10.1016/j.apgeochem.2018.12.016.

Fukushi, K., Fujita, YY., Nonogaki, J., Tsujimoto, J.I., Hattori, T., Inui, H., et al. 2018. Capillary zone electrophoresis determination of fluoride in seawater using transient isotachophoresis. Anal Bioanal Chem. Feb;410(6),1825-1831. doi: 10.1007/s00216-017-0838-0. Epub 2018 Jan 9. PMID: 29313081.

Gan, F. 1995. Optical properties of fluoride glasses: a review. J Non Cryst Solids. 184: 9-20. https://doi.org/10.1016/0022-3093(94)00592-3.

Gao, H.J., Zhao, Q., Zhang, X.C., Wan, X.C., Mao, J.D. 2014. Localization of fluoride and aluminum in subcellular fractions of tea leaves and roots. J Agric Food Chem. Mar 12;62(10), 2313-9. doi: 10.1021/jf4038437. Epub 2014 Feb 28. PMID: 24548055

Gómez, M.G., Corvilio, M.A.P., Rica, C.C. 1988. Determination of fluoride in drinking water and sea water by aluminium monofluoride molecular absorption spectrometry using an electrothermal graphite furnace. Analyst. 113:1109-1112.Jul;113(7), 1109-1112. doi: 10.1039/an9881301109.

González-Martínez F, Gómez-Scarpetta R, Salcedo OB, Bermúdez-Reyes P, Castro-Villamizar P, Cerezo MP, Martínez C, Tirado-Amador L, Salas-Zambrano A, Saldarriaga A, Sánchez-Molina M, Vila LA. 2024. Enamel fluorosis related with fluoride-containing water ingestion and urinary excretion in schoolchildren. J Clin Exp Dent. 16(1), e51-61. doi:10.4317/jced.61052.

Griffin, S.O., Beltrán, E.D., Lockwood, S.A., Barker, L.K. 2002. Esthetically objectionable fluorosis attributable to water fluoridation. Community Dent Oral Epidemiol. Jun;30(3),199-209. doi: 10.1034/j.1600-0528.2002.300306.x. PMID: 12000343.

Guo, M.R. 2021. Chapter 2. Biochemistry of human milk., Editor(s): Guo, M.R. In: Human Milk Biochemistry and Infant Formula Manufacturing Technology (Second Edition). Woodhead Publishing. pp.19-59. https://doi.org/10.1016/B978-0-08-102898-8.00002-7.

Guo, X., Sietsma, J., Yang, Y. 2016. Chapter 15. A Critical Evaluation of Solubility of Rare Earth Oxides in Molten Fluorides∗∗AF, alkali metal fluoride; AeF2, alkali earth metal fluoride; REO, rare earth oxide; REM, rare earth metal; RF3, rare earth fluoride., Editor(s): Borges De Lima, I., Leal

Filho, W. In. Rare Earths Industry. Elsevier. pp. 223-234. https://doi.org/10.1016/B978-0-12-802328-0.00015-2.

Gutknecht, J. and Walter, A. 1981. Hydrofluoric and nitric acid transport through lipid bilayer membranes. Biochim Biophys Acta. Jun 9;644(1),153-6. doi: 10.1016/0005-2736(81)90071-7. PMID: 6266462.

Hong, B.D., Joo, R.N., Lee, K.S., Lee, D.S., Rhie, J.H., Min, S.W., Song, S.G., Chung, D.Y. 2016. Fluoride in soil and plant. KJOAS. 43:522-536. doi:10.7744/kjoas.20160054.

Hong, L., Levy, S.M., Broffitt, B., Warren, J.J., Kanellis, M.J., Wefel, J.S., Dawson, D. 2006. Timing of fluoride intake in relation to development of fluorosis on maxillary central incisors. Community Dent Oral Epidemiol. Aug;34(4), 299-309. doi: 10.1111/j.1600-0528.2006.00281.x.

Hujoel, P.P., Zina, L.G., Moimaz, S.A., Cunha-Cruz, J. 2009. Infant formula and enamel fluorosis: a systematic review. J Am Dent Assoc. Jul;140(7), 841-54. doi: 10.14219/jada.archive.2009.0278. PMID: 19571048.

Irigoyen-Camacho, M.E., García-Pérez, A., Mejía-González, A., Huizar-Alvarez, R. 2016. Nutritional status and dental fluorosis among schoolchildren in communities, with different drinking water fluoride concentrations in a central region in Mexico. Sci Total Environ. 541, 512-519. doi: 10.1016/j.scitotenv.2015.09.085. Epub 2015 Sep 29.

Ishii, F. and Kita, Y. 2000. Chapter 19. Applications of Fluorides to Semiconductor Industries. Editor(s): Nakajima, T., Žemva, B., Tressaud, A. In: Advanced Inorganic Fluorides. Elsevier. pp. 625-660. https://doi.org/10.1016/B978-044472002-3/50020-X.

Ismail, A.I. and Hasson, H. 2008. Fluoride supplements, dental caries and fluorosis: a systematic review. J Am Dent Assoc. 139,1457-1468.

Izadi, A., Dobaradaran. S., Nabipour, I., Mahvi, A.H., Abedi, E., Keshtkara, M. 2017. The fluoride and chloride ion levels in the seawater along the northern part of the persian gulf in bushehr province, Iran. Research report Fluoride. 50(1 Pt 2), 127–134. [https://www.researchgate.net/publication/319007797].

Jacobsen, S.J., O'Fallon, W.M., Melton, L.J. 1993. Hip fracture incidence before and after the fluoridation of the public water supply, Rochester, Minnesota. Am. J. Public Health. 83(5), 743-745. https://doi.org/10.2105/AJPH.83.5.743.

JADA, 2014. Fluoride toothpaste use for young children. The Journal of the American Dental Association. 145(2), 190–191. doi:10.14219/jada.2013.47.

Jha, S.K., Mishra, V.K., Sharma, D.K., Damodaran, T. 2011. Fluoride in the environment and its metabolism in humans. Rev Environ Contam Toxicol. 211,121-142. doi: 10.1007/978-1-4419-8011-3_4. PMID: 21287392.

Jha, S.K., Nayak, A.K., Sharma, Y.K. 2009. Fluoride toxicity effects in onion (Allium cepa L.) grown in contaminated soils. Chemosphere. Jul;76(3),353-356. doi: 10.1016/j.chemosphere.2009.03.044. Epub 2009 Apr 25. PMID: 19394675.

Jha, S.K., Nayak, A.K., Sharma, Y.K. 2011. Site specific toxicological risk from fluoride exposure through ingestion of vegetables and cereal crops in Unnao district, Uttar Pradesh, India. Ecotoxicol Environ Saf. May;74(4), 940-946. https://doi.org/10.1016/j.ecoenv.2011.01.002.

Johannsen, A., Emilson, G., Johannsen, G., Konradsson, K., Lingström, P., Ramberg, P. 2019. Effects of stabilized stannous fluoride dentifrice on dental calculus, dental plaque, gingivitis, halitosis and stain: A systematic review. Heliyon. 5(2), e02850. doi:10.1016/j.heliyon.2019.e02850.

Johansen, E., Taves, D.R., Olsen, T.O. (Eds.). 1979. Continuing Evaluation of the Use of Fluorides (1st ed.). CRC Press. doi.org/10.1201/9780429050589.

Jung, G., Redemann, T., Kroll, K., Meder, S., Hirsch, A., & Boheim, G. 2003. Template-free self-assembling fullerene and lipopeptide conjugates of alamethicin form voltage-dependent ion channels of remarkable stability and activity. J Pept Sci. Nov-Dec;9 (11-12), 784-798. doi: 10.1002/psc.525. PMID: 14658798.

Kanamura, K. 2000. Chapter 16. Fluorine Compounds in Battery Applications. Editor(s): Nakajima, T., Žemva, B., Tressaud A. In: Advanced Inorganic Fluorides. Elsevier. pp. 521-554. doi.org/10.1016/B978-044472002-3/50017-X.

Karagas, M.R., Baron, J.A., Barrett, J.A., Jacobsen, S.J. 1996. Patterns of fracture among the United States elderly: geographic and fluoride effects. Ann Epidemiol. May;6(3),209-216. doi:10.1016/1047-2797(96)00006-3.

Khan, A.A., Whelton, H., O'Mullan, D. 2004. Is the fluoride level in drinking water a gold standard for the control of dental caries? Int Dent J. 54, 256–260. doi: 10.1111/j.1875-595x.2004.tb00290.x.

Kirsch, P. 2004. Modern fluoroorganic chemistry: synthesis, reactivity, applications. Copyright WILEY-VCH Verlag GmbH & Co. KGaA, Weinheim ISBN 3-527-30691-9Wiley-VCH, 2004. complet. doi:10.1002/352760393X ar.

Kitalika, A.J., Machunda, R.L., Komakech, H.C., Njau, K.N. 2018. Fluoride Variations in Rivers on the Slopes of Mount Meru in Tanzania. J. Chem. pp.1-18. Article ID 7140902. https://doi.org/10.1155/2018/7140902.

Kitano, Y. and Furukawa, Y. 1972. Distribution of fluoride in waters of Tokyo Bay. J. Oceanogr. Soc. Japan. 28,121-125.

Klumpp, A., Domingos, M., Klumpp, G. 1996. Assessment of the vegetation risk by fluoride emissions from fertiliser industries at Cubatão, Brazil. Sci Total Environ. 192(3), 219-228. https://doi.org/10.1016/S0048-9697(96)05298-9.

Kvande, H. 2011. Chapter 3. Production of primary aluminium. Editor(s): Lumley R. In: Woodhead Publishing Series in Metals and Surface Engineering, Fundamentals of Aluminium Metallurgy. Woodhead Publishing. pp. 49-69. https://doi.org/10.1533/9780857090256.1.49.

Lacson, C.F.Z., Lu, M.C., Huang, Y.H. 2020. Fluoride network and circular economy as potential model for sustainable development. -A review. Chemosphere. Jan; 239,124662. https://doi.org/10.1016/j.chemosphere.2019.124662.

Latifah, R., Razak, I.A. 1989. Fluoride levels in infant formulas. J Pedod. 13, 323–327. PMID: 2638396.

Lewandowska, A., Falkowska, L., Jóźwik, J. 2013. Factors determining the fluctuation of fluoride concentrations in PM10 aerosols in the urbanized coastal area of the Baltic Sea (Gdynia, Poland). Environ Sci Pollut Res Int. Sep;20(9), 6109-6118. doi: 10.1007/s11356-013-1592-2. Epub 2013 Mar 28. PMID: 23536273; PMCID: PMC3720994.

Li, M., Wang, J., Wu, P., Manthari, R.K., Zhao, Y., Li, W., Wang, J. 2020. Self-recovery study of the adverse effects of fluoride on small intestine: Involvement of pyroptosis induced inflammation. Sci Total Environ. Nov 10;742,140533. doi: 10.1016/j.scitotenv.2020.140533. Epub 2020 Jun 26. PMID: 32721723.

Li, P., Qian, H., Wu, J. et al. 2014. Occurrence and hydrogeochemistry of fluoride in alluvial aquifer of Weihe River, China. Environ Earth Sci. 71, 3133–3145. https://doi.org/10.1007/s12665-013-2691-6.

Li, Y.M., Liang, C.K., Slemenda, C.W., Ji, R.D., Sun, S.Z., Cao, J.X., et al. 2001. Effect of long-term exposure to fluoride in drinking water on risks of bone fractures. J. Bone Miner. Res. May;16(5), 932-939. doi: 10.1359/jbmr.2001.16.5.932.

Lippert, F. 2013. An Introduction to Toothpaste - Its Purpose, History and Ingredients. Editor(s): van Loveren, C. In: Toothpastes. Monogr Oral Sci. Basel, Karger. 23, 1–14. doi: 10.1159/000350456

Ma, W., Chen, Y., Zhang, W., Zhao, W. 2017. Performance and mechanism of Mg-Ca-Fe hydrotalcite-like compounds for fluoride removal from aqueous solution. J Fluor Chem. 200, 153-161. https://doi.org/10.1016/j.jfluchem.2017.06.012.

Mackowiak, C.L., Grossl, P.R., Bugbee, B.G. 2003. Biogeochemistry of fluoride in a plant-solution system. J Environ Qual. Nov-Dec;32(6), 2230-2237. doi: 10.2134/jeq2003.2230. PMID: 14674546.

Maguire, A., Zohouri, F.V., Mathers, J.C., Steen, I.N., Hindmarch, P.N., Moynihan, P.J. 2005. Bioavailability of fluoride in drinking water: a human experimental study. J Dent Res. Nov;84(11), 989-993. doi: 10.1177/154405910508401104. PMID: 16246928.

Mahmood, M., Azevedo, L.B., Maguire, A., Buzalaf, M., Zohoori, F.V. 2021. Pharmacokinetics of fluoride in human adults: The effect of exercise. Chemosphere. Jan;262, 127796. doi: 10.1016/j.chemosphere.2020.127796. Epub 2020 Jul 27. PMID: 32755695.

Malin, A. J., Lesseur, C., Busgang, S. A., Curtin, P., Wright, R. O., Sanders, A. P. 2019. Fluoride exposure and kidney and liver function among adolescents in the United States: NHANES, 2013–2016. Environ Int. Nov;132, 105012. doi: 10.1016/j.envint.2019.105012. Epub 2019 Aug 8.

McClure, F.J. 1943. Ingestion of fluoride and dental caries: quantitative relations based on food and water requirements for children 1 to 12 years old. Am J Dis Child. 66(4), 362-369. doi:10.1001/archpedi.1943.02010220015002.

McCune, D.C. 1969. On the Establishment of Air Quality Criteria, with Reference to the Effects of Atmospheric Fluoride on Vegetation. Monograph No. 69–3., Air Quality Monographs. American Petroleum Institute. New York.

McDonagh, M.S., Whiting, P.F., Wilson, P.M., Sutton, A.J., Chestnutt, I., Cooper, J., et al., 2000. Systematic review of water fluoridation. BMJ. Oct 7;321(7265), 855-9. doi: 10.1136/bmj.321.7265.855. PMID: 11021861; PMCID: PMC27492.

Mehra, A. and Baker, C.L. 2007. Leaching and bioavailability of aluminium, copper and manganese from tea (Camellia sinensis). Food Chem. 100(4),1456-1463. https://doi.org/10.1016/j.foodchem.2005.11.038.

Messer, H.H. and Ophaug, R. 1991. Effect of delayed gastric emptying on fluoride absorption in the rat. Biol Trace Elem Res. Dec;31(3), 305-15. doi: 10.1007/BF02990199. PMID: 1723619.

Mikkonen, H.G., van de Graaff, R., Mikkonen, A.T., Clarke, B.O., Dasika, R., Wallis, C.J., Reichman, S.M. 2018. Environmental and anthropogenic influences on ambient background concentrations of fluoride in soil. Environ Pollut. 242 (Part B), 838-1849. doi: 10.1016/j.envpol.2018.07.083.

Ministerio de Salud, República de Chile, 2008. Norma de uso de fluoruros en la prevención odontológica. Incluye modificaciones Capítulo IV, V y VII. Texto actualizado de acuerdo a Resolución Exenta 784 de fecha 30.10.2015 y Resolución Exenta 952 de fecha 24.07.2018.

Moss, M.E. and Kumar, J. 2021. Chapter 24. Fluoride and Human Health. In: Burt and Eklund's Dentistry, Dental Practice, and the Community. pp. 266–276. doi:10.1016/b978-0-323-55484-8.00024-1.

Muetterties, E.L. and Castle, J.E. 1961. Reactors of hydrogen fluoride with metals and metalloids. Inorg Nucl Chem Lett. 18, 148–153. doi:10.1016/0022-1902(61)80382-5.

Nabipour, I. and Dobaradaran, S. 2013. Fluoride and chloride levels in the Bushehr coastal seawater of the Persian Gulf. Fluoride. 46, 204-207.

Naik, S., and Días, C.M. 1982. On the distribution of fluoride, calcium and magnesium in the waters of the central west coast of India. Mahasagar. 15, 23-28. [http://drs.nio.org/drs/handle/2264/6641].

Näsman, P., Granath, F., Ekstrand, J., Ekbom, A., Sandborgh-Englund, G., Fored, C.M. 2016. Natural fluoride in drinking water and myocardial infarction: A cohort study in Sweden. Sci Total Environ. Aug 15;562, 305-311. doi: 10.1016/j.scitotenv.2016.03.161. Epub 2016 Apr 18. PMID: 27100011.

Naumova, E.A., Weber, L. Weber, L., Pankratz, V., Czenskowski, V., Arnold, W.H. 2019. Bacterial viability in oral biofilm after tooth brushing with amine fluoride or sodium fluoride. Arch. Oral Biol. 97, 91-96. doi:10.1016/j.archoralbio.2018.10.013.

Nopakun, J., Messer, H.H., Voller, V. 1989. Fluoride absorption from the gastrointestinal tract of rats. J Nutr. Oct;119(10), 1411-7. doi: 10.1093/jn/119.10.1411. PMID: 2585131.

Oganessian, E., Ivancakova, R., Lencova, E. et al. 2011. Alimentary fluoride intake in preschool children. BMC Public Health. 11, 768. https://doi.org/10.1186/1471-2458-11-768.

O'Mullane, D.M., Baez, R.J., Jones, S., Lennon, M.A., Petersen, P.E., Rugg-Gunn, A., et al. 2016. Fluoride and Oral Health. Community Dent Health. Jun;33(2), 69-99. PMID: 27352462.

Opydo-Szymaczek, J. and Opydo, J. 2011. Dietary fluoride intake from infant and toddler formulas in Poland. Food Chem Toxicol. Aug;49(8), 1759-1763. doi: 10.1016/j.fct.2011.04.023. Epub 2011 Apr 27. PMID: 21554919.

Orellana, M.F. 2016. Diseño de sistema de tratamiento de agua potable para la comunidad de Bellavista cantón Colta (Tesis de Pregrado). Escuela Superior Politécnica del Chimborazo. Riobamba. Ecuador. pp.137.

Pajor, K., Pajchel, L., Kolmas, J. 2019. Hydroxyapatite and Fluorapatite in Conservative Dentistry and Oral Implantology-A Review. Materials (Basel). Aug 22;12(17), 2683. doi: 10.3390/ma12172683. PMID: 31443429; PMCID: PMC6747619.

Papavasileiou, K.D., Avramopoulos, A., Leonis, G., Papadopoulos, M.G. 2017. Computational investigation of fullerene-DNA interactions: Implications of fullerene's size and functionalization on DNA structure and binding energetics. J Mol Graph Model. Jun;74, 177-192. doi: 10.1016/j.jmgm.2017.02.015.

Parnell, C., Whelton, H., O'Mullane, D. 2009. Water fluoridation. Eur Arch Paediatr Dent. 10(3), 141- 148. doi: 10.1007/BF03262675.

Petrović, B., Kojić, S., Milić, L., Luzio, A., Perić, T., Marković, E., Stojanović, G.M. 2023. Toothpaste ingestion-evaluating the problem and ensuring safety: systematic review and meta-analysis. Front Public Health. Oct 20;11, 1279915. doi: 10.3389/fpubh.2023.1279915.

Pickering, W.F. 1985. The mobility of soluble fluoride in soils. Environ Pollut Ser B. 9(44), 281–308. https://doi.org/10.1016/0143-148X(85)90004-7.

Pilgaard, M. 2016. Fluorine. Chemical reaction. July 16.6. [https://pilgaardelements.com/Fluorine/Reactions.htm].

Podder, S. and Roy, S. 2014. Exposure-dependent variation in cryolite induced lethality in the non-target insect, Drosophila melanogaster. Interdiscip Toxicol. 7(1), 17-22. doi:10.2478/intox-2014-0003.

Pollick, H.F. 2013. Salt fluoridation: a review. J Calif Dent Assoc. Jun;41(6):395-7, 400-4. Erratum in: J Calif Dent Assoc. 2013 Jul;41(7), 471. PMID: 23875431.

Quina, M.J., Bordado, J.C.M., Quinta-Ferreira, R.M. 2011. Chapter 16. Air pollution control in municipal solid waste incinerators. Editor: Khallaf M. In. The Impact of Air Pollution on Health, Economy, Environment and Agricultural Sources. Intech Open. doi:10.5772/17650.

Rafique, T., Naseem, S., Ozsvath, D., Hussain, R., Bhanger, M.I., Usmani, T.H. 2015. Geochemical controls of high fluoride groundwater in Umarkot Sub-District, Thar Desert, Pakistan. Sci. Total Environ. 530–531, 271-278. doi.org/10.1016/j.scitotenv.2015.05.038.

Ranjan, R. and Ranjan, A. 2015. Sources of Fluoride Toxicity. In: Fluoride Toxicity in Animals. SpringerBriefs in Animal Sciences. Springer, Cham. doi.org/10.1007/978-3-319-17512-6_2.

Rasool, A., Farooqi, A., Xiao, T. et al. 2018. A review of global outlook on fluoride contamination in groundwater with prominence on the Pakistan current situation. Environ Geochem Health. 40, 1265–1281. doi.org/10.1007/s10653-017-0054-z.

Recommendations for using fluoride to prevent and control dental caries in the United States. 2001. Centers for Disease Control and Prevention. MMWR Recomm Rep. Aug 17;50(RR-14), 1-42. PMID: 11521913.

Reeves, T.G. 1991. Water fluoridation: a manual for engineers and technicians. Center for Prevention Services (U.S.). Dental Disease Prevention Activity. Centers for Disease Control (U.S.). Published Date: September 1986; reprinted May 1991.

Ricaud, P., Lefèvre, F. 2006. Chapter 1. Fluorine in the Atmosphere., Editor(s): Tressaud, A. In. Adv. Fluorine Sci. Elsevier. 1, 1-32. doi.org/10.1016/S1872-0358(06)01001-3.

Rizzu, M., Tanda, A., Cappai, Ch., Roggero, P.P., Seddaiu, G. 2021. Impacts of soil and water fluoride contamination on the safety and productivity of food and feed crops: A systematic review. Sci. Total Environ. 787, 147650. doi.org/10.1016/j.scitotenv.2021.147650.

Rocha, R.A., Calatayud, M., Devesa, V. et al. 2017. Evaluation of exposure to fluoride in child population of North Argentina. Environ Sci Pollut Res Int. Sep;24 (27), 22040–22047. https://doi.org/10.1007/s11356-017-9010-9.

Rošin-Grget, K., Peroš, K., Sutej, I., Bašić, K. 2013. The cariostatic mechanisms of fluoride. Acta Med Acad. Nov;42(2), 179-188. doi: 10.5644/ama2006-124.85.

Rozier, R.G., Adair, S., Graham, F., Iafolla, T., Kingman, A., Kohn, W., et al., 2010. Evidence- based clinical recommendations on the prescription of dietary fluoride supplements for caries prevention. J Am Dent Assoc. 141, 1480-1489 doi: 10.14219/jada.archive.2010.0111.

Santos, A.P.P., Oliveira, B.H., Nadanovsky, P. 2013. Effects of low and standard fluoride toothpastes on caries and fluorosis: systematic review and meta-analysis. Caries Res. 47(5), 382-90. doi: 10.1159/000348492. Epub 2013 Apr 6.

Satou, R., Oka, S., Sugihara, N. 2021. Risk assessment of fluoride daily intake from preference beverage., J Dent Sci. Jan;16(1), 220-228. doi: 10.1016/j.jds.2020.05.023. Epub 2020 Jun 8.

Schmidt, C.W. 2013. Modernizing Artisanal Brick Kilns: A Global Need. Environ. 121(8), a242–a249. doi:10.1289/ehp.121-a242.

Schneppenheim, R. 1980. Concentration of Fluoride in Antarctic animals. Meeresforsch Rep Mar Res. 28, 179-182. Google Scholar. (Ber dt wiss Kommn Meeresforsch).

Schwerin, D.L. and Hatcher, J.D. 2020. Hydrofluoric Acid Burns. Aug 26. In: StatPearls [Internet]. Treasure Island (FL): StatPearls Publishing; 2021 Jan–. PMID: 28722859.

Sen Gupta, R., Naik, S., Singbal, S.Y. 1978. A study of fluoride, calcium and magnesium in the Northern Indian Ocean. Mar Chem. 6(2), 125–141. https://doi.org/10.1016/0304-4203(78)90023-3.

Siew, C., Strock, S., Ristic, H., Kang, P., Chou, H.N., Chen, J.W, et al., 2009. Assessing a potential risk factor for enamel fluorosis: a preliminary evaluation of fluoride content in infant formulas. J Am Dent Assoc. 140(10), 1228-1236. doi: 10.14219/jada.archive.2009.0045.

Silva, M. and Reynolds, E.C. 1996. Fluoride content of infant formulae in Australia. Aust Dent J. 41, 37-42. doi: 10.1111/j.1834-7819.1996.tb05653.x

Singh, G., Kumari, B., Sinam, G., Kumar, K.N., Mallick, S. 2018. Fluoride distribution and contamination in the water, soil and plants continuum and its remedial technologies, an Indian perspective– a review. Environ Pollut. Aug; 239, 95-108. doi.org/10.1016/j.envpol.2018.04.002.

Sofuoglu, S.C., Kavcar, P. 2008. An exposure and risk assessment for fluoride and trace metals in black tea. J Hazard Mater. Oct 30; 158(2–3), 392-400. doi.org/10.1016/j.jhazmat.2008.01.086.

Soleimani, F., Dobaradaran, S., Mahvi, A.H., Parhizkar, G., Ghaderi, M., Keshtkar M., et al., 2017. Fluoride and chloride levels in ballast water in commercial ships entering Bushehr Port on the Persian Gulf. Fluoride. 22017; 50 (1 Pt 2), 121-126.

Sousa-Oliveira, A. 2015. Groundwaters in northern of Portugal: geographical and geological settings, hydrochemical typologies and exploitations. Águas subterrâneas do setor norte de Portugal continental: Enquadramentos geográfico e geológico, tipologias e aproveitamentos. Bol Soc Esp Hidrol Med. 30(1), 57-71. doi: 10.23853/bsehm.2017.0379.

Spak, C.J., Berg U., Ekstrand, J. 1985. Renal Clearance of Fluoride in Children and Adolescents. Pediatrics. Mar; 75 (3), 575-579. PMID: 3975128.

Spencer, A.J. and Do, L.G. 2016. Caution needed in altering the 'optimum' fluoride concentration in drinking water. Community Dent Oral Epidemiol. Apr;44(2),101-8. doi: 10.1111/cdoe.12205.

Spencer, A.J., Do, L.G., Mueller, U., Baines, J., Foley, M., Peres, M.A. 2018. Understanding Optimum Fluoride Intake from Population-Level Evidence. Adv Dent Res. Mar;29(2),144-156. doi: 10.1177/0022034517750592. PMID: 29461108.

Swan, E. 2000. Dietary fluoride supplement protocol for the new millennium. J Can Dent Assoc. Jul-Aug;66(7), 362; discussion 363. PMID: 10991610.

Tatsi, C. and Toumba, K.J. 2019. Effect of fluoride slow-release glass devices on salivary and gingival crevicular fluid levels of fluoride: A pilot study. Clin Exp Dent Res. Jul 28;5(6), 620-626. doi: 10.1002/cre2.227.

Ten Cate, J.M., Buzalaf, M.A.R. 2019. Fluoride Mode of Action: Once There Was an Observant Dentist. J Dent Res. Jul;98(7), 725-730. doi: 10.1177/0022034519831604. PMID: 31219410.

Torres-Sánchez, R., Sánchez-Rodas, D., Sánchez de la Campa, A.M., de la Rosa, J.D. 2020. Hydrogen fluoride concentrations in ambient air of an urban area based on the emissions of a major phosphogypsum deposit (SW, Europe). Sci Total Environ. Apr; 714, 136891. doi.org/10.1016/j.scitotenv.2020.136891.

Tressaud, A. 2019. Chapter 1. History and milestones of fluorine and fluorinated products through the centuries. In. Fluorine, Paradoxical Element. Elsevier. pp. 1-75. doi:10.1016/b978-0-12-812990-6.00001-5.

U.S. Public Health Service. 2015. Recommendation for Fluoride Concentration in Drinking Water for the Prevention of Dental Caries. Public Health Reports. 130(4), 318–331. doi:10.1177/003335491513000408.

U.S. Department of Agriculture (USDA). 2015. Agricultural Research Service. Nutrient Data Laboratory. USDA National Nutrient Database for Standard Reference. Release 28. [http://www.ars.usda.gov/ba/bhnrc/ndl].

Vargas, C.M. 2011. Fluoride Supplements Prevent Caries but can Cause Mild to Moderate Fluorosis. J Evid Based Dent Pract. 11(1), 18-20. doi: 10.1016/j.jebdp.2010.11.022.

Villa, A., Anabalón, M., Cabezas, L., Rugg-Gunn, A. 2008. Fractional Urinary Fluoride Excretion of Young Female Adults during the Diurnal and Nocturnal Periods. Caries Res. 42(4), 275–281. doi:10.1159/000135673.

Villa, A., Anabalon, M., Zohouri, V., Maguire, A., Franco, A.M., Rugg-Gunn, A. 2010. Relationships between fluoride intake, urinary fluoride excretion and fluoride retention in children and adults: an analysis of available data. Caries Res. 44(1), 60-88. doi: 10.1159/000279325. Epub 2010 Feb 2. PMID: 20130402.

Viswanathan, G. 2018. Chapter 11. Contribution of Infant Formula and Tea on Daily Fluoride Intake and Prevalence of Fluorosis Among Infants and Children. Editor(s): Holban, A.M., Grumezescu, A.M., In: Handbook of Food Bioengineering. Food Quality: Balancing Health and Disease. Academic Press. pp. 339-363. doi.org/10.1016/B978-0-12-811442-1.00011-0.

Vvon-Aspern, N., Röschenthaler, G.V., Winter, M., et al. 2019. Fluorine and Lithium: Ideal Partners for High-Performance Rechargeable Battery Electrolytes. Angew Chem Int Ed Engl. Nov 4;58(45), 15978-16000. doi: 10.1002/anie.201901381. Epub 2019 Jul 24. PMID: 31339214.

Walna, B., Kurzyca, I., Bednorz, E. et al. 2013. Fluoride pollution of atmospheric precipitation and its relationship with air circulation and weather patterns (Wielkopolski National Park, Poland). Environ Monit Assess. 185, 5497–5514. doi.org/10.1007/s10661-012-2962-9.

Walsh, T., Worthington, H.V., Glenny, A.M., Marinho, V.C., Jeroncic, A. 2019. Fluoride toothpastes of different concentrations for preventing dental caries. Cochrane Database of Systematic Reviews. 3, CD007868. doi:10.1002/14651858.cd007868.pub3.

Wang, J.H. 2012. Chapter 5. Surface preparation techniques for biomedical applications. Editor(s): Driver, M. In: Woodhead Publishing Series in Biomaterials., Coatings for Biomedical Applications. Woodhead Publishing. pp. 143-175. doi.org/10.1533/9780857093677.1.143.

Whitford, G.M. 1994. Intake and metabolism of fluoride. Adv Dent Res. Jun;8(1), 5-14. doi: 10.1177/08959374940080011001. PMID: 7993560.

Whitford, G.M., Reynolds, K.E., Pashley, D.H. 1979. Acute fluoride toxicity: influence of metabolic alkalosis. Toxicol Appl Pharmcol. Aug;50(1), 31-39. doi: 10.1016/0041-008x(79)90489-7. PMID: 40325.

Whitford, G.M., Sampaio, F.C., Pinto, C.S., Maria, A.G., Cardoso, V.E., Buzalaf, M.A. 2008. Pharmacokinetics of ingested fluoride: lack of effect of chemical compound. Arch Oral Biol. Nov;53(11), 1037-41. doi: 10.1016/j.archoralbio.2008.04.001. Epub 2008 Jun 2. PMID: 18514162.

Whitford, G.M., Thomas, J.E., M Adair, S.M. 1999. Fluoride in whole saliva, parotid ductal saliva and plasma in children, Arch. Oral Biol. 44(10), 785-788. https://doi.org/10.1016/S0003-9969(99)00083-7.

World Health Organization (WHO). 1970. Fluorides and Human Health. Monograph Series No. 59. Geneva, Switzerland: World Health Organization Publication.

World Health Organization (WHO). 2011. Guidelines for Drinking Water Quality. Volume 1, 4th edition. World Health Organization, Geneva.

Wisniak, J. 2002. The History of Fluorine. From Discovery to Commodity. Indian J Chem Technol. Jul;9, 363-372.

Wong, H.M., McGrath, C., Lo, E.C., King, N.M. 2006. Association between developmental defects of enamel and different concentrations of fluoride in the public water supply. Caries Res. 40(6), 481-486. doi: 10.1159/000095646.

Wong, M.C., Glenny, A.M., Tsang, B.W., Lo, E.C., Worthington, H.V., Marinho, V.C. 2010. Topical fluoride as a cause of dental fluorosis in children. Cochrane Database Syst Rev. Jan 20; 2010(1), CD007693. doi: 10.1002/14651858.CD007693.pub2.Cochrane Database Syst Rev 2010:CD007693.

Yadav, K.K., Kumar, S., Pham, Q.B., Gupta, N., Rezania, S., Kamyab, H., et, al. 2019. Fluoride contamination, health problems and remediation methods in Asian groundwater: A comprehensive review. Ecotoxicol Environ Saf. 182, 109362. doi.org/10.1016/j.ecoenv.2019.06.045.

Zhao, H.B., Sun, Q.J., Zhou, M., Gao, L.Y., Hao, Y.Y., Shi, F. 2016. Study on the Effects of Alq$_3$: CsF Composite Cathode Buffer Layer on the Performances of CuPc/C$_{60}$ Solar Cells. Guang Pu Xue Yu Guang Pu Fen Xi. Feb;36(2), 331-335. Chinese. PMID: 27209725.

Zohoori, F.V. and Duckworth, R.M. 2017. Chapter 44. Fluoride: Intake and Metabolism, Therapeutic and Toxicological Consequences. Editor(s): Collins, J.F. In. Molecular, Genetic, and Nutritional Aspects of Major and Trace Minerals. Academic Press. pp. 539-550. doi.org/10.1016/B978-0-12-802168-2.00044-0.

Zohouri, F.V., and Rugg-Gunn, A.J. 1999. Fluoride concentration in foods from Iran. Int J Food Sci Nutr. Jul;50(4), 265-74. doi: 10.1080/096374899101148. PMID: 10719572.

Capítulo 2. Epidemiología, mecanismo de acción y manejo de la fluorosis dental

2.1 Definición

La fluorosis dental ha sido reconocida como un defecto en el desarrollo del esmalte caracterizada por una hipomineralización, producto de una ingesta crónica de fluoruros en dosis superiores a las de referencias, durante la formación del esmalte dental (Fejerskov et al., 1990). Aunque es importante aclarar que actualmente continua el debate académico sobre la definición de estas dosis de referencia como "dosis óptimas" que garanticen la no sobreexposición a los fluoruros y no generen el efecto denominado como "fluorosis dental o fluorosis del esmalte". Así mismo, otros autores han reportado que la ingesta excesiva a fluoruros produce malformación de la matriz del esmalte, quedando menos espacio para los minerales y generando una apariencia de desmineralización del diente (Buzalaf, 2011). En este proceso se produce un incremento en la porosidad en la superficie y sub-superficie del esmalte en comparación con un diente sano, evidenciado clínicamente en los estadios más leves por la presencia de líneas blancas estriadas sobre la superficie dental, las cuales siguen los patrones de Retzius. En casos moderados, las líneas blancas tienen características más pronunciadas sobre la superficie dental y, en casos severos, toda la superficie dental puede estar cubierta por zonas opacadas o con áreas de decoloración oscura o marrón, así como con pérdida de la estructura del esmalte.

La severidad de las lesiones fluoróticas depende del grado de hipomineralización del esmalte, el cual se da solo en la etapa de formación del folículo dental (Martignon et al., 2021). Este concepto es congruente con los reportes de algunos estudios en donde confirman que el grado de hipomineralización del esmalte sea por extensión o por severidad está relacionado con la dosis de exposición y el tiempo de ingesta, aunque esta relación es modificada por otros factores (Hong et al., 2006; Bhagavatula et al, 2016).

La fluorosis del esmalte ha sido reconocida como un biomarcador clínico de la exposición crónica a los fluoruros. Aunque este efecto inicia durante la etapa de formación de los folículos dentales y solo se puede identificar clínicamente años después durante la etapa de erupción dental. Estos periodos largos de confirmación retrospectiva de la exposición hacen muy compleja la utilidad de este biomarcador histórico, siendo necesario usar otros estimadores del nivel de exposición reciente que sirvan como predictores de la ingesta total de fluoruros y clasifiquen adecuadamente el riesgo de fluorosis dental.

2.2 Epidemiología en Latinoamérica

2.2.1 Prevalencia de fluorosis región norte y central

La prevalencia de la fluorosis dental en Latinoamérica varía considerablemente de un país a otro, reflejando la diversidad de factores que influyen en la exposición al fluoruro en cada región. En la región norte y central de Latinoamérica (Tabla 2.1), la prevalencia reportada en los estudios nacionales en diferentes grupos de edad varía desde un 2,6 % en México (Secretaría de Salud de México, 2017) hasta un 50,9 % en Belice (Baez & Estupiñan-Day, 1996). Destaca Costa Rica, donde la prevalencia aumenta de un 5,7 % en niños de 6 a 8 años a un 31,9 % en niños de 12 años (Salas et al., 2002). Esta tendencia sugiere que la exposición a los fluoruros puede aumentar con la edad, posiblemente debido a cambios en la dieta y en los hábitos de higiene bucal (Ministerio de Salud de Nicaragua, 1999; Ministerio de Salud Pública y Asistencia Social de El Salvador, 2000; Sánchez et al., 2002).

Tabla 2.1 Prevalencia de fluorosis dental reportada en estudios nacionales en países de la región norte y central de Latinoamérica

País	Entidad gubernamental	Año	Edad (años)	Prevalencia*	Muestra	Criterio
Belice	Ministerio de Salud	1999	6-8	50,9	167	Dean
			12	29,8	362	
			15	23,4	355	
Costa Rica	Ministerio de Salud	2002	6-8	5,7		Dean
			12	31,9	3780	
			15	24,4		
El Salvador	Ministerio de Salud Pública y Asistencia Social	2000	12	6,9	492	Dean
			15	9	490	
Guatemala	Ministerio de Salud Pública y Asistencia Social	2002	12	15,3	2865	Dean
			15	14,5	1138	
México	Secretaría de Salud	2017	>6	2,6	307993	NR
Nicaragua	Ministerio de Salud	1999	12	19,5	365	Dean
			15	14	372	

*Incluye hallazgo de fluorosis dental cuestionable (Dean código=1). NR= No reporta

2.2.2 Prevalencia de fluorosis dental en región sur

En la región sur de Latinoamérica, la prevalencia reportada también muestra una amplia variación (Tabla 2.2), desde un 7,0 % en Ecuador hasta un 43,6 % en Colombia en diferentes grupos de edad. Notablemente, en Colombia se observó una alta prevalencia tanto en dentición temporal (8,4 %) como en niños de 12 años (62,2 %) y 15 años (56,1 %), lo que indica un nivel persistente de exposición a fluoruros en estos países (Ministerio de Salud Pública Del Ecuador, 1996; Ministerio de Salud y Protección Social de Colombia, 2015). Los valores de prevalencia reflejan diferencias regionales considerando la complejidad de los factores que pueden contribuir a la fluorosis dental en Latinoamérica. Además de las fuentes naturales de fluoruros prevenientes del consumo de aguas subterráneas y alimentos, también es importante considerar el papel de los productos fluorurados de uso odontológico, las prácticas de higiene bucal, el acceso a la atención de la salud bucal y las políticas públicas y regulaciones relacionadas con los fluoruros (Caballero-García CR & JF, 2017; Ministério da Saúde Brasil, 2012; Ministerio de Salud Perú, 2005; Ministerio de Salud y Previsión Social de Bolivia, 1995; Rivera et al., 1998; Soto et al., 2007).

Tabla 2.2 Prevalencia de fluorosis dental reportada en estudios nacionales en países de la región sur de Latinoamérica

País	Entidad gubernamental	Año	Edad (años)	Prevalencia*	n	Criterio
Bolivia	Ministerio de Salud y Previsión Social	1997	6 - 15	31,9	2572	Dean
Brasil	Ministerio de Salud	2012	12	16,7	7232	Dean
Chile	Ministerio de Salud	2015	6	27,2	1918	Dean
			5	8,4	2276	
Colombia	Ministerio de Salud	2014	12	62,2	2183	Dean
			15	56,1	2046	
Ecuador	Ministerio de Salud Pública	1996	12	10	500	Dean
			15	7	200	
Paraguay	Ministerio de Salud y Bienestar Social	2017	12	15,9	813	Dean
			15	11,1	522	
Perú	Ministerio de Salud	2005	6 -15	10,1	7730	Dean
Venezuela	Organización Panamericana de la Salud	1998	6 -15	15	4462	Dean

*Incluye hallazgo de fluorosis dental cuestionable (Índice de Dean código=1).

Cabe destacar que la prevalencia reportada en estos estudios nacionales puede subestimar o sobreestimar la prevalencia real de fluorosis dental debido a la complejidad que conlleva el entrenamiento de estos índices por detección visual. En general, estos estudios destacan la importancia de continuar monitoreando la prevalencia de la fluorosis dental en Latinoamérica y de implementar estrategias efectivas para prevenir y tratar esta condición.

2.2.3 Fuentes de exposición sistémica a fluoruros

La fluorosis del esmalte ocurre exclusivamente durante la formación de la estructura dental, por lo tanto, en la dentición primaria el riesgo de la exposición al fluoruro se presenta durante el periodo prenatal o intrauterino. En la dentición permanente, este periodo de exposición inicia desde la primera infancia con los incisivos inferiores, que completan la mineralización aproximadamente a los 2 o 3 años, y termina después de la mineralización de los terceros molares (DenBesten & Li, 2011). A continuación, se exponen los principales factores que potencialmente contribuyen a la prevalencia de la fluorosis dental en Latinoamérica.

La ingesta excesiva de fluoruro puede provenir de múltiples fuentes, desde naturales hasta añadidas. Las fuentes naturales de fluoruro que se relacionan con la ocurrencia de fluorosis dental incluyen el fluoruro que se encuentra en el agua subterránea en concentraciones por encima de las recomendadas, especialmente en ciertas zonas de la región de Latinoamérica. En estas, el fluoruro puede existir particularmente en áreas donde el suelo carece de calcio, como ocurre en regiones con altos niveles de granito.

En México, las concentraciones de fluoruro por encima del valor de referencia se encuentran principalmente en el agua subterránea de dos áreas: las zonas áridas del centro-norte del país y las áreas geotermales. Los niveles de fluoruro atmosférico en algunas regiones también pueden ser elevados debido a suelos que contienen fluoruro, emisiones de gas de las industrias, incendios de carbón subterráneos y actividades volcánicas. Las rocas volcánicas félsicas son señaladas como uno de los principales materiales generadores de fluoruros. En la región de la zona centro-norte de México se han reportado concentraciones de fluoruro con un rango que varía entre 0,03 mg/L y 27,9 mg/L, especialmente, en concentraciones por encima del límite de 1,5 mg/L, establecido por la normativa mexicana para los estados de Zacatecas, Chihuahua y Durango (Gutiérrez & Alarcón-Herrera, 2022).

Las fuentes de fluoruro añadido incluyen el agua potable que proveen las entidades gubernamentales en varios países de América Latina, representadas en los sistemas de acueductos, a los que se les monitorean las concentraciones de fluoruro adicionadas para que cumplan con los valores recomendados, a través de las instituciones encargadas de la vigilancia de la calidad del agua. Así mismo, el fluoruro se adiciona a la sal de mesa, la leche de fórmula y a algunos productos dentales (enjuagues, pasta de dientes etc.). La fluoruración de la sal de mesa ha sido una estrategia efectiva para la prevención de caries dental en varios países de América Latina, especialmente en aquellos con múltiples sistemas de agua y economías que no permiten la aplicación del fluoruro en el agua. La iniciativa de usar sal fluorurada surgió como una alternativa a la fluoruración del agua y como una respuesta costo-efectiva en comunidades que tenían una baja cobertura al agua potable y con acceso limitado a servicios dentales rutinarios. De esta forma se pretendió reducir la prevalencia de caries dental con estrategias masivas.

El primer ensayo de sal fluorurada se inició en Colombia en 1963 y, tras su éxito con resultados preventivos comparables a la fluoruración del agua, se introdujo en otros países. Los procedimientos para la adición de fluoruros eran comparables a los de la yodización y los dos elementos eran compatibles. En el periodo de 1972 a 2004, diez países introdujeron programas nacionales o localizados y cinco más iniciaron programas. Los resultados, basados en la adición de iones de fluoruro a 200-250 mg/kg de sal, mostraron reducciones en la prevalencia de caries en niños de 12 años que variaban desde el 73 % en Costa Rica hasta el 40 % en Uruguay, a un costo promedio de 0,06 dólares estadounidenses por persona al año (Gillespie & Báez, 2005). Más recientemente, esquemas de fluoruración de la sal han alcanzado a más de cien millones de personas en México, Colombia, Perú y Cuba. En América Latina, hay más de 100 millones de usuarios de sal fluorurada, y varios países han llegado a una cobertura del 90 % al 99 % (Marthaler, 2013).

Algunos alimentos representan una fuente considerable de exposición a fluoruro. La presencia de fluoruro en los alimentos puede variar ampliamente dependiendo de factores como el contenido de fluoruro en el agua utilizada para cocinar o para procesarlos, la concentración de fluoruro en la sal añadida durante su preparación, el contenido de fluoruro en el suelo donde se cultivan, y la concentración de fluoruro en los fertilizantes y pesticidas utilizados en la agricultura. Estudios han determinado el contenido de fluoruro de diversos alimentos y bebidas comúnmente consumidos. En México, un estudio basado en la encuesta de nutrición nacional reportó estimaciones del contenido de fluoruro en alimentos y bebidas, observándose que los huevos (2,32 µg F-/100 g) y la comida de mar (371 µg F-/100 g) mostraron el valor más bajo y el más alto de fluoruro respectivamente, entre las muestras recolectadas. El contenido de fluoruro más alto por tamaño de porción se observó en las comidas rápidas. Este estudio demostró que la mayoría de los alimentos y bebidas analizados obtuvieron valores de contenido de fluoruro más alto que los reportados en otros países como Estados Unidos, el cual cuenta con un sistema de fluoruración pública del agua de beber (Cantoral et al., 2019).

2.2.4 Impacto de la fluorosis dental en la Salud Pública

El impacto de la fluorosis dental en la salud pública en Latinoamérica abarca tanto las dimensiones físicas como psicosociales de la salud.

2.2.4.1 Impacto Físico

La fluorosis dental es una condición irreversible causada por la ingestión de fluoruros durante la formación del diente, afectando al ameloblasto y conduciendo a una mineralización desordenada. Esto puede llevar a que las secciones del diente en formación se vuelvan hipomineralizadas, aumentando la porosidad del esmalte. A medida que se desarrolla, la fluorosis del esmalte produce un moteado del diente que comienza como "manchas blancas" y puede progresar a tonos castaños, incrementando el riesgo de caries, lesiones, o cavidades. La severidad de esta condición puede variar, desde formas leves, caracterizadas por pequeñas manchas blancas, hasta formas moderadas o severas, donde el esmalte puede debilitarse y mancharse. Esta alteración es la primera señal visible de una dosis excesiva de fluoruro en el período vulnerable de formación dental. A nivel físico, los cambios pueden ir desde manchas hasta pérdida severa de la estructura del esmalte en los casos más graves, incluso llevando al desgaste prematuro de los dientes y alteración en la oclusión. La gravedad de la fluorosis está asociada a las cantidades de fluoruro consumidas durante la infancia, aunque se ve afectada por factores genéticos y fisiológicos (Robinson et al., 2005; Thilakarathne et al., 2023).

2.2.4.2 Impacto psicosocial

A nivel psicosocial, la fluorosis dental puede tener un impacto significativo en la calidad de vida de los individuos, algunos estudios han mostrado que a mayor severidad de fluorosis dental mayor impacto en la calidad de vida (Constante-Cruz et al., 2020). Los cambios en la apariencia de los dientes pueden afectar la autoestima y la confianza en sí mismo, y la preocupación por la apariencia de los dientes puede afectar las interacciones sociales de un individuo. Un estudio realizado con adolescentes de dos áreas con diferentes niveles socioeconómicos en Ecuador encontró una asociación significativa entre la autopercepción y la fluorosis dental, y las percepciones negativas aumentaron a medida que aumentaba la severidad de la fluorosis dental, indicando que puede tener un impacto psicosocial considerable. Además, la calidad de vida está directamente relacionada con el nivel socioeconómico, con los menores niveles de calidad de vida encontrados en posiciones socioeconómicas medias y bajas, lo que podría influir en la percepción y el impacto de la fluorosis dental en la población afectada.

Por lo tanto, existe evidencia, de la fluorosis dental no solo como un problema endémico en salud pública que afecta lo físico sino también la psicosocial de los individuos. En un estudio observacional y analítico realizado en Colombia, se encontró que un 16,2 % de los 364 estudiantes encuestados auto percibían la presencia de fluorosis dental. De este grupo, el impacto psicológico negativo fue reportado por entre 10,8 % y 32,2 %, y la preocupación por la estética dental fue detectada en un rango de 18,6 % a 22,0 %. Se destaca que, cerca del 50 % de la población no reportó impacto psicosocial negativo ni preocupación estética en relación con la fluorosis dental. La investigación concluyó que, aunque la presencia de fluorosis dental afecta negativamente a un porcentaje bajo pero simbólico de los estudiantes, influye de manera no favorable en aspectos sociales y sobre la calidad de vida, subrayando la importancia de la percepción individual y el contexto en la evaluación del impacto de esta condición.

2.3 Mecanismo de acción y toxicidad en fluorosis dental

Para entender el proceso normal de conversión de un esmalte dental suave, rico en proteínas, a un esmalte duro y altamente mineralizado, la evidencia ha reportado el resultado del crecimiento en el tamaño de los cristales. Una vez la matriz se ha establecido, los cristales de apatita se incrementan instantáneamente produciendo los minerales como resultado de la aposición en su crecimiento. Después de esto, las proteínas de matriz de esmalte tienen que ser descompuestas y eliminadas, mientras que el calcio y los fosfatos deben ser simultáneamente transportados y se dejan precipitar sobre la superficie del cristal en crecimiento. Los cristales de hidroxiapatita crecen hasta que el esmalte contiene aproximadamente el 96 % de minerales por peso. Estos crecen muy lentamente y la maduración pre-eruptiva puede durar varios años en los seres humanos. A pesar de extensos estudios sobre la maduración del esmalte normal en animales de experimentación, los procesos que conducen a una total comprensión de esta maduración son considerados de alta complejidad, por lo tanto, aún están lejos de ser dilucidados. En este sentido, se considera plausible en teoría que la concentración de fluoruro en plasma en dosis elevadas puede interferir en los procesos de formación del esmalte dental (Fejerskov et al., 2008).

Aoba & Fejerskov, (2002) en una revisión discuten sobre el mecanismo por el cual los iones de fluoruros pueden influir en la mineralización del esmalte durante el desarrollo dental. Como la mineralización del esmalte es muy sensible al fluoruro libre, los iones que promueven la hidrólisis de los precursores de ácidos para la formación de apatita (fosfato octacálcico), dan como resultado la precipitación de cristales de fluorapatita. Sobre la base de la evidencia disponible en la actualidad, parece probable que un ligero exceso de ion fluoruro afecte las tasas de descomposición de las proteínas de la matriz del esmalte y/o las tasas en que los subproductos de esta degradación se retiren desde la maduración del esmalte. Parece razonable proponer que cualquier interferencia con la retirada de la matriz del esmalte podría retardar el crecimiento de cristales de apatita a lo largo de la maduración y el resultado sería la hipomineralización en diferentes magnitudes de acuerdo con el momento de la erupción de los dientes (Figura 2.1).

El fluoruro además puede modular la cinética de la degradación enzimática de las proteínas de la matriz extracelular en el entorno e indirectamente puede interferir con actividades de las proteasas, al disminuir la concentración de iones de calcio libre en el medio ambiente mineralizante. Actualmente la evidencia ha permitido sugerir que en un esmalte fluorótico se observan cambios cualitativos más que cuantitativos en el contenido de proteínas, dejando una matriz orgánica residual que contiene proteínas similares a las amelogeninas, ricas en prolina, ácido glutámico, ácido aspártico e histidina (Aoba & Fejerskov, 2002; Kim, 2021).

Algunos estudios in vitro han encontrado que el fluoruro altera la homeostasis y la dinámica mitocondrial mediante alteraciones en la síntesis de especies reactivas de oxígeno (ROS), ATP, citocromo C y proteínas del complejo de transporte de electrones, lo que conduce a la apoptosis celular. Así mismo, se estima que una alta concentración de fluoruro podría inducir la señalización apoptótica, provocando la expresión de genes pro y antiapoptóticos (Nagendra et al., 2021; Zhang et al., 2023) (Figura 2.2).

Por otra parte, el fluoruro tendría un rol participante de la actividad transcripcional dependiente del gen p53. Otros estudios han propuesto al fluoruro como gestor en la subexpresión del gen Sirt1, induciendo la regulación positiva de la vía de apoptosis mediada por p53, lo que indica interesantes posibilidades al evaluar a Sirt1-p53 como un objetivo potencial en el tratamiento de la fluorosis (Suzuki et al., 2018).

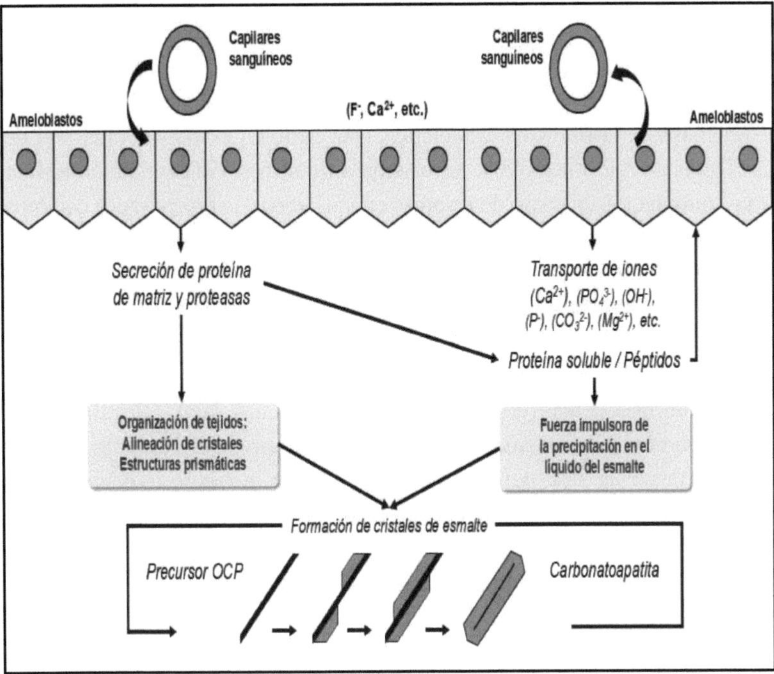

Figura 2.1. Mecanismo de acción del fluoruro para la fluorosis del esmalte (tomado y modificado de Aoba & Feyerskov, 2002).

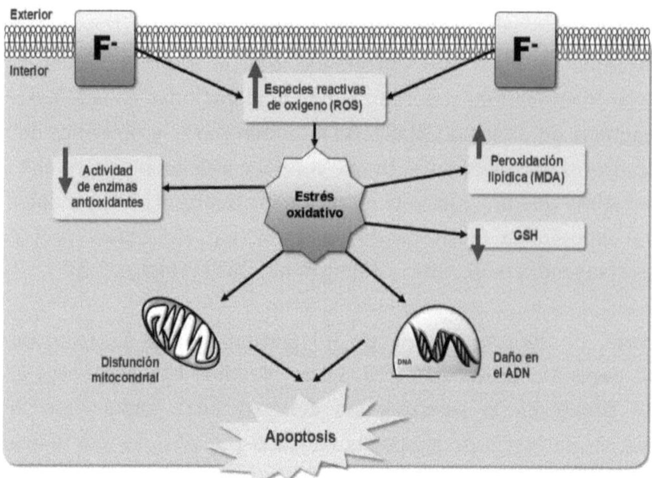

Figura 2.2. Mecanismo del fluoruro para las alteraciones en la síntesis de especies reactivas de oxígeno (tomado y modificado de Zhang et al., 2023).

2.4 Mecanismo de acción y toxicidad en fluorosis esquelética

En cuanto a la fluorosis esquelética, esta también es considerada uno de los efectos de relevancia de la exposición a fluoruros. Esta condición resulta de la acumulación excesiva de fluoruro en los huesos, lo que provoca cambios en su estructura, haciéndolos extremamente frágiles y quebradizos, con un aumento de tamaño de los cristales óseos hasta alcanzar la osteoporosis, además de síntomas como perdida de flexibilidad, rigidez, restricción de movimientos en columna y articulaciones. Por lo general la fluorosis esquelética ocurre tras la exposición a dosis más altas de fluoruros que las que causan fluorosis dental, generalmente superiores a 5 mg/L (Buzalaf et al., 2011; Levi et al., 2014). Aunque al igual que la fluorosis del esmalte, la dosis óptima aún no ha sido definida. A diferencia de la fluorosis dental, en la fluorosis esquelética no hay un consenso sobre un período de susceptibilidad específica, debido a que el hueso está siendo remodelado constantemente, observándose evidencia radiográfica tanto en huesos largos como en alveolos (Ohmi et al., 2005). Por otro lado, actualmente no es posible identificar la fluorosis esquelética clínicamente, por lo cual, se necesita hacer pruebas diagnósticas, soportadas por imágenes radiográficas, densitometrías, hasta ser corroborado finalmente mediante biopsia ósea. Además, las dosis de referencia y el punto de partida de la exposición a fluoruros en el caso de este efecto óseo están muy por debajo de los niveles de riesgo (Martínez-Mier., 2004; Kebede et al., 2016[b]).

2.5 Mecanismo de acción para neurotoxicidad y otros efectos

Los estudios realizados en áreas endémicas de fluorosis y los reportes en animales han propuesto que el fluoruro puede afectar la síntesis y excreción de ciertos neurotransmisores, impactando así las diversas etapas del desarrollo del cerebro, con alteración de la estructura y/o función (Yu et al., 2008; Green et al., 2020). También hay evidencia disponible en animales que le otorga al fluoruro un rol en la reducción de la concentración en la actividad de la colinesterasa en el cerebro. Los estudios en el cerebro fetal humano y animal también han confirmado alteraciones en la dopamina, serotonina, norepinefrina y epinefrina en las regiones del hipocampo y la neocorteza (Gao et al., 2008; Dont et al., 1997).

Así mismo, el contenido de fosfolípidos y de ubiquinona están alterados en el cerebro de ratas afectadas por fluorosis crónica, y por lo cual los cambios en los lípidos de la membrana pueden ser una causa de alguno de los trastornos funcionales (Chirumari et al., 2007). La ubiquinona se le ha reconocido un rol como antioxidante endógeno en el cerebro, papel que permite la prevención de los efectos de radicales libres y los metabolitos de oxigeno reactivo. Esta tiene una amplia distribución en todos los tejidos y membranas, por lo cual su alta concentración en las membranas internas mitocondriales es un requisito para la buena actividad de la cadena respiratoria y la fosforilación oxidativa (Guan et al., 1999; Blaylock et al., 2007). En este sentido se ha encontrado en ratas con fluorosis cambios en los radicales libres que pueden ser una parte importante de la patogénesis de esta alteración, porque un desequilibrio entre la producción y la eliminación de radicales libres puede inducir una amplia gama de daños, incluyendo la peroxidación de lípidos de membrana (Zengrong et al., 2008) (Figura 2.3).

Desde el año 2000 se incrementaron los estudios para evaluar los efectos del fluoruro sobre el neurodesarrollo y sobre el coeficiente intelectual. Choli et al. (2012) realizaron una revisión de literatura con metanálisis enmarcada en estudios in vitro y en estudios poblacionales. Los resultados respaldan la posibilidad de un efecto adverso producto de la exposición al fluoruro en el neurodesarrollo infantil. Los autores concluyen que la investigación futura debería incluir información detallada a nivel individual sobre la exposición prenatal, el desempeño neuroconductual y las covariables para el ajuste. Green et al. (2019) encontraron que la exposición materna a niveles más altos de fluoruro durante el embarazo se asoció con puntuaciones de coeficiente intelectual más bajas en niños de 3 a 4 años. Por otro lado, un estudio realizado en Canadá con una cohorte de seguimiento en niños entre 30 y 48 meses de edad concluyó que la exposición a niveles crecientes de fluoruro en el agua del grifo se asoció con una disminución de las habilidades intelectuales no verbales; el efecto fue más pronunciado entre los niños alimentados con fórmula (Till et al., 2019).

Varios estudios en poblaciones mexicanas expuestas a fluoruros por ingesta de agua con niveles naturales entre 0,15 y 1,38 mg/L reportaron una asociación entre la exposición al fluoruro durante el embarazo con medidas globales de trastorno por déficit de atención e hiperactividad. La explicación de su mecanismo tiene que ver con que la memoria de trabajo del individuo está relacionada con la capacidad de controlar la atención y es común que los jóvenes con trastorno por déficit de atención e hiperactividad tengan debilidades en la memoria de trabajo. Una posible explicación para el efecto específico sobre la falta de atención es que la exposición al fluoruro contribuye a la insuficiencia de la hormona tiroidea (Bashash et al., 2017; Bashash et al., 2018).

Una revisión de estudios realizada en 2006 por el Consejo Nacional de Investigación en E.U., encontró evidencia satisfactoria para una asociación entre el consumo de altos niveles de fluoruro natural en el agua potable y efectos neurológicos en humanos (NRC, 2006). La mayor parte de la evidencia proviene de fluorosis endémica dental y esquelética en regiones que tienen niveles más altos de fluoruro natural que las concentraciones de fluoruro en donde históricamente se adiciona fluoruros en programas comunitarios de fluoruración del agua. Así mismo, el programa nacional de toxicología de E.U. publicó una revisión sistemática de la evidencia de estudios experimentales en animales sobre los efectos del fluoruro sobre el aprendizaje y la memoria (NTP, 2016), identificando un nivel de bajo a moderado en la evidencia disponible que confirma los déficits de aprendizaje y memoria que se producen en mamíferos no humanos expuestos al fluoruro. Las conclusiones de esta comparación determinaron que en la mayoría de los estudios realizados en animales utilizaban una exposición con concentraciones de fluoruro en el agua potable que excedían ampliamente las concentraciones utilizadas en los programas de fluoruración del agua en poblaciones. Por lo tanto, la evidencia de efectos sobre el aprendizaje y la memoria fue más fuerte en animales expuestos que en adultos.

Como complemento a la evaluación de 2016, la NTP realizó una segunda revisión sistemática en 2019 ampliando el alcance al incluir estudios epidemiológicos en humanos, junto con evidencia animal actualizada e información mecanística seleccionada para llegar a conclusiones sobre la identificación de peligros para el fluoruro y sus efectos a nivel cognitivo y el neurodesarrollo (NTP, 2019). En esta perspectiva, el NTP presume que el fluoruro es un peligro para el desarrollo neurológico cognitivo en humanos. Esta premisa se basa en un patrón consistente de hallazgos en estudios en humanos en diferentes poblaciones que muestran que una mayor exposición al fluoruro se asocia con una disminución del coeficiente intelectual y otros deterioros cognitivos en los niños. Sin embargo, la consistencia se basa principalmente en niveles más altos de exposición al fluoruro (>1,5 mg/L en agua potable). Estas conclusiones están soportadas principalmente en la evidencia humana ya que los estudios en animales disponibles son inadecuados para fundamentar conclusiones sobre los efectos cognitivos y del neurodesarrollo y sus mecanismos subyacentes (NTP, 2019).

La revisión anteriormente descrita ha sido, a su vez, sometida a dos revisiones por pares por parte de la Academia Nacional de Ciencias, Ingeniería y Medicina (NASEM), que encontró que el NTP no había respaldado adecuadamente sus conclusiones sobre los efectos del fluoruro. Como resultado, el NTP eliminó la clasificación de riesgo del fluoruro y realizó cambios en dos documentos preliminares. En mayo del año 2022, el NTP decidió retrasar la publicación de los documentos y encargó a su Consejo Asesor Científico (BSC) que llevara a cabo una revisión científica de las respuestas del NTP a los comentarios y críticas (NTP, 2022). El Grupo de Trabajo del BSC ha recomendado múltiples cambios para abordar problemas científicos y necesidades adicionales de investigación. A la fecha de publicación de este trabajo el NTP no ha publicado una versión final de su revisión.

Toda la evidencia actual reportada sobre los hallazgos de efectos del fluoruro en el cerebro de animales, no ha podido ser ratificada con los estudios en humanos, debido posiblemente a la incursión de otras variables biológicas y ambientales que participan en la ingesta, absorción, retención y posterior excreción del fluoruro. Últimamente la tendencia sobre este tema, gira en torno a evaluar los efectos de la exposición sistémica al fluoruro en humanos, usando marcadores moleculares, esto con el fin de aclarar la controversia que existe sobre el papel que tiene el exceso de fluoruro a nivel celular. No obstante, aún falta evidencia plausible para corroborar la incertidumbre existente enmarcada dentro de la realidad clínica de estos hallazgos (Veneri et al., 2023; Miranda et al., 2021).

Adicionalmente de los efectos del fluoruro sobre el neurodesarrollo, hay algunas investigaciones que se han enfocado en evaluar el efecto potencial de la exposición sobre las alteraciones en las hormonas reproductivas, la fertilidad, y el momento de la madurez sexual. Algunos estudios en hombres adultos han reportado la relación entre la excreción urinaria de fluoruros de 3,5 mg/L y una concentración más baja de testosterona en comparación con aquellos individuos sanos (Duang et al., 2016). En este sentido, se ha sugerido que el fluoruro puede afectar directamente la estructura y función de las células de Leydig e interrumpir las actividades del eje hipotalámico-pituitario-tiroides (HPT), por lo tanto, se puede reducir la liberación de testosterona en presencia de la exposición (Zhu & Chan, 2017; Han et al., 2015). Es posible que la disminución de los niveles de testosterona y la inhibina B puedan posponer la pubertad (Liu et al., 2019). No obstante, aún falta mayor evidencia para confirmar estos resultados, debido a que la mayoría provienen de estudios en animales y estudios ecológicos.

2.6 Susceptibilidad individual y predictores del riesgo de exposición

Diversos estudios se han llevado a cabo en humanos y modelos animales para analizar la susceptibilidad individual involucrada en la fluorosis dental. En este sentido, se ha establecido que cualquier condición sistémica, metabólica o genética que interfiera con la absorción y la excreción de los fluoruros alteraría la relación entre la ingesta y el riesgo de fluorosis dental. Dentro de los más estudiados se encuentran la dieta, estado nutricional, insuficiencia renal, altitud del lugar de residencia y los factores genéticos. Otros aspectos pueden afectar la excreción por modificación del pH como medicamentos, disturbios ácido-base (pH), hematocrito, talla, actividad física, ritmo cardíaco y hormonas.

El cuanto al trasfondo genético que influye en la susceptibilidad de la fluorosis dental, ha sido reportado que los fluoruros pueden generar daños al ADN e inducir apoptosis al alterar la expresión de algunos genes en células osteoblásticas (Yang et al., 2011; Charone et al., 2019). Específicamente se han identificado variantes de nucleótido único o SNV (Single Nucleotide

Variant por sus siglas en inglés) en genes asociados a esta condición, tales como en Colágeno tipo 1 alfa 2 (*COL1A2*), Osteocalcina (*BGLAP*), Receptor de Estrógeno (*ESR*), Hormona Paratiroidea (*PTH*), Receptor de Calcitonina (*CTR/ CALCR*), Receptor de Vitamina D (*VDR*), Amelogenina (*AMEL*) y Ameloblastina (*AMBN*) (Pramanik et al., 2017). Por otra parte, en los últimos años han sido evaluados diversos bio-marcadores de exposición para la ingesta de fluoruros, los cuales permiten establecer una estimación del riesgo de fluorosis dental a partir de las concentraciones de fluoruros en diferentes matrices. Entre las principales matrices evaluadas se encuentran el plasma, orina, saliva, uñas y cabello (Buzalaf et al., 2012).

Tabla 2.3. Variantes de SNVs en genes asociados con fluorosis dental

Gen	Localización	Denominación SNV/ indel	rs	Alelo menor
COL1A2	7q21	PvuII	rs414408	T
		RsaI	rs4266	G
BGLAP	1q22	HindIII	rs1800247	C
ESR	6q25	PvuII	rs2234693	C
		XbaI	rs9340799	A
		-	rs12154178	A
		AluI	rs4986938	A
		RsaI	rs1256049	A
PTH	11p15	BstBI	rs6264	A
		DraII	rs6256	A
CALCR	7q21	AluI	rs1801197	T
		-	rs1042138	T
VDR	12q13	FokI	rs2228570	C
		BsmI	rs1544410	G
		ApaI	rs7975232	C
		TaqI	rs731236	C
		-	rs946252	G
AMEL	Xp22; Yp11	-	rs17878486	C
AMBN	4q13	-	rs4694075	T
		c.538_540delGGA	-	delGGA
		c.986C>T	-	T

2.6.1 Factores de exposición y susceptibilidad

2.6.1.1 Dieta

La dieta tiene el potencial de acidificar o alcalinizar la orina (Zohouri et al, 2002; Zohouri et al, 2013), lo que produce cambios en la vida media del fluoruro en el plasma y su posterior excreción a través de la orina. Una dieta rica en proteínas (especialmente carnes rojas) induce acidificación, disminuyendo el pH de la orina e incrementando la retención del fluoruro, mientras que una dieta vegetariana induce alcalinización del pH de la orina aumentando la tasa de excreción. Los análisis de componentes individuales en los alimentos y sus interacciones también han sido evaluados. Una dieta rica en calcio, aluminio, magnesio o cloro disminuye la absorción de los fluoruros y afectan su biodisponibilidad. Así mismo, el consumo de vitamina D y antioxidantes disminuyen la excreción urinaria del fluoruro y aumentan la excreción fecal, lo que ocasiona una menor absorción, mientras que las interacciones entre el fosfato, las proteínas y las grasas provenientes de la dieta mejoran su absorción (Susheela et al., 2002; Li et al., 2014; Kebede et al., 2016[a]; Martínez-Mier et al., 2017).

La absorción de los fluoruros a nivel gastrointestinal se podría reducir ante la co-ingesta de alimentos sólidos y algunos líquidos ricos en calcio (Opydo-Szymaczek et al., 2011). En este sentido, la velocidad del vaciado gástrico se prolonga y pueden ocurrir interacciones entre macromoléculas de alimentos y algunos nutrientes. Aunque el efecto de las interacciones entre estos nutrientes ha sido investigado y se considera generado posiblemente a través de apareamiento iónico, su mecanismo exacto aún es cuestionado (Susheela & Bhatnagar, 2002). En este sentido, al estar presentes el calcio y el magnesio en la misma ración de alimento, se forma un complejo insoluble con el fluoruro capaz de disminuir significativamente su absorción.

La biodisponibilidad del fluoruro varía según el tipo de alimento, puede oscilar entre 2 % y 79 %, y depende del contenido mineral y el pH del alimento (Yadav et al., 2007). Es probable que a mayor contenido de calcio se disminuya su biodisponibilidad; entre los alimentos que actúan por esta vía se encuentran la harina de pescado y de hueso, hueso de pollo y sardinas enlatadas (Aggett et al., 2010). Siguiendo esta misma dirección, algunos autores afirman que la concentración de fluoruro encontrada en los alimentos es proporcional a la cantidad presente en el suelo y está mediada por las características intrínsecas del individuo. Esta combinación de factores constituye un límite biológico, lo que provoca que algunos alimentos estén fuertemente influenciados por factores externos; el medio ambiente, la contaminación o la agricultura (Casaglia et al., 2021).

2.6.1.2 Estado nutricional

En los años 90s algunos estudios reportaron una asociación entre el estado nutricional y la prevalencia de la fluorosis dental, la cual se fundamenta a partir de la hipótesis de que el fluoruro es absorbido más rápidamente con el estómago vacío. Sin embargo, resultados de estudios más recientes son controvertidos, generando hallazgos con y sin asociación entre estas dos variables, lo cual puede depender del índice de fluorosis específico usado y del grado de exposición a los fluoruros. En este sentido, son necesarios estudios más rigurosos con diseños longitudinales para garantizar la causalidad y que permitan afianzar la fuerza de esta asociación o desestimarla. Así mismo, algunos estudios han encontrado asociación con la presencia de fluorosis dental, pero midiendo la desnutrición a través de percepciones por cuestionarios validados (Ramos-Martínez et al., 2010). En otros estudios epidemiológicos en preescolares y escolares clasificados con estado nutricional normal y fuera de lo normal, no se encontró asociación estadísticamente significativa (Martignon et al., 2016). Por otro lado, se ha propuesto que para alcanzar una tendencia en los resultados de los estudios de malnutrición y fluorosis, es necesario analizar la relación calcio/fluoruro (De Souza et al, 2013; Martignon et al., 2017).

2.6.1.3 Insuficiencia renal

Con respecto a la insuficiencia renal y la fluorosis dental, hay algunas evidencias en animales que establecen esta asociación. Los efectos de la uremia sobre los dientes en formación, se han evaluado en ratas a quienes se les practicó nefrectomía y se expusieron a fluoruro de sodio en el agua potable. En las ratas nefrectomizadas, la ingesta de fluoruro aumentó dos veces el fluoruro plasmático y no se observaron más defectos en el esmalte, en comparación con el grupo control que recibió solamente fluoruro. Este estudio demostró que la ingesta de fluoruros por las ratas con función renal reducida perjudica la eliminación de fluoruro a partir del plasma y genera efectos negativos en el desarrollo de los dientes incisivos. En los seres humanos, varios estudios han mostrado una relación directa entre los defectos del esmalte y el deterioro renal. No obstante, aún falta una mayor evidencia para extrapolar los mismos efectos obtenidos en animales para las poblaciones (Buzalaf et al., 2012).

2.6.1.4 Altitud del lugar de residencia

En algunas poblaciones que viven a gran altura, se ha reportado una mayor prevalencia de fluorosis dental debido a la hipoxia que conduce a la disminución del pH urinario y un aumento de la retención. Algunos estudios sugieren que los efectos de la altitud sobre la retención diaria total de fluoruro han sido pequeños, sin embargo, el porcentaje de excreción urinaria de fluoruro ha sido reportado con diferencias estadísticas comparando las áreas con mayor y menor altitud, estimando una mayor retención corporal de fluoruro a mayor altitud. A pesar de estos hallazgos, esta relación todavía necesita ser evaluada al incluir en los análisis otrs variables que también intervienen en la excreción (Martínez-Mier et al., 2004; Akosu et al., 2009; Buzalaf et al., 2012).

2.6.1.5 Colágeno tipo 1 alfa 2 (*COL1A2*)

La transcripción de este gen induce la producción de la cadena pro-alfa 2, una de las cadenas estructurales de la proteína del colágeno tipo I. Este gen tiene un tamaño aproximado de 38kb, 52 exones y se encuentra localizado en el brazo largo del cromosoma 7 (7q21.3–q22.1) (Dalgleish et al., 1997). Se han identificado y comúnmente estudiado dos variantes, PvuII, rs414408 y RsaI, rs4266. Teniendo en cuenta el importante rol del gen *COL1A2* en la síntesis del colágeno, radical en la formación ósea y la interacción entre los cristales de hidroxiapatita en el esmalte, variantes genéticas tales como las anteriormente mencionadas, pueden enormemente influenciar en su expresión transcripcional y generar un gran impacto en la formación dentaria, incrementando el riesgo de susceptibilidad para desarrollar fluorosis dental en un individuo con alta exposición de fluoruros (Huang et al., 2008; Augusciak et al., 2018).

PuvII, en la posición g.23065 en el exón 25 consiste en una transversión de A-T y RsaI en el intrón 38, igualmente consiste en una transversión T-G. Reportes de estas variantes en relación con la fluorosis dental han sido documentadas, Huang et al. (2008), en un estudio realizado en la provincia de Henan, China estudiaron la presencia de fluorosis dental en 240 niños participantes mediante el método de Dean, reportando la primera evidencia en relación a esta asociación genotipo- fenotipo en poblaciones con alta exposición a fluoruros; niños homocigotos para la variante PuvII presentaban un mayor riesgo de fluorosis dental, mientras que para la variante RsaI no se evidenció asociación. En adición, Rahila et al. (2019) emplearon el índice modificado de Dean en 120 sujetos entre 10 y 30 años en el estado de Tamil Nadu, India, confirmando la relación entre la variante PuvII en estado homocigoto y la elevada susceptibilidad a esta condición. Sin embargo, aún no existe certeza de esta asociación debido a resultados contradictorios obtenidos incluso en una misma región geográfica. Pragya et al. (2018) estudiaron un total de 50 individuos, de los cuales 30 presentaban fluorosis dental en el estado de Karnataka, India. No reportaron asociación entre los SNVs anteriormente mencionados y fluorosis dental.

2.6.1.6 Osteocalcina (*BGLAP*)

El gen *BGLAP* codifica proteínas con ácido γ-carboxi-glutámico, una de las proteínas de matriz extracelulares más abundantes secretadas por osteoblastos maduros. Esta proteína permite la incorporación de calcio y necesita vitamina K para su síntesis (Hernández et al., 2006). El dominio gla (gamma carboxiglutamato) se une al calcio y a la hidroxiapatita, y regula el remodelamiento óseo y el metabolismo energético (Hauschka et al., 1999). Este gen tiene un tamaño aproximado de 1134 pares de bases, localizado en el brazo largo del cromosoma 1 (1q22). Se ha relacionado el polimorfismo HindIII con fluorosis dental y variación en los niveles de hormona calciotrópica sérica. HindIII, rs1800247, se localiza en la región promotora en la posición g.198 corriente arriba en el exón 1, consiste en una transición T- C (Ling et al., 2015). La evidencia ha sido controversial respecto a estudios de asociación genética analizando la variante en cuestión. Ba et al. (2009) en un estudio incluyeron 240 niños entre 8 y 12 años pertenecientes a dos condados en la provincia de Henan, república de China. Ambos condados incluían un área endémica de fluorosis y una no endémica. Los autores no reportaron una asociación estadística significativa entre los casos con genotipo HindIII y los sujetos controles sin fluorosis dental. Incluso bajo modelos de herencia dominantes, el genotipo polimórfico homocigoto no estuvo en asociación con la ocurrencia de esta condición dental.

En concordancia con estos hallazgos en otra población, Saha et al. (2021) realizaron el primer estudio enfocado en analizar factores genéticos de riesgo en la influencia de la susceptibilidad a fluorosis dental en población de la India, obteniendo no asociación con el HindIII-fenotipo. Hasta la fecha no existe claridad sobre la asociación entre el SNV HindIII del gen *BGLAP* y la fluorosis dental, sin embargo, a pesar de los resultados contradictorios en esta posible asociación, aún se continúan evaluando hipótesis en este sentido, debido a algunos hallazgos obtenidos que reportan el polimorfismo rs1800247, asociado con la densidad mineral ósea y fractura en hombres adultos.

2.6.1.7 Receptor de Estrógeno (*ESR*)

Los estrógenos actúan a través de sus receptores, tales como en el receptor de estrógenos conocido por sus siglas *RE* (*ESR* por sus siglas en inglés), el cual es codificado por un gen con la misma denominación. Los estrógenos cumplen un rol relevante en la diferenciación de células formadoras de los órganos dentales. El gen *RE* se encuentra estructurado por dos subunidades, alfa (*RE*α) y beta (*RE*β) (Fox et al., 2005). El gen humano *ESR1* codifica la subunidad alfa y se localiza en el brazo largo del cromosoma 6, 6q25, comprende 8 exones y 7 regiones intrónicas, y un tamaño aproximado mayor a 1400 pares de bases. Este gen se ha relacionado con la regulación de las concentraciones periféricas de estradiol (Borgquist et al., 2013).

La subunidad beta es codificada por el gen *ESR2*, el cual se localiza en el cromosoma 14, 14q23.2-q23.3, y estructurado por 8 regiones exónicas. Han sido reportados diversos SNVs (Zhou et al., 2016), tales como PvuII, rs2234693, localizado en la posición g.397 en el intrón 1 del gen *ESR1*, consiste en una transición T- C (*ESR1*, 2023). XbaI, rs9340799, en la posición g.351 en el intrón 1 de *ESR1*, causado por la transición G-A, rs12154178, el cual consiste en una transversión intrónica C- A en el gen *ESR1*. AluI, rs4986938, g.1730 del gen *ESR2* hace referencia al cambio de nucleótido único G-A y RsaI, rs1256049, g.2809 en el exón 5 de *ESR2*, alude a la transición G-A (Lee et al., 2014).

Ba et al. (2011). en un estudio de casos y controles analizaron un total de 240 niños entre 8 y 12 años, nacidos y crecidos en regiones endémicas de fluorosis en China, reportaron asociación entre RsaI y dos veces más riesgo de fluorosis dental, mientras que ante la ausencia del alelo menor XbaI, la presencia genotípica del alelo mayor actuaba como un factor protector en niños con alta exposición ambiental a fluoruros. Dalledone et al. (2019), analizaron 538 niños de 12 años de ambos sexos de Paraná, Brasil, obtuvieron una relación significativa entre la distribución genotípica para la variante rs12154178 y esta condición dental, mientras que no encontraron asociación con otros SNVs en *ESR1* y *ESR2*.

2.6.1.8 Hormona Paratiroidea (*PTH*)

El gen de la *PTH* codifica para la hormona paratiroidea o parathormona, la cual es responsable en la homeostasis del calcio y es liberada en respuesta a hipocalcemias para normalizar los niveles de calcio sérico. Esta hormona juega un rol critico en la regulación del calcio, metabolismo del fosforo, formación ósea, diferenciación de osteoblastos a través del factor de transcripción *XBP-1*, así como la estimulación de aposición de dentina, mineralización del cemento radicular y el incremento del trabeculado óseo (Isogai et al., 1996).

El gen de la *PTH* se localiza en el brazo corto del cromosoma 11, 11p15.3-p15.1, con un tamaño aproximado de 4128 pares de bases y 4 exones. En su conformación han sido identificados diversos SNVs en población caucásica y asiática, tales como una sustitución A-G en el intrón 1, BstBI que consiste en el cambio G-A localizado en el intrón 2 y DraII, transversión C-A en el codon 52 del exón 3 (Hosoi et al., 1999). A pesar de la identificación de diversas variantes genéticas, solo BstBI ha sido estudiado en relación con fluorosis dental. Wen et al. (2012), reportaron que BstBI puede influenciar la expresión y secreción de *PTH*. Debido a la relación reportada entre la variante en el gen de la hormona paratiroidea, con la osteoporosis y densidad ósea, así como en la posible influencia en la diferenciación y actividad osteoblástica (Chen et al., 2007; Goswami et al., 2004).

Se ha especulado que esta variante BstBI podría afectar la formación dental en niños con alta exposición a fluoruros (Wen et al., 2012). A pesar de ello, en un estudio realizado en niños en China, no evidenciaron diferencias estadísticamente significativas entre sujetos (ambos sexos) controles y con diagnóstico de fluorosis dental, teniendo en cuenta las frecuencias genotípicas de BstBI, concluyendo que su influencia puede ser diferente en tejido óseo y dental, y también depende de la etnicidad y de factores ambientales (Dvornyk et al., 2005).

2.6.1.9 Receptor de Calcitonina (*CTR/CALCR*)

Este gen codifica para un receptor de alta afinidad para la hormona Calcitonina y pertenece a una familia de receptores acoplados a proteína G. Este receptor y su proteína ligando están asociados con la homeostasis del calcio y en la regulación de la resorción ósea mediada por la actividad osteoclástica (Jameson et al., 2010). Este gen ha sido mapeado en el brazo largo del cromosoma 7, 7q21.3, consta de 17 exones y una extensión mayor a 90 kb (Genecards, 2023). La porción reguladora del gen *CTR* contiene tres promotores putativos, denominados P1, P2, P3, dando lugar a múltiples isoformas las cuales difieren en la región 5' UTR, siendo de diferentes longitudes entre ellas. Los promotores P1 y P2 son utilizados en osteoclastos, cerebro y riñón, mientras que P3 parece ser específico para osteoclastos y es sensible a factores de transcripción como *RANKL* y *NFATc1*, lo cual es crítico en la regulación del gen *CTR* en osteoclastos.

Se han identificado algunos SNVs relacionados con la densidad mineral ósea. AluI, rs1801197 que consiste en un cambio de C-T en la posición g.1377 y rs1042138 en la región 3' UTR donde existe una transición C-T (Xing et al., 2019). Jiang et al. (2015) realizaron la primera investigación que relacionaba la variante AluI en el gen *CTR* y el fenotipo de fluorosis dental en una muestra en China. La muestra estudiada fue dividida en los siguientes grupos: grupo con fluorosis (GF) y sin fluorosis (GSF), que contenían individuos pertenecientes a áreas con alta exposición a fluoruros y un grupo control (GC) de áreas sin una excesiva exposición a fluoruros. Se observó mayor prevalencia del genotipo TT en el grupo GF (9,09 %) vs GSF (3,85 %), probablemente porque la fluorosis dental puede estar influenciada por la variante TT. En adición, la mayor prevalencia del alelo C en el grupo GSF podría actuar como un factor protector en reducir el riesgo de desarrollo de fluorosis dental.

2.6.1.10 Receptor de Vitamina D (*VDR*)

La vitamina D desempeña un rol importante en la mineralización del esmalte dental y dentina, así como en el mantenimiento de los niveles de calcio séricos, fosfato y regulación del desarrollo de tejido mineralizado. El gen *VDR* media los efectos de la vitamina D y es ampliamente expresado en osteoblastos, osteoclastos y osteocitos. Se localiza en el brazo largo del cromosoma 12, 12q12-14, con un tamaño aproximado de 75 kb y se encuentra conformado por 11 exones y 11 intrones (Genecards, 2023). El primer reporte realizado sobre la asociación entre variantes en el gen *VDR* y densidad mineral ósea fue en el año 1994 por Morrison, a partir de esta fecha se ha continuado una investigación constante en determinar variantes en el gen del receptor de vitamina D (Zmuda et al., 2000). Actualmente se han identificado más de 200 sitios polimórficos en *VDR* (Yang et al., 2016), entre los cuales se destacan FokI (rs2228570) (Lurie et al., 2011), BsmI (rs1544410) (Ramezani et al., 2020), ApaI (rs7975232) (Al-Ghafari et al., 2020) y TaqI (rs731236) (Bid et al., 2009), quienes han sido empleados en estudios poblacionales.

Alteraciones en el gen del Receptor de Vitamina D influencian negativamente los odontoblastos, y junto con alteraciones en la vía biológica de la vitamina D generan anormalidades morfogénicas, desorganización de la matriz e hipomineralización durante la formación dental (Run-zhen et al., 2010). FokI consiste en la presencia o ausencia del sitio de corte de la enzima de restricción con la misma denominación basado en la transición T – C en el exón 2. Este corresponde a una variante no sinónima en el codón de iniciación de la traducción que determina la formación de dos variantes proteicas; una versión larga de la proteína VDR que corresponde al alelo T (427 aminoácidos) y una versión más corta con una diferencia de tres aminoácidos que corresponde al alelo C (424 aminoácidos) (Lurie et al., 2011; Yang et al., 2016). Los SNVs *BsmI, ApaI*, se localizan en el intrón 8 cerca del extremo 3' del gen *VDR* y corresponden a una transición A-G y transversión A-C, respectivamente. Este podría afectar la actividad traslacional o la estabilidad del mRNA sin influir en la modificación estructural del complejo proteico. TaqI se encuentra en el exón 9, y consiste en un cambio de T-C (Silva-Sousa et al., 2020).

Run-Zhen et al. (2010), realizaron un estudio de casos y controles en niños entre 8 y 12 años de China, realizando el diagnóstico de fluorosis dental mediante el índice de Dean. Se analizaron las variantes de los SNVs; ApaI, BsmI, FokI y TaqI y los resultados indicaron que los genotipos heterocigotos más frecuentes fueron para ApaI (51,7 %) y FokI (52,7 %), mientras que para los genotipos homocigotos la mayor frecuencia estuvo para BsmI (89,7 %) y TaqI (93,1 %). En el estudio en cuestión, considerando las frecuencias de las variantes de nucleótido único, no fue detectada diferencia entre niños con fluorosis dental en comparación a aquellos individuos sanos, por ello concluyeron que existen diferentes genotipos asociados a *VDR*, pero no asociadas con el fenotipo de fluorosis dental.

2.6.1.11 Amelogenina (*AMEL*)

La amelogenina es la principal proteína de matriz en el esmalte dental, la cual representa aproximadamente un 90 % de su contenido orgánico (Bartlett, 2013). Esta proteína es codificada por el gen *AMEL*. Es un gen localizado en el cromosoma X y Y, quien recibe la denominación según el cromosoma donde se ubique. *AMELX* se encuentra en el brazo corto del cromosoma X, p22.3-p22.1, con una extensión aproximada de 8000 pb, mientras que *AMELY* se localiza en el brazo corto del cromosoma Y, p11.2, con un tamaño estimado de 8110 pb. Se ha reportado que *AMELX* es el responsable en un 90 % de la amelogénesis y *AMELY* el porcentaje restante en la formación de esmalte sin expresión en otros tejidos (Tremillo-Maldonado et al., 2019). En la literatura se establece que la amelogenina formada por *AMELY* no es suficiente para cubrir las deficiencias generadas por alteraciones en el gen *AMELX*, el cual afecta la amelogénesis a través de diversas rutas, dentro de las cuales se destaca la interacción con ameloblastos y otras proteínas importantes en el desarrollo de la estructura dental. Por esta razón, el gen *AMEL* en el cromosoma X es el más ampliamente estudiado, reportándose diversos SNVs, entre ellos rs946252 y rs17878486 (Tremillo-Maldonado et al., 2019).

La variante rs946252 se localiza en la posición Xp22.2 en el intrón 2 y consiste en un cambio de A-G. El SNV rs17878486 ubicado en el locus Xp22.31–p22.1 hace referencia a la transición T-C (Patir et al., 2008). Küchler et al. (2018) estudiaron 1017 niños en dos cohortes brasileras, y reportaron que la variante rs946252 no se encontró asociada a fluorosis dental. A pesar de ello, se destaca que fue el primer estudio enfocado en evaluar la asociación de SNVs en genes de la matriz del esmalte y este fenotipo dental, por lo que son necesarios más estudios para confirmar esta posible asociación. Por otro lado, Gerreth et al. (2018) estudiaron la asociación entre la variante rs17878486 y defectos del desarrollo del esmalte, y a pesar de que no analizaron específicamente la fluorosis dental, evidenciaron una asociación estadísticamente significativa, lo cual podría sugerir una relación con este fenotipo dental.

2.6.1.12 Ameloblastina (*AMBN*)

La ameloblastina es una glicoproteína específica del esmalte, y después de la amelogenina, es la más abundante en los órganos dentales, facilitando la adhesión de los ameloblastos en la matriz adyacente (Fukumoto et al., 2004). El gen *AMBN* se localiza en brazo largo del cromosoma 4, 4q13.3, comprende 13 exones con un marco abierto de lectura de 1341 pb que codifica para una proteína de 447 aminoácidos y una variante splicing con una deleción de 12 aminoácidos en el exón 6 (Krebsbach et al., 1996; Toyosawa et al., 2000). En *AMBN* se han estudiado variantes génicas relacionadas con fluorosis dental, tal como lo reportado por Küchler et al. (2018), quienes analizaron 1017 niños de dos cohortes brasileñas con y sin fluorosis dental, cuyo objetivo fue determinar la presencia del SNV rs4694075, el cual se localiza en la posición 4q13.3 y consiste en un cambio nucleotídico C-T. Los resultados indicaron una mayor prevalencia del genotipo homocigoto TT en individuos con el fenotipo estudiado en comparación con los sujetos controles, siendo el genotipo más frecuente el heterocigoto. En conclusión, se reportó asociación entre rs4694075 y fluorosis dental.

Gerreth et al. (2018) confirmaron que esta misma variante de nucleótido único podría contribuir al desarrollo de defectos del desarrollo del esmalte en dentición primaria de niños. En concordancia con lo anterior, Jiao et al. (2013) reportaron dos variantes (538_540delGGA y 986C > T) que pueden ser factores de susceptibilidad causantes de una forma específica de fluorosis dental que nombraron "coal-fired fluorosis" (por su denominación en inglés) en población China. Esta forma de fluorosis dental ha sido identificada en algunas poblaciones chinas expuestas a contaminación por carbón (Wang et al., 2014).

2.6.2 Biomarcadores de exposición

2.6.2.1 Concentración de fluoruros en plasma

El nivel de fluoruro en plasma ha sido considerado como un biomarcador contemporáneo invasivo para la ingesta de fluoruros y se le ha relacionado con la concentración del fluoruro en la orina y la tasa de excreción. Cuando falla la estimación convencional de la ingesta de fluoruros por agua o alimentos y la excreción por orina, debido a la posible acción de factores que afecten su metabolismo, podría ser beneficioso usar la concentración de fluoruros en plasma como una alternativa que refleja la ingestión total. Se sabe que los niveles de fluoruro en plasma oscilan entre 10 y 20 µg/L con una ingesta de 2 mg de fluoruro, proporcionando una estimación razonable del nivel de fluoruro en el cuerpo (Fernando et al., 2019).

Algunos hallazgos reportados mostraron una amplia gama de niveles de fluoruro en suero y orina en sujetos de la población general y en personas con alteraciones renales. En cuanto a este último subgrupo poblacional, para realizar un análisis adecuado es necesario incluir el efecto de variables como la edad o envejecimiento, las cuales influyen sobre la excreción urinaria de fluoruros. La presencia de niveles elevados de fluoruro sérico después de los 45 años generalmente está relacionada con una reducida tasa de filtración glomerular (Rafique et al., 2015). Esto se debe a una disminución de la excreción o a una mayor liberación de fluoruro depositado en el hueso (O'Neill et al., 2018). Sin embargo, entre la población de edad avanzada, particularmente en la cuarta y quinta décadas de la vida, el deterioro de la función renal podría ser la razón de la disminución en la excreción renal de fluoruro con una baja tasa de filtración glomerular. Como resultado, se puede aumentar el nivel de fluoruro sérico (Kumar et al., 2017).

En otro estudio realizado recientemente, se encontró que la concentración urinaria media de fluoruro disminuía después de los 40 años de edad al aumentar los niveles de fluoruro sérico (Fernando et al., 2019). También se observaron resultados similares entre individuos con fluorosis dental (Zohoori et al., 2015).

2.6.2.2 Concentración de fluoruros en orina

La orina es la fuente más usada para evaluar la ingesta inmediata de fluoruros tras una exposición a corto plazo, lo cual nos puede dar un balance en tiempo real de ingesta/excreción. Por lo tanto, es considerado un útil biomarcador contemporáneo de exposición al fluoruro a nivel poblacional, pero no individual. Para que este tenga validez, es necesario encontrar modelos múltiples que incluyan algunas características específicas de cada sujeto como son peso corporal, concentración de fluoruros en la principal fuente de consumo, tasa de ingesta diaria de la fuente de exposición y la frecuencia de la exposición a los fluoruros días/años (Rugg-Gunn et al., 2011). Por otro lado, en algunos estudios ha sido evaluada la relación entre la ingesta y la excreción urinaria de fluoruro en diferentes grupos de edad para establecer un valor de fluoruro de referencia en la orina y predecir su ingesta. Aunque los resultados han arrojado una fuerte correlación, solo hay evidencia plausible en edades de niños entre 7 años o menos (Villa et al., 2010; Idowu et al., 2019), lo que indica la necesidad de realizar más estudios sobre la ingesta y excreción de fluoruro en grupos de edad específicos.

En cuanto a la excreción urinaria de fluoruros en mujeres embarazadas, este ha sido considerado un buen biomarcador para evaluar la exposición sistémica del feto. Aunque el suero materno y el líquido amniótico también han sido utilizados y han mostrado una importante correlación con la exposición sistémica a través del agua potable (Abduweli et al., 2020).

A partir de los estudios realizados en fuentes estables de exposición a fluoruros, se cuestiona si con la excreción urinaria recolectada durante 24 horas podríamos estimar la ingesta diaria de fluoruros. Ante esta incertidumbre, se reconoce que las predicciones individuales a través de la excreción urinaria no son aplicables por la variabilidad biológica, lo que significa que la evidencia actual es insuficiente para recomendar el uso de la orina en la estimación de la ingesta individual de fluoruro (Villa et al., 2010).

En este sentido, la orina tiene como principal ventaja ser una fuente no invasiva para estimar la ingesta total de fluoruros. Aunque, es claro que la absorción gastrointestinal de fluoruros no solo depende de una sola fuente de exposición y además, existen muchas variables involucradas lo que podría incrementar o disminuir su retención en el organismo. Esto podría limitar el resultado estimado de la exposición al fluoruro con respecto a su efecto sistémico (Zohoori et al., 2013). A partir de estas limitaciones, se ha considerado que el análisis del fluoruro a través de la excreción urinaria podría ser recomendado como una herramienta para los sistemas de salud de cada país, que monitorice la fluorización a nivel poblacional para identificar potencial riesgo de efectos adversos.

2.6.2.3 Concentración de fluoruros en saliva

La saliva es otro biomarcador usado para evaluar la exposición por la ingesta inmediata de fluoruros. A pesar de ser poco invasivo, muy rápido y cómodo para el operador, tiene como principal inconveniente que se ve afectada por la concentración tópica de fluoruro en cavidad bucal, lo cual alteraría completamente los resultados de la ingesta de fluoruro durante un corto tiempo. A pesar de todo, si se garantiza ninguna exposición local de fluoruros, la saliva es capaz de reflejar la concentración de fluoruro presente en el plasma, debido a su presunto equilibrio por las necesidades de fluoruros en los tejidos blandos del cuerpo (Idowu et al., 2019; Lavalle-Carrasco et al., 2021). En este sentido, cuando el fluoruro del plasma llega a la saliva a través del sistema glandular se estabiliza y la concentración en saliva podría reflejar lo que está presente en el plasma. Por otro lado, esta medición es utilizada para evaluar la capacidad del fluoruro que permanece en saliva para revertir el proceso de desmineralización producto del disturbio ácido ocasionado por el biofilm.

2.6.2.4 Concentración de fluoruros en uñas y cabello

La concentración de fluoruros en las uñas y el cabello son considerados biomarcadores recientes o contemporáneos, útiles para monitorear la ingesta de fluoruro sistémica debido a una exposición prolongada. En diferentes estudios se han encontrado concentraciones de fluoruro en las uñas significativamente más altas en niños con fluorosis dental que en niños sin la alteración. Además, las concentraciones tendieron a aumentar con la gravedad de la fluorosis. El alto valor predictivo positivo de este biomarcador indica que tiene el potencial de identificar alrededor del 80 % de los niños en riesgo de desarrollar fluorosis dental, siendo de utilidad práctica dentro de la implementación de políticas públicas. Aunque algunos estudios han encontrado una relación entre la concentración de fluoruros en las uñas de los pies con una ingesta moderada de fluoruros, es necesario monitorear y explorar los cambios en esta exposición en poblaciones altamente expuestas para verificar su utilidad (Buzalaf et al., 2012; Saldarriaga et al., 2021).

Las uñas por presentar matrices queratinizadas comparten características histológicas que las hacen capaces de unir diferentes tipos de elementos, lo que es útil para la evaluación toxicológica en varias áreas de investigación (Solimini et al., 2017). Debido a las características descritas, una reciente revisión concluyó que las uñas han sido consideradas como potenciales biomarcadores para monitorear la exposición crónica/subcrónica a fluoruros, principalmente a través de la ingesta de agua potable fluorurada (Lavalle-Carrasco et al., 2021). Los estudios realizados demostraron que las uñas, específicamente las de los pies, son más sensibles para evaluar la exposición subcrónica a los fluoruros. Los valores tienden a aumentar con la edad y se asocian con la ingesta de fluoruros cuando estos niveles son superiores a lo normal (Buzalaf et al., 2011; Buzalaf et al., 2012).

Con respecto al uso del cabello como biomarcador para evaluar la exposición a largo plazo a los fluoruros por ingesta de agua potable, una revisión sistemática mostró resultados alentadores (Lavalle-Carrasco et al., 2021). En otro estudio se obtuvieron muestras de cabello para monitorear los niveles de fluoruros, encontrando una relación con la exposición a diferentes niveles de fluoruro en el agua potable (Antonijevic et al., 2016). En este sentido, el cabello también podría ser considerado un buen biomarcador para controlar la exposición a los fluoruros a través del agua potable. Por otro lado, algunos autores encontraron niveles más altos de fluoruros en el cabello de individuos expuestos en áreas endémicas, demostrando un indicador adecuado para monitorear la exposición crónica a los fluoruros (Joshi & Ajithkrishnan, 2018). Contrario a esto, otro estudio indicó que el cabello puede no ser útil para determinar la exposición a fluoruros a través del consumo de agua potable ya que, en comparación con el resto de los biomarcadores evaluados, este tuvo la correlación más débil (Idowu et al., 2020).

Estos resultados contradictorios aún no muestran suficiente certeza y precisión para ratificar al cabello como un buen biomarcador para el monitoreo de la ingesta de fluoruros a través de una exposición prolongada. A partir de esto, podría ser necesario utilizar un biomarcador adicional para evaluar esta exposición, como las uñas y de esta forma respaldar los resultados obtenidos con el cabello. Teniendo en cuenta los aspectos anteriormente descritos, antes de decidir sobre el mejor biomarcador para elegir con fines de determinar la ingesta sistémica de fluoruros es necesario establecer los objetivos del seguimiento y el tipo de población específica (Rugg-Gunn et al., 2011).

2.7 Control individual del riesgo y manejo de la fluorosis dental

El control individual del riesgo de fluorosis dental implica la implementación de herramientas preventivas para disminuir la frecuencia y magnitud de la exposición y la aparición de nuevas lesiones. Este control se puede llevar a cabo a la par de una vigilancia epidemiológica colectiva para controlar la exposición sistémica masiva. En cuanto al manejo de la fluorosis dental, esta incluye un manejo operatorio y no operatorio de las lesiones.

Para la prevención de nuevas lesiones de fluorosis dental, es necesario establecer criterios para identificar las potenciales fuentes de exposición masiva a fluoruros, especialmente cuando el niño proviene de áreas geográficas endémicas (concentraciones de fluoruros en el agua de consumo superiores al rango entre 0,7 y 1,5 mg/L). En este sentido, el personal odontológico debe ser capaz de indagar con los padres y/o cuidadores para recabar información sobre los riesgos de exposición a fluoruros desde diferentes fuentes (agua de consumo, sal de cocina, alimentos y bebidas, leche de fórmula, ingesta accidental de pastas dentales y aplicación profesional). Esto con el fin de involucrar a la familia como gestora en la reducción del riesgo a través de la ingesta. A partir de esta información se podrían tomar varias alternativas para el control de la exposición; 1. Disminución en la frecuencia de consumo de la fuente de exposición de mayor riesgo. 2. Extracción del exceso de fluoruro del agua obtenida para el consumo humano (es posible usar sistemas de extracción natural cuando la exposición proviene de fuentes naturales). 3. Gestionar con entidades gubernamentales la defluoruración de las aguas que suministran a los acueductos o aquellas que provienen de fuentes no convencionales. 4. Generar acciones comunitarias con entes gubernamentales para cambiar la fuente de abastecimiento de consumo que sobrepasen las concentraciones óptimas (Vijayesswarri et al., 2019; Strużycka et al., 2022).

En Colombia, el Instituto Nacional de Salud-INS ha sido la entidad gubernamental encargada de implementar las acciones de vigilancia epidemiológica dentro de la política pública relacionadas con las alteraciones del esmalte dental. Cada Odontólogo que labora dentro del sistema de salud pública en el marco de los municipios con requerimientos de vigilancia epidemiológica centinela, debe ser capaz de identificar los casos de exposición a fluoruros con o sin la presencia de fluorosis dental. Estos casos positivos también deben ser notificados por medio de los Registros Integrales de Prestación de Servicios de Salud (RIPS) por parte de todos los profesionales que laboran en Instituciones Prestadoras de Servicios de Salud públicas o privadas. Con esto se tiene la data requerida para el monitoreo de esta alteración del esmalte en todo el territorio nacional colombiano, lo que implica un análisis de información para poder direccionar recursos específicos acordes con la dinámica del evento. Así mismo, el INS es el encargado de la vigilancia de los contenidos de fluoruros en el agua, sal de mesa, suelos y uso de agroquímicos (Minsalud, 2016; INS, 2012). Con estos datos se puede caracterizar la exposición a fluoruros en todo el territorio y proponer cambios de fuentes de abastecimiento. Luego de esto, el Ministerio de Salud de Colombia-Minsalud analiza los datos epidemiológicos obtenidos cada año para caracterizar las áreas de riesgo y recomendar a los entes territoriales las intervenciones requeridas.

Para alcanzar las metas que se tienen dentro de cada programa, se promueve dentro del sistema incentivar la notificación del evento y capacitar regularmente al personal operativo involucrado. A pesar de esto, dentro del sistema de salud colombiano se han vislumbrado algunas dificultades relacionadas con el monitoreo solo de las fuentes de exposición sistémica a fluoruros. El Minsalud-Colombia ha reportado que las fuentes de exposición a fluoruros que no se vigilan actualmente son las siguientes: pastas dentales y enjuagues bucales, alimentos y bebidas, ambiente (aire y mar) y fuentes de uso profesional (Minsalud, 2016). Teniendo en cuenta esta limitante, se ha propuesto a nivel global la necesidad de generar mesas de trabajo permanente entre la academia y la entidad gubernamental para apalancar los procesos y verificar que sus alcances permitan analizar el problema de las alteraciones del esmalte desde su complejidad, promoviendo una vigilancia para todas las fuentes que aporten fluoruros y con fines de un control integral del riesgo (Minsalud, 2016; Zhang et al., 2023).

Con respecto al manejo no operatorio de las lesiones de menor gravedad, este deberá ser enfocado hacia la prevención de caries dental, algunos autores proponen iniciar con el control del riesgo de caries dental, gestionando actividades promocionales/prevención primaria, entre las cuales se destacan; educación, aplicación de fluoruro en barniz, cepillado con pasta dental fluorurada, sellado de la superficie dental fluorótica y remoción mecánica de la biopelícula.

Para las lesiones moderadas, el manejo requiere de la identificación o no de un compromiso estético con repercusiones emocionales que impacten en la calidad de vida del individuo y dificulten potenciales interacciones sociales en la niñez y adolescencia, siendo necesario realizar tratamientos que atenúen el defecto, entre los cuales se encuentran la micro/macro-abrasión y el blanqueamiento dental, los cuales también pueden combinarse para potenciar sus efectos, representados en una mayor satisfacción por parte del afectado (Meireles et al., 2018; Shahroom et al., 2019; Martignon et al., 2021).

En el caso del manejo operatorio de las lesiones de mayor gravedad de fluorosis dental, cuando se identifica un compromiso estético y funcional, se han generado consensos en la necesidad de orientar el tratamiento a solucionar los dos aspectos, pero con preservación de la estructura dental. Entre las principales alternativas la evidencia reporta; grabado ácido e infiltración con resinas; esta última es considerada la mejor opción para mejorar la estética en la fluorosis del esmalte (Paris et al., 2009; Bharath et al., 2014). Además, son usados otras alternativas terapéuticas como las resinas compuestas, carillas de composite o cerámica, y como última opción de acuerdo a la mayor severidad se podrían realizar coronas completas (Celik et al., 2017; Gugnani et al., 2017; Di Giovanni et al., 2018; Meireles et al., 2018).

2.8 Bibliografía

Abduweli-Uyghurturk, D., Goin, D.E., Martinez-Mier, E.A., Woodruff, T.J., DenBesten, P.K. 2020. Maternal and fetal exposures to fluoride during mid-gestation among pregnant women in northern California. Environ Health. 19, 38. doi: 10.1186/s12940-020-00581-2.

Aggett, P.J. 2010. Population reference intakes and micronutrient bioavailability: a European perspective. The American Journal of Clinical Nutrition. 91, 1433S-7S.

Akosu, T.J., Zoakah, A.I., Chirdan, O.A. 2009. The prevalence and severity of dental fluorosis in the high and low altitude parts of Central Plateau, Nigeria. Community Dent Health. 26, 138–142.

Al-Ghafari, A.B., Balamash, K.S., Al Doghaither, H.A. 2020. TaqI and ApaI variants of Vitamin D receptor gene increase the risk of colorectal cancer in a Saudi population. Saudi Journal of Medicine & Medical Sciences. 8, 188.

Antonijevic, E., Mandinic, Z., Curcic, M., Djukic-Cosic, D., Milicevic, N., Ivanovic, M., Carevic, M., Antonijevic, B. 2016. "Borderline" fluorotic region in Serbia: Correlations among fluoride in drinking water, biomarkers of exposure and dental fluorosis in schoolchildren. Environ Geochem Health. 38, 885–896.

Aoba, T. and Fejerskov, O. 2002. Dental fluorosis: chemistry and biology. Crit Rev Oral Biol Med. 13, 155–71.

Augusciak-Duma, A., Witecka, J., Sieroń, A.L., Janeczko, M., Pietrzyk, J.J, Ochman, K., Galicka, A., Borszewska-Kornacka, M.K., Pilch, J., Jakubowska-Pietkiewicz, E. 2018. Mutations in COL1A1 and COL1A2

Genes Associated with Osteogenesis Imperfecta (OI) Types I or III. Acta Biochimica Polonica. 27, 79-86.

ATSDR, 2005. Public Health Assessment Guidance Manual (Update). Resource document. [https://www.atsdr.cdc.gov/hac/phamanual/pdfs/phagm_final1-27-05.pdf. Accessed 20 October 2024].

Ba, Y. 2009. The association between osteocalcin gene polymorphism and dental fluorosis among children exposed to fluoride in People's Republic of China. Ecotoxicol Environ Saf. 72, 2158–2161.

Ba, Y., Zhang, H., Wang, G., Wen, S., Yang, Y., Zhu, J., Ren, L., Yang, R., Zhu, C., Li, H., Cheng, X. 2011. Association of dental fluorosis with polymorphisms of estrogen receptor gene in Chinese children. Biological Trace Element Res. 143, 87-96.

Baez, R.J. and Estupiñan-Day, S. 1996. Multi-Annual plan for salt fluoridation program in the region of the Americas: consultantship report to the Ministry of Health of Belize. In Multi-Annual plan for salt fluoridation program in the region of the Americas: consultantship report to the Ministry of Health of Belize. Pan American Health Organization. Division of Health Systems and Services.

Bartlett, J.D. 2013. Dental enamel development: proteinases and their enamel matrix substrates. ISRN Dent. 684607. doi: 10.1155/2013/684607.

Bashash, M., Thomas, D., Hu, H., Martinez-Mier, E.A., Sanchez, B.N., Basu, N., Peterson, K.E., Ettinger, A.S., Wright, R., Zhang, Z., Liu, Y., Schnaas, L., Mercado-García, A., Téllez-Rojo, M.M., Hernández-Avila, M. 2017. Prenatal fluoride exposure and cognitive outcomes in children at 4 and 6–12 years of age in Mexico. Environ Health Perspect. 125, 097017.

Bashash, M., Marchand, M., Hu, H., Till, C., Martinez-Mier, E.A., Sanchez, B.N., Basu, N., Peterson, K.E, Green, R., Schnaas, L., Mercado-García, A., Hernández-Avila, M., Téllez-Rojo, M.M. 2018. Prenatal fluoride exposure and attention deficit hyperactivity disorder (ADHD) symptoms in children at 6-12 years of age in Mexico City. Environ Int. 121, 658-666.

Bharath, K., Subba-Reddy, V., Poornima, P., Revathy, V., Kambalimath, H., Karthik, B. 2014. Comparison of relative efficacy of two techniques of enamel stain removal on fluorosed teeth. An in vivo study. J Clin Pediatr Dent. 38, 207–14.

Bhagavatula, P., Levy, S.M., Broffitt, B., Weber-Gasparoni, K., Warren, J.J. 2016. Timing of fluoride intake and dental fluorosis on late-erupting permanent teeth. Community Dent Oral Epidemiol. 44, 32–45.

Bid, H.K., Konwar, R., Aggarwal, C.G., Gautam, S., Saxena, M., Nayak, V.L., Banerjee, M. 2009. Vitamin D receptor (FokI, BsmI and TaqI) gene polymorphisms and type 2 diabetes mellitus: a North Indian study. Indian J Med Sci. 63, 87-94.

Blaylock, R.L. 2007. Fluoride neurotoxicity and excitotoxicity/microglial activation: Critical need for more research. Fluoride. 40, 89-92.

Borgquist, S., Hjertberg, M., Henningson, M., Ingvar, C., Rose, C., Jernström, H. 2013. Given breast cancer, is fat better than thin? Impact of the estrogen receptor beta gene polymorphisms. Breast Cancer Res Treat. 137, 849–862.

Buzalaf, M.A.R. 2011. (ed.): El flúor y el medio ambiente oral. Monogr Oral Sci. Basilea, Karger. 22, pp. 20-36. doi: 10.1159 / 000325107.

Buzalaf, M.A.R., Massaro, C.S., Rodrigues, M.H.C., Fukushima, R., Pessan, J.P., Whitford, G.M., Sampaio, F.C. 2012. Validation of Fingernail Fluoride Concentration as a Predictor of Risk for Dental Fluorosis. Caries Res. 46, 394–400.

Buzalaf, M.A.R., Rodrigues, M.H.C., Pessan, J.P., Leite, A.L., Arana, A., Villena, R.S., Forte, F.D.S., Sampaio, F.C. 2011. Biomarkers of Fluoride in Children Exposed to Different Sources of Systemic Fluoride. J Dent Res. 90, 215–219.

Caballero-García, C.R. and JF, F.A. 2017. Encuesta nacional de salud bucodental del Paraguay - ENSABUD PY 2017. pp. 80- 81.

Cantoral, A., Luna-Villa, L.C., Mantilla-Rodriguez, A.A., Mercado, A., Lippert, F., Liu, Y., Peterson, K. E., Hu, H., Téllez-Rojo, M.M., Martinez-Mier, E. A. 2019. Fluoride Content in Foods and Beverages from Mexico City Markets and Supermarkets. Food and Nutrition Bulletin. 40, 514-531. doi.org/10.1177/0379572119858486

Casaglia, A., Cassini, M.A., Condò, R., Iaculli, F., Cerroni, L. 2021 Dietary Fluoride Intake by Children: When to Use a Fluoride Toothpaste? Int J Environ Res Public Health. 18, 5791.

Charone, S., Küchler, E.C., de Lima-Leite, A., Fernandes, M.S., Pelá, V.T., Martini, T., Brondino, B.M., Magalhães, A.C., Dionisio, T.J., Santos, C.F., Buzalaf, M.A. 2019. Analysis of polymorphisms in genes differentially expressed in the enamel of mice with different genetic susceptibilities to dental fluorosis. Caries Res. 53, 228-33.

Celik, E., Yazkan, B., Yildiz, G., Tunac, A. 2017. Clinical performance of a combined approach for the esthetic management of fluorosed teeth: Three-year results. Niger J Clin Pract. 20, 943–51.

Choi, A.L., Sung, G., Zhang, Y., Grandjean, P. 2012. Developmental Fluoride Neurotoxicity: A Systematic Review and Meta-Analysis. Environ Health Perspet. 120, 1362-1368.

Constante-Cruz, A.P., Pérez-Rosero, E.R., Rodríguez-Villarreal, J.P., Cabrera-Arias, M.A., Armas Vega, A.D. 2020. Impacto de la fluorosis dental en la calidad de vida de adolescentes ecuatorianos de entre 11 a 14 años [Impact of dental fluorosis over the quality of life of ecuadorian teenagers between 11 and 14 years]. Odontología Vital. 32, 21-28.

Chen, X.M., Sun, Y., Tan, H. 2007. The effects of human parathyroid hormone 1-34 on the development and mineralization of rats' dentin. J Pract Stomatol. 23, 495–498.

Chirumari, K. and Reddy, P.K. 2007. Dose-dependent effects of fluoride on neurochemical milieu in the hippocampus and neocortex of rat brain. Fluoride. 40,101-10.

Dalgleish, R. 1997. The human type I collagen mutation database. Nucleic Acids Res. 25, 181–187.

Dalledone, M., Cunha, A.S., Ramazzotto, L.A., Pecharki, G.D., Nelson-Filho, P., Scariot, R., Trevilatto, P.C., Vieira, A.R., Küchler, E.C., Brancher, J.A. 2019. Estrogen receptor gene is associated with dental fluorosis in Brazilian children. Clinical Oral Investigations. 23, 3565-70.

Di Giovanni, T., Eliades, T., Papageorgiou, S.N. 2018. Interventions for dental fluorosis: A systematic review. J Esthet Restor Dent. 30, 502–8.

DenBesten, P. and Li, W. 2011. Chronic fluoride toxicity: dental fluorosis. Monogr Oral Sci. 22, 81-96. doi.org/10.1159/000327028.

de Souza, C.F., Lima, J.F. Jr, Adriano, M.S., de Carvalho, F.G., Forte, F.D., de Farias-Oliveira, R., Silva, A.P., Sampaio, F.C. 2013. Assessment of groundwater quality in a region of endemic fluorosis in the northeast of Brazil. Environmental Monitoring and Assessment. 185, 4735-4743.

Dong, Z., Wan, C., Zhang, X., Liu, J. 1997. Determination of the Contents of Amino Acid and Monoamine Neurotransmitters in Fetal Brains from a Fluorosis Endemic Area. J Guiyang Med Coll. 18, 241–5.

Duan, L., Zhu, J., Wang, K., Zhou, G., Yang, Y., Cui, L., Huang, H., Cheng, X., Ba, Y. 2016. Does fluoride affect serum testosterone and androgen binding protein with age-specificity? A population-based cross-sectional study in Chinese male farmers. Biol Trace Elem Res. 174, 294–9.

Dvornyk, V., Peng-yuan, L., Ji-rong, L., Yuan-yuan, Z., Shu-feng, L., Recker, R.R., Hong-wen, D., Hui, C., Yong, Q., Bin, W. 2005. Contribution of genotype and ethnicity to bone mineral density variation in Caucasians and

Chinese: a test for five candidate genes for bone mass. Chin Med J. 118, 1235–1244.

ESR1 rs2234693. Polymorphism Is Associated with Muscle Injury and Muscle Stiffness. [https://www.snpedia.com/index.php/Rs2234693].

Fejerskov, O. and Kidd E. 2008. Dental Caries the Disease and its Clinical Management. Second Edition. Copenhagen: Blackwell Munksgaard Ltd. pp. 295-303.

Fejerskov, O., Manji, F., Baelum, V. 1990. The nature and mechanisms of dental fluorosis in man. J Dent Res. 69, 692–700.

Fernando, W.B.N.T., Nanayakkara, N., Gunarathne, L., Chandrajith, R. 2019. Serum and urine fluoride levels in populations of high environmental fluoride exposure with endemic CKDu: a case-control study from Sri Lanka. Environ Geochem Health. 42, 1497-1504.

Fox, C.S., Yang, Q., Cupples, L.A., Guo, C.Y., Atwood, L.D., Murabito, J., Levy, D., Mendelsohn, M.E., Housman, D.E., Shearman, A.M. 2005. Sex-specific association between estrogen receptor-α gene variation and measures of adiposity: The Framingham Heart Study. J Clin Endocrinol Metab. 90, 6257-62. doi: 10.1210/jc.2005-0670.

Fukumoto, S., Kiba, T., Hall, B., Iehara, N., Nakamura, T., Longenecker, G., Krebsbach, P.H., Nanci, A., Kulkarni, A.B., Yamada, Y. 2004. Ameloblastin is a cell adhesion molecule required for maintaining the differentiation state of ameloblasts. J Cell Biol. 167, 973–983.

Gao, Q., Liu, Y.J., Wu, C.X., Long, Y.G., Guan, Z.Z. 2008. Effects of fluoride on learning and memory and cholinesterase activity in rat brains. Chinese J Endem. 27, 128–30.

Genecards. 2023. The human gene database. https://www.genecards.org/cgi-bin/carddisp.pl?gene=CALCR. Updated 4 October.

Gerreth, K., Zaorska, K., Zabel, M., Nowicki, M., Borysewicz-Lewicka, M. 2018. Significance of genetic variations in developmental enamel defects of primary dentition in Polish children. Clinical Oral Investigations. 22, 321-9.

Gillespie, G.M. and Baez, R. 2005. Development of salt fluoridation in the Americas. Schweizer Monatsschrift Fur Zahnmedizin. 115, 663.

Green, R., Lanphear, B., Hornung, R., Flora, D., Martinez-Mier, E.A., Neufeld, R., Ayotte, P., Muckle, G., Till, C. 2019. Association Between Maternal Fluoride Exposure During Pregnancy and IQ Scores in Offspring in Canada. JAMA Pediatr. 173, 940-948.

Goswami, R., Mohapatra, T., Gupta, N., Rani, R., Tomar, N., Dikshit, A., Sharma, R.K. 2004. Parathyroid hormone gene polymorphism and sporadic idiopathic hypoparathyroidism. The Journal of Clinical Endocrinology & Metabolism. 89, 4840-5.

Guan, Z.Z., Wang, Y.N., Xiao, K.Q., et al., 1999. Influence of chronic fluorosis on membrane lipids in rat brain. Neurotoxicol Teratol. 20, 537–542.

Gugnani, N., Pandit, I., Gupta, M., Gugnani, S., Soni, S., Goyal, V. 2017. Comparative evaluation of esthetic changes in nonpitted fluorosis stains when treated with resin infiltration, in-office bleaching, and combination therapies. J Esthet Restor Dent. 29, 317–24.

Gutiérrez, M. and Alarcón-Herrera, M.T. 2022. Fluoruro en aguas subterráneas de la región centro-norte de México y su posible origen. Revista Internacional de Contaminación Ambiental. 38, 389-397. doi.org/10.20937/rica.54307.

Han, H., Sun, Z., Luo, G., Wang, C., Wei, R., Wang, J. 2015. Fluoride exposure changed the structure and the expressions of reproductive related genes in the hypothalamus- pituitary-testicular axis of male mice. Chemosphere. 135, 297–303.

Hauschka, P.V., Lian, J.B., Cole, D.E., Gundberg, C.M. 1989. Osteocalcin and matrix Gla protein: vitamin K-dependent proteins in bone. Physiol Rev. 69, 990–1047.

Hernández-Gil, I.F., Gracia, M.A., Pingarrón, M.D., Jerez, L.B. 2006. Bases fisiológicas de la regeneración ósea I. Histología y fisiología del tejido óseo. Med Oral Patol Oral Cir Bucal. 11, 47-51.

Hong, L., Levy, S.M., Broffitt, B., Warren, J.J., Kanellis, M.J., Wefel, J.S., Dawson, D.V. 2006. Timing of fluoride intake in relation to development of fluorosis on maxillary central incisors. Community Dent Oral Epidemiol. 34, 299–309. doi: 10.1111/j.1600-0528.2006.00281. x.

Hosoi, T., Miyao, M., Inoue, S., Hoshino, S., Shiraki, M., Orimo, H., Ouchi, Y. 1999. Association study of parathyroid hormone gene polymorphism and bone mineral density in Japanese postmenopausal women. Calcif Tissue Int. 64, 205–208.

Huang, H. 2008. COL1A2 gene polymorphisms (Pvu II and Rsa I), serum calciotropic hormone levels, and dental fluorosis. Commun Dent Oral Epidemiol. 36, 517–522.

Idowu, O.D., Azevedo, L.B., Valentine, R.A., Swan, J., Vasantavada, P.V., Maguire, M., Zohoori, FV. 2019. The use of urinary fluoride excretion to facilitate monitoring fluoride intake: A systematic scoping review. PLoS ONE. 14, e0222260.

Idowu, O.S., Duckworth, R.M., Valentine, R.A., Zohoori, F.V. 2020. Biomarkers for the Assessment of Fluoride Exposure in Children. Caries Res. 54, 134–143.

Isogai, Y., Akatsu, T., Ishizuya, T., Yamaguchi, A., Hori, M., Takahashi, N., Suda, T. 1996. Parathyroid hormone regulates osteoblast differentiation positively or negatively depending on the differentiation stages. J Bone Miner Res. 11, 1384–1393.

Jameson, J.L. and De Groot, L.J. 2010. Endocrinology-E-Book: Adult and Pediatric. Elsevier Health Sciences. pp. 1040-1074.

Jiang, M., Mu, L., Wang, Y., Yan, W., Jiao, Y. 2015. The relationship between Alu I polymorphisms in the calcitonin receptor gene and fluorosis endemic to Chongqing, China. Medical Principles and Practice. 24, 80-3.

Jiao, Y., Mu, L.H., Wang, Y.X., An, W., Jiang, M. 2013. Association between ameloblastin gene polymorphisms and the susceptibility to dental Fluorosis. Zhonghua liu xing bing xue za zhi= Zhonghua liuxingbingxue zazhi. 34, 28-32.

Joshi, N.A. and Ajithkrishnan, C.G. 2018. Scalp Hair as Biomarker for Chronic Fluoride Exposure among Fluoride Endemic and Low Fluoride Areas: A Comparative Study. Int J Trichol. 10, 71–75.

Kebede, A., Retta, N., Abuye, C., Whiting, S.J, Kassaw, M., Zeru, T., Woldeyohannes, M., Malde, M.K. 2016a. Minimizing Bioavailability of Fluoride through Addition of Calcium-magnesium Citrate or a Calcium and Magnesium-containing Vegetable to the Diets of Growing Rats. International Journal of Biochemistry Research & Review. 10, 1-8. doi.org/10.9734/IJBCRR/2016/23693.

Kebede, A., Retta, N., Abuye, C., Whiting, S. J., Kassaw, M., Zeru, T., Kjellevold, M. 2016b. Dietary fluoride intake and associated skeletal and dental fluorosis in school age children in rural Ethiopian Rift Valley. Int J Environ Res Public Health. 13, 756.

Krebsbach, P.H., Lee, S.K., Matsuki, Y., Kozak, C.A., Yamada, K.M., Yamada, Y. 1996. Full-length sequence, localization, and chromosomal mapping of ameloblastin. A novel tooth-specific gene. J Biol Chem. 271, 4431–4435.

Kim, S.J. 2021. Structural Characterization and Amelotin-Mediated Mineralization of Enamel Lesions in Molar-Incisor Hypomineraliza- tion. Ph.D. Thesis, University of Toronto, Toronto, ON, Canada. pp. 4-14.

Kumar, S., Lata, S., Yadav, J., Yadav, J. P. 2017. Relationship between water, urine and serum fluoride and fluorosis in school children of Jhajjar District, Haryana, India. Applied Water Science. 7, 3377–3384.

Küchler, E.C., Bruzamolin, C.D., Omori. M.A., Costa, M.C., Antunes, L.S., Pecharki, G.D., Trevilatto, P.C., Vieira, A.R., Brancher, J.A. 2018. Polymorphisms in nonamelogenin enamel matrix genes are associated with dental fluorosis. Caries Res. 52,1-6.

Lavalle-Carrasco, J., Molina-Frechero, N., Nevárez-Rascón, M., Sánchez-Pérez, L., Hamdan-Partida, A., González-González, R., Cassi, D., Isiordia-Espinoza, M.A., Bologna-Molina, R. 2021. Recent Biomarkers for Monitoring the Systemic Fluoride Levels in Exposed Populations: A Systematic Review. Int J Environ Res Public Health. 18, 317.

Lee, S.W., Song, J.H., Choi, W.S., Yoon, J.H., Kim, O., Park, Y.G., Nam, SW., Lee, J.Y., Park, W.S. 2014. The single nucleotide polymorphism (SNP) of the estrogen receptor-β gene, rs1256049, is associated with knee osteoarthritis in Korean population. The Knee. 21, 242-6.

Levy, S.M., Warren, J.J., Phipps, K., Letuchy, E., Broffitt, B., Eichenberger-Gilmore, J., Burns, TL., Kavand, G., Janz, K.F., Torner, J.C., Pauley, CA. 2014. Effects of life-long fluoride intake on bone measures of adolescents: a prospective cohort study. Journal of Dent Res. 93, 353–9.

Li, F.C. and Guan, Z.Z. 2014. Synergistic intoxication with aluminum and fluoride in patients in an area of coal burning endemic fluorosis. Research review. Fluoride. 47, 283-6.

Ling, Y., Gao, X., Lin, H., Ma, H., Pan, B., Gao, J. 2015. A common polymorphism rs1800247 in osteocalcin gene was associated with serum osteocalcin levels, bone mineral density, and fracture: the Shanghai Changfeng study. Osteoporos Int. 27,769–779. doi: 10.1007/s00198-015-3244-5.

Liu, Y., Téllez-Rojo, M., Hu, H., Sánchez, B.N., Martinez-Mier, E.A., Basu, N., Mercado-García, A., Solano-González, M., Peterson, K.E. 2019. Fluoride exposure and pubertal development in children living in Mexico City. Environ Health. 29, 26.

Lurie, G., Wilkens, L.R., Thompson, P.J., Carney, M.E., Palmieri, R.T., Pharoah, P.D., Song, H., Hogdall, E., Kjaer, S.K., DiCioccio, R.A., McGuire, V. 2011. Vitamin D receptor rs2228570 polymorphism and invasive ovarian carcinoma risk: pooled analysis in five studies within the Ovarian Cancer Association Consortium. International Journal of Cancer. 28, 936-43.

Marthaler, T.M. 2013. Salt fluoridation and oral health. Acta Med Acad. 42, 40-155. doi.org/10.5644/ama2006-124.82.

Martignon, S., Bartlett, D., Manton, David J., Martinez-Mier, E. A., Splieth, C., Avila, V. 2021. Epidemiology of Erosive Tooth Wear, Dental

Fluorosis and Molar Incisor Hypomineralization in the American Continent. Caries Res. 55, 1-11. doi.org/10.1159/000512483.

Martignon, S., Castiblanco, G., Opazo, M., Usuga-Vacca, M., Marin, L., Silva- Hermida, L., et al. 2016. Colombian-children endemic fluorosis associated with biologic, environmental, and psychosocial aspects. {Abstract}. 45thAnnual meeting of the AADR/ 40th annual meeting of the CADR. Los Angeles California.

Martignon, S., Opazo-Gutiérrez, M. O., Velásquez-Riaño, M., Orjuela-Osorio, I.R., Avila, V., Martinez-Mier, E. A., Silva-Hermida, B.C. 2017. Geochemical characterization of fluoride in water, table salt, active sediment, rock and soil samples, and its possible relationship with the prevalence of enamel fluorosis in children in four municipalities of the department of Huila (Colombia). Environmental Monitoring and Assessment. 189, 264.

Martínez-Mier, E.A., Soto-Rojas, A.E, Ureña-Cirett, J.L, Katz, B.P, Stookey, G.K, Dunipace, A.J. 2004. Dental fluorosis and altitude: a preliminary study. Oral Health Prev Dent. 2, 39-48.

Martínez-Mier, E.A., Spencer, K.L., Sanders, B.J., Jones, J.E., Soto, A.E., Tomlin, A.M., Vinson, L.A., Weddell, J.A., Eckert, G.J. 2017. Fluoride in the diet of 2-years-old children. Community Dent Oral Epidemiol. 45, 251-7.

Meireles, S.S., Goettems, M.L., Castro, K.S., Sampaio, F.C, Demarco, F.F. 2018. Dental fluorosis treatment can improve the individuals' OHRQoL? Results from a randomized clinical trial. Braz Dent J. 29,109–16.

Ministério da Saúde Brasil. 2012. SB Brasil 2010: Pesquisa Nacional de Saúde Bucal: resultados principais. pp. 47.

Ministerio de Salud de Nicaragua. 1999. Estudio Epidemiológico de Salud Bucal en Niños de 6,7,8,12 y 15 años de Escuelas y Colegios Públicas de Nicaragua. pp. 22.

Ministerio de Salud Perú. 2005. Prevalencia Nacional de Caries Dental, Fluorosis del Esmalte y Urgencia de Tratamiento en Escolares de 6 a 8, 10, 12 y 15 años, Perú. 2001-2002. pp. 18-20.

Ministerio de Salud Pública Del Ecuador. 1996. Estudio Epidemiológico de Salud Bucal en Escolares Fiscales Menores de 15 años del Ecuador. pp. 12-13.

Ministerio de Salud Pública y Asistencia Social de El Salvador. 2000. Estudio Epidemiológico de Caries y Fluorosis Dental en Escolares de 6, 7-8, 12 y 15 años en Centros de Enseñanza Pública en el Salvador. pp. 12.

Ministerio de Salud y Previsión Social de Bolivia. 1995. Estudio Epidemiológico de Salud Bucal. Ministerio de Salud y Protección Social de

Colombia. 2015. IV Estudio Nacional de Salud Bucal-ENSAB IV. Situación en Salud Bucal. pp.1-381.

Ministerio de Salud, República de Colombia. 2016. Documento técnico "Perspectiva del uso del flúor Vs Caries y Fluorosis Dental en Colombia". pp. 20-25.

Miranda, G.H.N., Alvarenga, M.O.P., Ferreira, M.K.M., Puty, B., Bittencourt, L.O., Fagundes, N.C.F., Pessan, J.P., Buzalaf, M.A.R., Lima, R.R., 2021. A systematic review and meta-analysis of the association between fluoride exposure and neurological disorders. Sci. Rep. 11, 22659. doi.org/10.1038/s41598-021-99688-w.

Nagendra, A.H., Bose, B., Shenoy, P.S. 2021. Recent Advances in Cellular Effects of Fluoride: An Update on Its Signalling Pathway and Targeted Therapeutic Approaches. Mol Biol Rep. 48, 5661–5673.

NTP, 2019. National Toxicology Program. U.S. Deparment of Health and Human Services. Systematic review of Fluoride exposure and Neurodevelopmental and Cognitive Heatlh Effects. Peer Review Monograph. pp. 53-59.

NTP, 2022. National Toxicology Program. U.S. Deparment of Health and Human Services. Systematic review of Fluoride exposure and Neurodevelopmental and Cognitive Heatlh Effects. Peer Review Monograph. [https://ntp.niehs.nih.gov/whatwestudy/assessments/noncancer/ongoing/fluo ride].

Ohmi, K., Nakagaki, H., Tsuboi, S., Okumura, A., Sugiyama, T., Thuy, T.T., Robinson, C. 2005. The effect of fluoridation and its discontinuation on fluoride profiles in the alveolar bone of rat. Calcified Tissue International. 77, 226–232. doi: 10.1007/s00223-004-1304-5.

O'Neill, E., Awale, G., Daneshmandi, L., Umerah, O., Lo, K.W.H. 2018. The roles of ions on bone regeneration. Drug Discovery Today. 23, 879–890.

Opydo-Szymaczek, J. and Opydo, J. 2011. Dietary fluoride intake from infant and toddler formulas in Poland. Food and Chemical Toxicology. 49, 1759-63.

Paris, S. and Meyer-Lueckel, H. 2009. Masking of labial enamel white spot lesions by resin infiltration--A clinical report. Quintessence Int. 40, 713–8.

Patir, A., Seymen, F., Yildirim, M., Deeley, K., Cooper, M.E., Marazita, M.L., Vieira, A.R. 2008. Enamel formation genes are associated with high caries experience in Turkish children. Caries Res. 42, 394-400.

Pragya, G. and Vandana, K.L. 2018. Collagen 1 alpha 2 gene polymorphism and dental fluorosis: A polymerase chain reaction study. SRM Journal of Res in Dent Sciences. 1, 6.

Pramanik, S. and Saha, D. 2017. The genetic influence in fluorosis. Environmental Toxicology and Pharmacology. 56,157-62.

Qin, X., Shao, L., Zhang, L., Ma, L., Xiong, S. 2019. Investigation of interaction between vitamin D receptor gene polymorphisms and environmental factors in early childhood caries in Chinese children. BioMed Research International. 17, 20.

Rafique, T., Ahmed, I., Soomro, F., Khan, M. H., Shirin, K. 2015. Fluoride levels in urine, blood plasma and serum of people living in an endemic fluorosis area in the Thar desert, Pakistan. Journal of the Chemical Society of Pakistan. 37, 1212–1219.

Rahila, C., Narayanan, M.A., Kumar, S.R., Selvamary, A.L., Sujatha, A., Kirubaharan, J.J. 2019. Association of COL1A2 (PvuII) gene polymorphism with risk and severity of dental fluorosis–A case control study. The Saudi Dental Journal. 31, 463-8.

Ramos-Martínez, K., González-Martínez, F., Luna-Ricardo, L. 2009. Estado de salud oral y nutricional en niños de una institución educativa de Cartagena [Oral health status in children of a educational institution from Cartagena]. Revista de Salud Pública (Bogotá). 12, 950-960.

Ramezani, N., Ostadsharif, M., Nayeri, H. 2020. Association of BsmI variant of vitamin D receptor gene with polycystic ovary syndrome: A case-control study. International Journal of Reproductive BioMedicine. 18, 877.

Rivera, L.R., Acevedo, A.M., Nuñez, A. 1998. Estudio basal de Prevalencia de Caries y Fluorosis Dental en Niños Escolarizados. Venezuela 1997: Informe Final. In Estudio basal de Prevalencia de Caries y Fluorosis Dental en Niños Escolarizados. Venezuela 1997: Informe Final. pp. iv, 30-iv, 30.

Robinson, P. G., Nalweyiso, N., Busingye, J., Whitworth, J. 2005. Subjective impacts of dental caries and fluorosis in rural Ugandan children. Community Dental Health. 22, 231.

Rugg-Gunn, A.J., Villa, A.E., Rabelo, M.A. 2011. Contemporary Biological Markers of Exposure to Fluoride. Monogr Oral Sci. 22, 37-51. doi: 10.1159/000325137.

Run-zhen, Z., Li, P., Lan, Y., Chen-xiao, Y.U., Song, L.I. 2010. Study on the relationship between vitamin D receptor gene polymorphisms and the susceptibility to children's dental fluorosis of Han nationality. Chinese J Endem. 29, 282-6.

Saha, D., Goswami, R., Majumdar, K.K., Sikdar, N., Pramanik, S. 2021. Evaluating the Association Between Dental Fluorosis and Polymorphisms in Bone Development and Mineralization Genes Among Population from a Fluoride Endemic Region of Eastern India. Biol Trace Element Res. 1,199.

Salas, M., Chavarría, P., Carvajal, P. 2002. Encuesta Nacional de salud oral: fluorosis del esmalte 1999. Instituto Costarricense de Investigación y Enseñanza en Nutrición y Salud. Serie de documentos técnicos INCIENSA N° 7. pp. 9-18.

Saldarriaga, A., Restrepo, M., Rojas-Gualdron, D.F., Carvalho, T.S., Buzalaf, M.A.R., Santos-Pinto, L., Jeremias, F. 2021. Dental Fluorosis according to Birth Cohort and Fluoride Markers in an Endemic Region of Colombia. Sci World J. 2021, 6662940. doi: 10.1155/2021/6662940.

Sánchez, E., Villagrán, E., Vanegas, L. 2002. Estudio Epidemiológico de caries dental y fluorosis Guatemala 1999-2002. Guatemala: MSPAS, 15-62.

Secretaría de Salud de México. 2017. Resultados del Sistema de Vigilancia Epidemiológica de Patologías Bucales SIVEPAB 2017. p.p. 64-67.

Shahroom, N.S.B., Mani, G., Ramakrishnan, M. 2019. Interventions in management of dental fluorosis, an endemic disease: A systematic review. J Family Med Prim Care. 8, 3108-3113.

Silva-Sousa, A.C., Mazzi-Chaves, J.F., Freitas, J.V., Salles, A.G., Segato, R.A., Silva, L.A., Antunes, L.A., Antunes, L.S., Baratto-Filho, F., Sousa-Neto, M.D., Küchler. E.C. 2020. Association between estrogen, vitamin D and microRNA17 gene polymorphisms and periapical lesions. Brazilian Dent Journal. 6, 31:19-24.

Soto, L., Tapia, R., Jara, G., Rodríguez, G. 2007. Diagnóstico Nacional de Salud Bucal de los niños de 6 años. Santiago: Ministerio de Salud de Chile. pp. 11.

Solimini, R., Minutillo, A., Kyriakou, C., Pichini, S., Pacifici, R., Busardo, F.P. 2017. Nails in Forensic Toxicology: An Update. Curr Pharm Des. 23, 5468–5479.

Strużycka, I., Olszewska, A., Bogusławska-Kapała, A., Hryhorowicz, S., Kaczmarek-Ryś, M., Grabarek, B.O., Staszkiewicz, R., Kuciel-Polczak, I., Czajka-Jakubowska, A. 2022. Assessing Fluorosis Incidence in Areas with Low Fluoride Content in the Drinking Water, Fluorotic Enamel Architecture, and Composition Alterations. Int J Environ Res Public Health. 19, 7153.

Susheela, A.K., Bhatnagar, M. 2002. Reversal of fluoride induced cell injury through elimination of fluoride and consumption of diet rich in essential nutrients and antioxidants. Mol Cell Biochem. 234, 335–40.

Suzuki, M., Ikeda, A., Bartlett, J.D. 2018. Sirt1 Overexpression Suppresses Fluoride-Induced p53 Acetylation to Alleviate Fluoride Toxicity in Ameloblasts Responsible for Enamel Formation. Arch Toxicol. 92, 1283–1293.

Thilakarathne, B.K.G., Ekanayake, L., Schensul, J. J., Reisine, S. 2023. Impact of dental fluorosis on the oral health related quality of life of adolescents in an endemic area. J Oral Biol Craniofac Res. 13, 448-452. doi.org/10.1016/j.jobcr.2023.03.015.

Till, C., Greena, R., Flora, D., Hornung, R., Martinez-Mier, E.A., Blazera, M., Farmusa, L., Ayotted, P., Muckled, G., Lanphearg, B. 2020. Fluoride exposure from infant formula and child IQ in a Canadian birth cohort. Environ Inter. 134, 105315.

Toyosawa, S., Fujiwara, T., Ooshima, T., Shintani, S., Sato, A., Ogawa, Y., Sobue, S., Ijuhin, N. 2000. Cloning and characterization of the human ameloblastin gene. Gene. 256, 1–11. doi: 10.1016/s0378-1119(00)00379-6.

Tremillo-Maldonado, O., Molina-Frechero, N., González-González, R., Bologna-Molina, R. 2019. Alteration of the AMELX gene in amelogenesis imperfecta. A brief review. Gac Med Mex. 155, 95-101.

Veneri, F., Vinceti, M., Generali, L., Giannone, M.E., Mazzoleni, E., Birnbaum, L.S., Consolo, U., Filippini, T. 2023. Fluoride exposure and cognitive neurodevelopment: Systematic review and dose-response meta-analysis. Environ Res. 15, 115239. doi: 10.1016/j.envres.2023.115239.

Villa, A., Anabalon, M., Zohouri, V., Maguire, A., Franco, A.M., Rugg-Gunn, A. 2010. Relationships between fluoride intake, urinary fluoride excretion and fluoride retention in children and adults: an analysis of available data. Caries Res. 44,60-68.

Vijayesswarri, J., Geethapriyai, M., Ramamurthy, V. 2019. Community level defluoridation of groundwater with limestone derived adsorbent. Process Safety and Environmental Protection. 127, 9-15.

Wang, H., Mu, L., Jiang, M., Wang, Y., Yan, W., Jiao, Y. 2014. The relationship between chemical elements in soil and whole blood, and fluorosis induced by coal-fired pollution. Environ Monit Assess. 186, 2081-8.

Wen, S., Li A., Cui, L., Huang Q., Chen H., Guo X., Luo Y., Hao Q., Hou J., B.Y. 2012. The relationship of PTH Bst BI polymorphism, calciotropic hormone levels, and dental fluorosis of children in China. Biol Trace Elem Res. 147, 84–90.

Xing, J., Qin, J., Cai, Z., Duan, B., Bai, P. 2019. Association between calcitonin receptor gene polymorphisms and calcium stone urolithiasis: A meta-analysis. International Braz J Urol. 7, 901-9.

Yadav, A.K., Kaushik, C.P., Haritash, A.K., Singh, B., Raghuvanshi, S.P., Kansal, A. 2007. Determination of exposure and probable ingestion of fluoride through tea, toothpaste, tobacco and pan masala. Journal of Hazardous Materials. 142, 77-80.

Yang, D., Liu, Y., Chu, Y., Yang, Q., Jiang, W., Chen, F., Li, D., Qin, M., Sun, D., Yang, Y., Gao, Y. 2016. Association between vitamin D receptor gene FokI polymorphism and skeletal fluorosis of the brick-tea type fluorosis: a cross sectional, case control study. BMJ Open. 6, e011980.

Yang, S., Wang, Z., Farquharson, C., Alkasir, R., Zahra, M., Ren, G., Han, B. 2011. Sodium fluoride induces apoptosis and alters bcl-2 family protein expression in MC3T3-E1 osteoblastic cells. Biochem Biophys Res Commun. 410, 910–915.

Yu, Y., Yang, W., Dong, Z., Wan, C., Zhang, J., Liu, J., et al., 2008. Neurotransmitter and receptor changes in the brains of fetuses from areas of endemic fluorosis. Fluoride. 41, 134–8.

Sun, Z., Liu, F., Wu, L., Lu, Y., Yu, D. 2008. Effects of high fluoride drinking water on the cerebral functions of mice. Fluoride. 41, 48–151.

Zhang, K., Lu, Z., Guo, X. 2023. Advances in epidemiological status and pathogenesis of dental fluorosis. Front Cell Dev Biol. 11,1168215.

Zohoori, F. V., Innerd, A., Azevedo, L.B., Whitford, G.M., Maguire, A. 2015. Effect of exercise on fluoride metabolism in adult humans: A pilot study. Nature Scientific Reports. 5, 16905.

Zohouri, F.V. and Rugg-Gunn, A.J. 2000. Total fluoride intake and urinary excretion in 4-year old Iranian children residing in low-fluoride areas. Br J Nutr. 83, 15–25.

Zohoori, F.V., Walls, R., Teasdale, L., Landes, D., Steen, I.N., Moynihan, P., Omid, N., Maguire, A. 2013. Fractional urinary fluoride excretion of 6–7-year-old children attending schools in low-fluoride and naturally fluoridated areas in the UK. Br J Nutr. 109, 903-9.

Zhou, G.Y., Ren, L.J., Hou, J.X., Cui, L.X., Ding, Z., Cheng, X.M., Zhu, J.Y., Cui, R.R., Ba, Y. 2016. Endemic fluorosis in Henan province, China: ERalpha gene polymorphisms and reproductive hormones among women. Asia Pacific Journal of Clinical Nutrition. 25, 911-9.

Zhu, J. and Chan, Y.M. 2017. Adult Consequences of Self-Limited Delayed Puberty. Pediatrics. 139, e20163177.

Zmuda, J.M., Cauley, J.A., Ferrell, R.E. 2000. Molecular epidemiology of vitamin D receptor gene variants. Epidemiologic reviews. 22, 203-17.

Capítulo 3. Hallazgos clínicos, método de detección visual y diagnóstico diferencial

3.1 Introducción

La fluorosis dental se define como una hipomineralización del esmalte resultante de la una ingestión excesiva de fluoruro durante el desarrollo de los dientes, existiendo variabilidad individual y factores que modifican la exposición individual necesaria para el desarrollo de la condición. En el esmalte fluorurado, el fluoruro perturba la mineralización al disminuir las concentraciones de iones de calcio libres en la matriz mineralizante, interfiriendo indirectamente con las proteinasas, que degradan las proteínas de la matriz durante la fase de maduración de la amelogénesis (Aoba & Fejerskov, 2002). La retención resultante en las proteínas de la matriz y el crecimiento de cristales deficiente explican el aumento de las porosidades ocupadas por agua y posteriores cambios ópticos y físicos, los cuales son observables clínicamente (Farid & Khan, 2012).

El diagnóstico de la fluorosis dental no es una tarea fácil para el odontólogo porque clínicamente el esmalte afectado es muy similar a otras condiciones encontradas en la práctica clínica, como manchas blancas sugestivas de lesiones cariosas incipientes, defectos del esmalte no fluoróticos, hipomineralización incisivo-molar, amelogénesis imperfecta, dentinogénesis imperfecta y tinciones de tetraciclina (Cavalheiro et al., 2017).

Las lesiones de la superficie del esmalte, como porosidad y áreas marrones, a menudo ocurren en las formas más graves de fluorosis. La gravedad de los síntomas varía y requiere diferentes medidas, las cuales dependerán de la cantidad de absorción de fluoruro, factores individuales, la duración de la exposición y la etapa de amelogénesis.

La apariencia clínica de los dientes afectados varía de rayas blancas (forma leve), a decoloración marrón (forma moderada), o marrón oscuro o negro (forma severa). La fluorosis, en casos severos, algunas veces se presenta con defectos en la superficie del esmalte como porosidad y áreas marrones extendidas a lo largo de toda la corona. La apariencia clásica de la fluorosis, en la mayoría de casos, se caracteriza por bandas siguiendo las líneas de desarrollo del esmalte y una simetría sustancial en los dientes homólogos (Levy, 2003).

La mayoría de los individuos con manifestaciones leves de fluorosis del esmalte, desconocen su condición y no la reconocen como una alteración. Solo una parte limitada de los que tienen fluorosis severa tienen preocupación estética y por lo tanto buscan tratamiento dental (Di Giovanni et al., 2018). Aunque la fluorosis puede afectar la dentición primaria, la mayoría de los casos se observan en la dentición definitiva. Una vez que ha ocurrido la erupción, el diente ya no corre el riesgo de desarrollar fluorosis como resultado de una exposición excesiva al fluoruro (Farid & Khan, 2012).

Aunque la percepción estética del moteado del esmalte es variable entre cada individuo, esto puede tener efectos psicosociales considerables que impactan en su calidad de vida. Por lo tanto, se han realizado esfuerzos considerables para identificar un medio eficaz para tratar sus manifestaciones, de acuerdo con la gravedad de la lesión (Farid & Khan, 2012).

La detección y el diagnóstico de la fluorosis dental es fundamental para determinar los riesgos y beneficios del fluoruro en la prevención de la caries dental. En poblaciones con exposición baja a moderada, el aspecto clínico de la fluorosis se presenta principalmente como áreas difusas de hipomineralización en la superficie del esmalte. A niveles más altos de exposición al fluoruro, la hipomineralización puede ser más severa, con picaduras y manchas post-eruptivas que aparecen en el esmalte afectado (Liu et al., 2018).

3.2 Manifestaciones clínicas de la fluorosis dental

Clínicamente, los casos leves de fluorosis dental se caracterizan por un aspecto blanco opaco del esmalte, causado por una mayor porosidad subsuperficial (figura. 3.1a). El signo más temprano es un cambio de color en el esmalte, que muestra muchas líneas horizontales blancas delgadas que atraviesan las superficies de los dientes, con opacidades blancas en el extremo incisal recién erupcionado. Estas líneas blancas recorren a lo largo del "perikymata", un término que se refiere a las crestas transversales en la superficie del diente, que corresponden a las líneas incrementales en el esmalte conocidas como estrías de Retzius (figura 3.1b). (Denbesten & Li, 2011).

En casos moderados, las líneas blancas del esmalte se vuelven cada vez más definidas y gruesas. También aparecen algunas áreas nubladas en parches y bandas opacas gruesas en los dientes afectados (figura 3.1c). Con un aumento en la severidad la fluorosis dental, todo el diente puede volverse blanco tiza y perder transparencia. En casos severos, las capas más profundas de esmalte se ven afectadas; el esmalte se vuelve menos mineralizado. El daño a la superficie del esmalte ocurre en individuos con grados moderados a severos de fluorosis dental (figura 3.1d). Los dientes pueden erupcionar con fisuras, y además pueden desarrollarse lesiones de caries adicionales que ocurren por la fractura post-eruptiva del esmalte (Denbesten & Li, 2011).

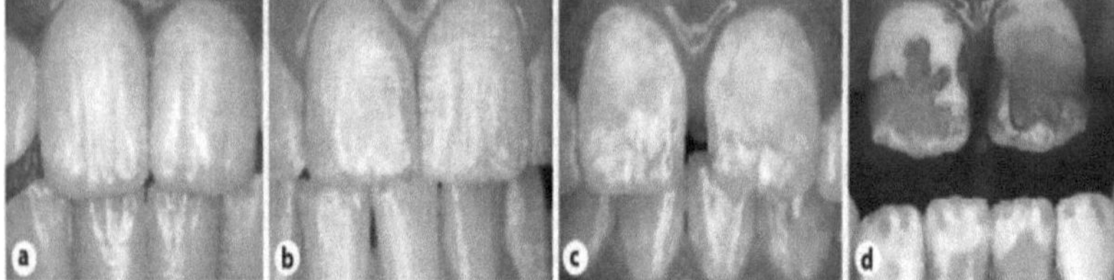

Figura 3.1. Fluorosis dental (Denbesten & Li, 2011). (a) Ligera acentuación de los perikymata. (b) Aspecto blanco opaco. (c) Esmalte opaco blanco moderado con algo de decoloración y fisuras. (d) Decoloración severa, pérdida de estructura asimétrica en dientes contralaterales.

En individuos con fluorosis dental moderada, se observa una tinción de amarillo a marrón claro en las áreas de daño del esmalte. En casos muy severos, el esmalte es poroso, pobremente mineralizado, se tiñe de marrón y contiene relativamente menos minerales y más proteínas que el esmalte dental sano. El esmalte muy fluorurado puede fracturarse fácilmente post erupción mediante cargas masticatorias normales. Algunos reportes concluyen que los dientes con fluorosis dental leve pueden ser más resistentes a la caries dental debido a niveles más altos de fluoruro en la superficie del esmalte, sin embargo, esta evidencia disponible es cincunstancial. Por otro lado, la mayor evidencie ha demostrado que los dientes con fluorosis severa son más susceptibles a caries dental, muy probablemente debido a la superficie irregular o por la pérdida estructural del esmalte (Aoba & Fejerskov, 2002; Denbesten & Li, 2011).

Las manifestaciones clínicas de la fluorosis se producen de forma bilateral. Sin embargo, las líneas/opacidades no necesariamente tienen un estándar uniforme con respecto a los dientes homólogos afectados, por lo que pueden variar en severidad. En un mismo individuo es posible observar opacidades con esmalte intacto en un diente o grupo de dientes, mientras que en el diente contralateral pueden observarse fracturadas partes del esmalte, sobre todo bajo la acción de fuerzas de masticación, fuerzas abrasivas patológicas o lesiones cariosas (Cavalheiro et al., 2017). Estas causas pueden favorecer un patrón de asimetría, porque el nivel de gravedad puede cambiar debido a otras causas concomitantes a los defectos ocasionados por la fluorosis dental, y debido a una pérdida estructural, el diente puede recibir un diagnóstico diferente en comparación con un examen anterior (Cavalheiro et al., 2017).

En dentición primaria con fluorosis dental (figura 3.2), las lesiones también pueden tener un patrón asimétrico, sin embargo, el riesgo de pérdida estructural es menor, considerando que la severidad es menor en comparación con la dentición permanente (Cavalheiro et al., 2017). Esta diferencia entre las denticiones se debe al hecho de que la fase de mineralización de los dientes temporales es menor que en la dentición permanente. Además, la dentición temporal tiene menor espesor de esmalte, el cual es de un color más blanquecino, lo que dificulta la detención de fluorosis en sus severidades leves. Además, la mineralización de los dientes temporales ocurre antes del nacimiento y la placenta podría funcionar como una barrera pasiva contra el paso de concentraciones altas de fluoruro del plasma materno al feto.

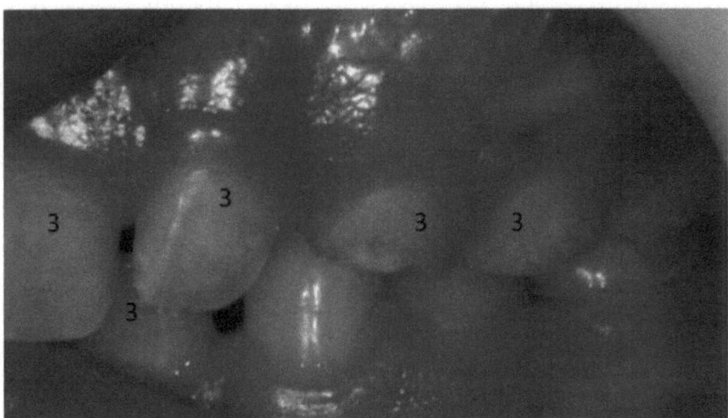

Figura 3.2. Fluorosis Dental en Dentición Primaria. (3) Índice TFI 3 (Imagen de Cavalheiro et al., 2017).

En los casos en los que se sospecha un diagnóstico de fluorosis, los clínicos deben realizar una anamnesis precisa para determinar las posibles causas de la exposición excesiva a fluoruros y establecer un diagnóstico definitivo. Una vez que se ha logrado esto, la utilización de los índices apropiados es la herramienta más eficiente para un diagnóstico final y este diagnóstico será útil para determinar las opciones de tratamiento adecuadas (Atia & May,

2013). Es importante determinar la región en la que creció el sujeto y determinar si el agua potable o la sal estaban fluoruradas. Es necesario también identificar otras posibles fuentes de fluoruros en la dieta o en el ambiente. También se deben explorar los hábitos de cepillado para determinar si se utilizó en la edad de riesgo una pasta de dientes con altas concentraciones de fluoruro, la cantidad de pasta de dientes dispensada y si el cepillado dental fue supervisado. Esto último es importante ya que otra posible causa del exceso de ingesta de fluoruro son hábitos como tragar pasta de dientes o chuparla del cepillo de dientes (Atia & May, 2013). Por último, para el eamen clínico de las lesiones de fluorosis del esmalte, importante que se utilice una iluminación adecuada y que la dentición esté limpia.

3.2 Índices para la detección visual de fluorosis dental

3.2.1 Índice de Dean

La fluorosis dental se ha medido utilizando varios índices, siendo el más conocido el de Dean en 1934 (Rozier, 1994). El índice de Dean original constaba de siete puntos que iban desde "0" para normal, "0.5" para cuestionable, "1.0" para muy leve, "2.0" para leve, "3.0" para moderado "3.5" para moderadamente severo y "4.0" para severo. Esto se modificó más tarde en 1942 (Tabla 1). Para fusionar las categorías de moderada y moderadamente severa y dar una clasificación de seis puntos (Rozier, 1994). Este índice se ha utilizado ampliamente en estudios epidemiológicos debido a su facilidad de uso y se convirtió en el estándar para la comparación con índices desarrollados posteriormente (Rozier 1994). Sin embargo, ha sido criticado por su falta de sensibilidad, y algunos de los criterios, especialmente el de "cuestionable", no están claros (Fejerskov et al. 1990, Rozier 1994).

Tabla 3.1. Índice de Fluorosis Dental de Dean.

Clasificación	Criterios y Descripción
Normal "0"	Superficie lisa, brillante, de color blanco cremoso pálido translúcido
Cuestionable "0.5"	Ligeras alteraciones en su translucidez o manchas blancas
Muy leve "1"	Pequeñas áreas opacas, blancas como papel que cubren menos del 25 % de la superficie del diente
Leve "2"	Áreas blancas opacas que cubren menos del 50% de la superficie del diente
Moderada "3"	Todas las superficies dentales afectadas; marcado desgaste en las superficies de contacto; puede haber manchas color marrón
Severa "4"	Todas las superficies dentales afectadas; pérdidas de estructura discretas o confluentes; manchas color marrón presentes

3.2.2 Índice de Thylstrup y Fejerskov

El índice de Thylstrup y Fejerskov (TFI) se basa en una escala ordinal de diez puntos que clasifica los cambios en el esmalte asociados con el aumento de la exposición al fluoruro (Tabla 2). Las superficies de los dientes se secan, examinan y clasifican como "0" si se observa un esmalte translúcido normal. La puntuación TFI 1 indica esmalte con finas líneas blancas opacas que se ven a lo largo de la superficie del diente y que corresponden a la posición de los periquimatos. Las puntuaciones TFI 2 y 3 indican áreas crecientes de opacidades del esmalte, siendo la puntuación TFI 4 una marcada opacidad de toda la superficie del diente. Correspondientes a la categoría de "severo" son las puntuaciones de TFI 5 a TFI 9 que buscan registrar la amplia variedad de cambios clínicos asociados con un mayor consumo de fluoruro. La puntuación TFI 5 representa el esmalte con algunas pérdidas de tejido redondas de menos de 2 milímetros de diámetro, hasta TFI 6 en donde las pérdidas de tejido pueden comenzar a fusionarse, mientras que una puntuación de TFI 9 indica la pérdida de la mayor parte del esmalte externo que da como resultado un cambio de la forma del diente (Farid & Khan, 2012; Rozier, 1994) (Tabla 2).

Tabla 3.2. Índice de Thylstrup y Fejerskov

Clasificación	Criterios y Descripción
0	La translucidez normal del esmalte permanece después de un secado prolongado
1	Líneas blancas estrechas correspondientes al perikymata
2	Superficies lisas: líneas de opacidad más pronunciadas que siguen los perikymata. Ocasionalmente confluencia de líneas adyacentes. Superficies oclusales: áreas dispersas de opacidad <2 mm de diámetro y opacidad pronunciada de la cresta cuspídea
3	Superficies lisas: Áreas de opacidad confusas e irregulares nubladas. Dibujo acentuado de perikymata a menudo visible entre opacidades Superficies oclusales: Áreas confluentes de marcada opacidad. Las áreas desgastadas parecen casi normales, pero generalmente están circunscritas por un borde de esmalte opaco.
4	Superficies lisas: toda la superficie presenta una opacidad marcada o aparece de color blanco tiza. Las partes de la superficie expuestas al desgaste parecen menos afectadas. Superficies oclusales: Toda la superficie presenta una opacidad marcada. Desgastes se provocan a menudo poco después de erupción
5	Superficies lisas y superficies oclusales: toda la superficie muestra una opacidad marcada con pérdida focal del esmalte más externo (fosas) < 2 mm de diámetro
6	Superficies lisas: Las fosas se disponen regularmente en bandas horizontales <2 mm en extensión vertical. Superficies oclusales: Las áreas confluentes < 3 mm de diámetro presentan pérdida de esmalte. Atrición marcada
7	Superficies lisas: Pérdida de esmalte más externo en áreas irregulares que involucran < 1/2 de toda la superficie Superficies oclusales: Cambios en la morfología causados por picaduras que se fusionan con atrición marcada
8	Superficies lisas y oclusales: pérdida del esmalte más externo que afecta a> 1/2 de la superficie
9	Superficies lisas y oclusales: pérdida de la parte principal del esmalte con cambio en el aspecto anatómico de la superficie. A menudo se nota el borde cervical de esmalte casi intacto.

A partir de las distintas clasificaciones en este índice, se puede determinar la severidad clínica de la fluorosis dental (Tabla 3). El índice TFI ha sido elogiado por los epidemiólogos debido a su sensibilidad, ya que se corresponde estrechamente con los cambios histológicos y con las concentraciones de fluoruro del esmalte, lo que le confiere validez biológica, además se ha sugerido que el TFI es más fácil de usar que Dean (Denbesten & Li, 2011; Rozier, 1994).

Tabla 3.3. Severidad de la Fluorosis Dental de acuerdo con Índice de Thylstrup & Fejerskov, 1978

Índice de Thylstrup y Fejerskov	Severidad de la Fluorosis Dental
TFI 1-2	Leve
TFI 3-4	Moderada
TFI 5-9	Severa

3.2.3 Índice de fluorosis de la superficie total

El índice de fluorosis de la superficie dental (TSIF) se desarrolló en 1984 por Horwitz et al., con el objetivo de evaluar la apariencia estética de las superficies dentales examinadas (Tamuch & Ruiz, 2018). Los dientes no se secan durante el examen y los dientes anteriores obtienen una puntuación para las superficies vestibulares y palatinas, mientras que los dientes posteriores obtienen puntuaciones para las superficies vestibulares, linguales y oclusales (M. Funmilayo & Mojirade, 2014).

Este índice identifica 7 tipos de criterios para fluorosis dental: "0" para ausencia de fluorosis, "1" representan áreas de manchas blancas confinadas a los bordes incisales de los dientes anteriores y las puntas de las cúspides de los dientes posteriores. El puntaje "6" tiene picaduras y tinciones discretas del esmalte intacto, mientras que el puntaje "7" representa picaduras confluentes en la superficie del esmalte con posibles áreas grandes de esmalte ausentes y la anatomía del diente alterada. Debido a la gran cantidad de superficies que se deben calificar, incluidas las superficies linguales que pueden no visualizarse fácilmente, el TSIF no ha encontrado una amplia aceptación y se ha generado la preocupación por la confiabilidad del examinador (Levy, 2003; Rozier, 1994). También se ha planteado como problema el uso de la categoría "4", que define dientes con manchas de manera ordinal, entre las categorías leve y grave que incluyen pérdida de tejido dental. Sin embargo, es un índice que puede registrar las preocupaciones estéticas de las personas.

Tabla 3.4. Índice de fluorosis de la superficie dental

Clasificación	Criterios y Descripción
0	El esmalte no muestra evidencia de fluorosis
1	El esmalte muestra una clara evidencia de fluorosis: áreas con un color blanco papel que totalizan menos de un tercio de la superficie visible del esmalte. Esta categoría incluye la fluorosis confinada solo a los bordes incisales de los dientes anteriores y las puntas de las cúspides de los dientes posteriores ("nevadas")
2	La fluorosis de color blanco papel cubre al menos un tercio de la superficie visible, pero menos de dos tercios
3	La fluorosis de color blanco papel cubre al menos dos tercio de la superficie visible
4	El esmalte muestra tinción junto con cualquiera de los niveles anteriores de fluorosis. La tinción se define como un área de decoloración definida que puede variar de marrón claro a marrón muy oscuro
5	Existen fisuras discretas en el esmalte, no acompañadas de evidencia de tinción del esmalte intacto. Una fisura se define como un defecto físico definido en la superficie del esmalte con un piso rugoso que está rodeado por una pared de esmalte intacto. El área fisurada suele estar manchada o difiere en color del esmalte circundante
6	Fisuras y tinciones marrones del esmalte
7	Existen fisuras confluentes en la superficie del esmalte. Es posible que falten grandes áreas de esmalte y que se altere la anatomía del diente. Suele haber manchas de color marrón oscuro

2.4 Índice de riesgo de fluorosis

Índice de riesgo de fluorosis (FRI) fue desarrollado por Pendrys en 1990, con la finalidad de relacionar el tiempo de exposición con el período en el que se puede decir que el esmalte está en riesgo (Revelo-Mejía et al., 2020). Es un índice que se usa en estudios epidemiológicos analíticos debido a sus criterios claros para la asociación de la exposición específica al fluoruro con respecto a la edad y el desarrollo de fluorosis dental (Tabla 3.5). Se considera que ha mejorado la comprensión de la importancia de las fases secretoras y de maduración del esmalte y el riesgo de desarrollo de fluorosis dental (Rozier, 1994).

El índice es útil para comprender el riesgo de fluorosis dental, pero debido a que no se puede comparar fácilmente con ninguno de los otros índices, es posible que no se utilice para estudios de prevalencia (Alvarez et al., 2009). Este índice divide las superficies de esmalte de los dientes en dos grupos de zonas de superficie (Rozier, 1994): 1. Clasificación I - Zonas de superficie de esmalte que comienzan a formarse durante el primer año de vida. 2. Clasificación II - Zonas de superficie de esmalte que comienzan a formarse entre tercer a sexto año de vida.

Las áreas asignadas a la clasificación I son los bordes incisales de los incisivos mandibulares central y lateral y los incisivos centrales maxilares, y las tablas oclusales de los primeros molares mandibulares y maxilares. Estas superficies tienen riesgo de fluorosis si la exposición al fluoruro ocurre durante el tiempo especificado. Para la clasificación II, las áreas incluyen el tercio cervical de los incisivos, el tercero medio de los caninos y la mesa oclusal, el tercio incisal y el tercio medio de los premolares y los segundos molares tanto en el arco maxilar como en el mandibular.

Tabla 3.5. Índice de riesgo de fluorosis dental

Clasificación	Criterios y Descripción
Negativo "0"	Una zona de superficie recibirá una puntuación de 0 cuando no haya absolutamente ningún indicio de presencia de fluorosis. Debe haber una ausencia total de manchas blancas o estrías, y la coloración de la superficie del diente debe parecer normal
Cuestionable "1"	Cualquier superficie que sea cuestionable en cuanto a si hay fluorosis presente (es decir, manchas blancas, estrías o defectos fluoróticos que cubren el 50 % o menos de la superficie)
Positivo: Leve o Moderado "2"	Una zona de superficie lisa se diagnosticará como positiva para la fluorosis del esmalte si más del 50 % de la zona presenta estrías blancas pergamino típicas de la fluorosis del esmalte. Los bordes incisales y las tablas oclusales se puntuarán como positivos para la fluorosis del esmalte si más del 50 % de esa superficie está marcada por la capa de nieve típica de la fluorosis del esmalte.
Positivo: Severo "3"	Una zona de la superficie será diagnosticada como positiva para fluorosis severa si más del 50% de la zona presenta fisuras, manchas y deformidad, indicativas de fluorosis severa.
Opacidad No Fluorótica "7"	Cualquier zona de la superficie que tenga una opacidad que parezca ser una opacidad sin fluoruro.
Excluida "9"	La zona de superficie se clasifica como excluida (es decir, no suficientemente visible para realizar un diagnóstico) cuando existe alguna de las siguientes condiciones: erupción incompleta, aparatos o bandas de ortodoncia, superficies coronadas o restauradas, placa visible y depósitos duros.

3.2.5 Escala Analógica Visual

Esta escala fue desarrollada por Vieira en 2005. Se desarrolló porque los índices anteriores no estaban en una escala continua (Vieira et al., 2005). Adapta una escala continua de 100 mm desarrollada originalmente para la medición del dolor (figura 3.3). Las principales ventajas sobre las escalas ordinales para la fluorosis dental son la continuidad de la escala, su sencillez y precisión, que utiliza indicadores visuales para medir la fluorosis dental, representando una herramienta válida y confiable para evaluar la percepción estética de la fluorosis (Funmilayo & Mojirade, 2014).

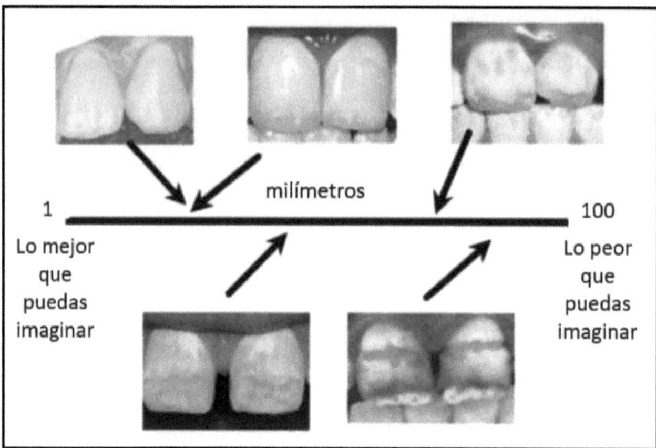

Figura 3.3. Escala analógica visual para fluorosis dental, con indicadores visuales (Vieira et al., 2005).

3.3 Diagnóstico Diferencial de Fluorosis Dental

Sin duda, la intoxicación crónica por fluoruro es la causa más frecuente de manchas en el esmalte dental, pero hay una variedad de factores diferentes que pueden causarlas. En la práctica clínica, el diagnóstico de fluorosis dental puede ser aún más desafiante ya que existen otros defectos del esmalte que pueden confundirse con fluorosis dental, por lo que se requiere un diagnóstico cuidadoso que conlleva una importante anamnesis. Así, el clínico debe establecer el diagnóstico diferencial de los siguientes defectos: defectos del esmalte no fluoróticos, manchas blancas sugestivas de lesiones cariosas incipientes, hipomineralización incisivo molar, amelogénesis imperfecta, dentinogénesis imperfecta y tinciones de tetraciclina (Alvarez et al., 2009; Cavalheiro et al., 2017).

Las opacidades no inducidas por exposición a fluoruros suelen estar delimitadas y centralizadas, con una forma redondeada y un espesor de esmalte normal (Cavalheiro et al., 2017). Las lesiones de manchas blanca tienen un área opaca difusa que se extiende en la región cervical y se asocian con placa dental o gingivitis. La hipomineralización incisivo molar se define como una hipomineralización de origen sistémica que afecta de uno a cuatro primeros molares permanentes y a menudo se asocia a uno o más incisivos afectados. Los incisivos se ven afectados en menor grado que los molares. Estos molares son con frecuencia nombrados como molares de queso "cheese molars", debido a que las lesiones clínicamente se parecen al queso en color y consistencia. Se presenta como opacidades que varían del color blanco a marrón, con fronteras bien definidas y límites claros entre el esmalte afectado y el esmalte normal (figura 3.4 a).

Dentro de un mismo individuo, se pueden encontrar opacidades intactas en un molar, mientras que en otro molar grandes partes del esmalte se rompen rápidamente después de la erupción que parece como si el esmalte no se hubiera formado inicialmente. Cuando se encuentra un defecto severo dentro de un sujeto, es probable que también se afecte el diente contralateral. En los casos más graves, el esmalte es suave y poroso con "aspecto de tiza" y con sensibilidad a cualquier estímulo, observada inmediatamente después de la erupción. La porosidad del esmalte de MIH se rompe fácilmente dejando expuesta la dentina, favoreciendo el desarrollo de la lesión de caries. Los dientes afectados pueden ser muy sensibles al aire, frío, calor y estímulos mecánicos. El cepillado de los dientes con esta aletración del esmalte puede producir dolor (figura 3.4 b) (Weerheijm, 2004).

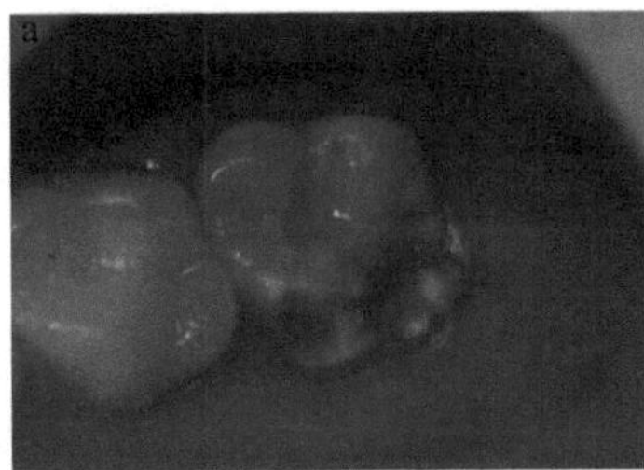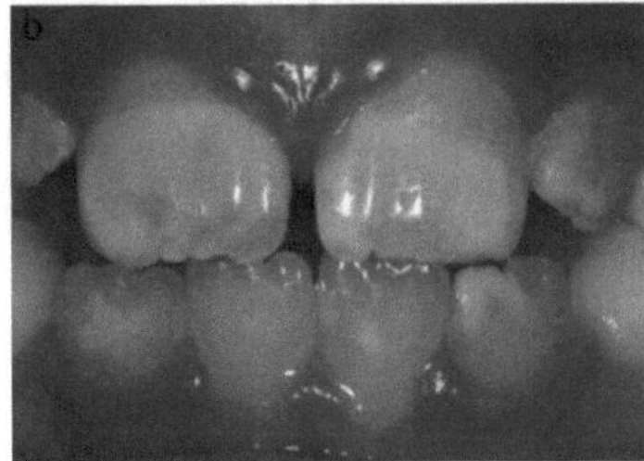

Figura 3.4. Hipomineralización incisivo molar. (a) Primer molar permanente presenta pérdida de estructura. (b) Incisivos con opacidades que varían del blanco al marrón, con límites claros con el esmalte normal.

La amelogénesis imperfecta hipomineralizada, la dentinogénesis imperfecta y las manchas ocasionadas por la tetraciclina generan menos confusión para el diagnóstico (figura 3.5); con los dos primeros, siempre hay un patrón de herencia correlacionado, y las manchas de tetraciclina fluorescen bajo luz ultravioleta (Revelo-Mejía et al., 2020). Es importante no confundir ninguno de estos defectos con hipoplasia del esmalte, que corresponde a un defecto cuantitativo resultante de una alteración en la fase de secreción de la matriz del esmalte. Clínicamente, la hipoplasia del esmalte presenta lesiones con cavidades redondeadas y simétricas, con superficie lisa y brillante, sin señal de opacidad (Denis et al., 2013).

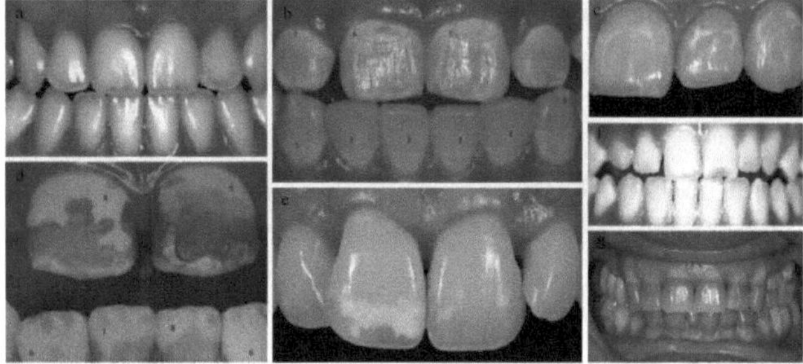

Figura 3.5. Diagnóstico diferencial de Fluorosis dental (Denis et al., 2013; Cavalheiro et al., 2017). (a) Esmalte intacto. (b) Fluorosis Dental TFI Leve y Moderada, nótese fisuras en centrales. (c) Lesiones de mancha blanca. (d) Fluorosis Dental TFI Severa. (e) Hipomineralización incisivo molar. (f) Hipoplasia del esmalte. (g) Tinciones por tetraciclinas.

3.4 Bibliografía

Alvarez, J.A., Rezende, K.M.P.C., Marocho, S.M.S., Alves, F.B.T., Celiberti, P., Ciamponi, A.L. 2009. Dental fluorosis: Exposure, prevention and management. Medicina Oral, Patologia Oral y Cirugia Bucal. 14, 2.

Aoba, T., Fejerskov, O. 2002. Dental fluorosis: chemistry and biology. Crit Rev Oral Biol Med. 13, 155–71.

Atia, G.S. and May, J. 2013. Dental fluorosis in the paediatric patient. Dental Update. 40, 836–839. doi.org/10.12968/denu.2013.40.10.836.

Cavalheiro, J. P., Girotto Bussaneli, D., Restrepo, M., Bullio Fragelli, C. M., Loiola Cordeiro, R. de C., Escobar Rojas, A., … Jeremias, F. 2017. Clinical aspects of dental fluorosis according to histological features: a Thylstrup Fejerskov Index review. CES Odontología. 30, 41–50. doi.org/10.21615/cesodon.30.1.4.

Denbesten, P. and Li, W. 2011. Chronic fluoride toxicity: Dental fluorosis. Monographs in Oral Science. 22, 81–96. doi.org/10.1159/000327028

Denis, M., Atlan, A., Vennat, E., Tirlet, G., Attal, J.P. 2013. White defects on enamel: Diagnosis and anatomopathology: Two essential factors for proper treatment (part 1). International Orthodontics. 11, 139–165. doi.org/10.1016/j.ortho.2013.02.014.

Di Giovanni, T., Eliades, T., Papageorgiou, S.N. 2018. Interventions for dental fluorosis: A systematic review. Journal of Esthetic and Restorative Dentistry. 30, 502–508. doi.org/10.1111/jerd.12408

Farid, H. and Khan, F.R. 2012. Clinical management of severe fluorosis in an adult. BMJ Case Reports. 1–4. doi.org/10.1136/bcr-2012-007138.

Levy, S.M. 2003. An update on fluorides and fluorosis. Journal Canadian Dental Association. 69, 286–291.

Liu, Z., Goodwin, M., Ellwood, R. P., Pretty, I. A., McGrady, M. 2018. Automatic detection and classification of dental fluorosis in vivo using white light and fluorescence imaging. Journal of Dentistry. 74, S34–S41. doi.org/10.1016/j.jdent.2018.04.021.

Funmilayo, A.M. and Mojirade, A.D. 2014. Dental Fluorosis and its Indices, what's new? IOSR Journal of Dental and Medical Sciences. 13, 55–60. doi.org/10.9790/0853-13735560.

Revelo-Mejía, I.A., Hardisson, A., Rubio, C., Gutiérrez, Á.J., Paz, S. 2020. Dental Fluorosis: The Risk of Misdiagnosis—a Review. Biological Trace Element Research, (May). May;199(5),1762-1770. doi: 10.1007/s12011-020-02296-4. Epub 2020 Jul 23. PMID: 32705431.

Rozier, R.G. 1994. Epidemiologic indices for measuring the clinical manifestations of dental fluorosis: overview and critique. Advances in Dental Research. 8, 39–55. doi.org/10.1177/08959374940080010901.

Tamuch, Y. and Ruiz, G. 2018. Fluorosis en dientes permanentes. Concordancia entre tres índices diagnósticos. E-Universitas: UNR Journal. 1, 3-8.

Vieira, A., Lawrence, H.P., Limeback, H., Sampaio, F.C., Grynpas, M. 2005. A visual analog scale for measuring dental fluorosis severity. Journal of the American Dental Association. 136, 895–901. doi.org/10.14219/jada.archive.2005.0290.

Weerheijm, K.L. 2004. Molar incisor hypomineralization (MIH): clinical presentation, aetiology and management. Dental Update. 31, 9–12. doi.org/10.12968/denu.2004.31.1.9.

Capítulo 4. Legislación y políticas públicas para la mitigación de la exposición a fluoruros

4.1 Política pública en Norteamérica

En los Estados Unidos entre 1930 y 1940 fueron realizados los primeros estudios epidemiológicos sobre fluorosis dental para establecer los efectos del fluoruro natural en el agua potable. Los resultados de estos estudios demostraron que los efectos dependían de la concentración de fluoruro en el agua; en 1936 se establece que la concentración de fluoruro hasta de 1mg/L disminuye la caries dental sin causar fluorosis dental. Para 1950, la ADA aprueba la fluoruración de las aguas de consumo como medida de salud pública para la prevención de la caries dental. En la década de los años 80, estudios epidemiológicos desarrollados en Estados Unidos y Canadá en áreas fluoruradas o no, describieron la presencia de fluorosis entre un 35 % y 60 % en aquellas zonas consideradas con acceso a fluoruros y del 20 % al 45 % en aquellas zonas sin acceso a fluoruros (Clark, 1994). Luego de varios estudios sobre fluoruros en productos dentales, se generaron regulaciones específicas dirigidas a los fabricantes para que mostraran en la etiqueta si tenían presencia de fluoruro en su composición y una advertencia de que podría desarrollarse esmalte dental moteado si eran empleados en áreas donde el agua potable presentara un contenido de fluoruro natural o añadido superior a 0,7 mg/L (Food and Drug Regulations, 2020). Estas regulaciones afianzaron el esquema de seguimiento del fluoruro añadido en agua potable que se tenía desde que fue instaurada la fluoruración de las aguas, con límites de fluoruro permisibles de hasta 1,5 mg/L (Water Fluoridation Facts, 2018).

Estudios realizados en la década de 1930 mostraron que la gravedad de la caries dental fue menor a la fluorosis dental en áreas con agua potable fluorurada, lo que desencadenó programas comunitarios de fluoración del agua; estudios en comunidades seleccionadas en 1980, informaron un aumento de fluorosis dental, paralelo con disponibilidad de fluoruros en el agua, en pasta de dientes y suplementos, cambios que se evidenciaron en la prevalencia y gravedad de fluorosis dental entre los adolescentes para los años 1986-1987 y 1999-2004 (Beltrán-Aguilar, et al., 2010). La fluorosis dental en los Estados Unidos ha sido evaluada tres veces; el primer periodo fue de 1986 a 1987, el segundo entre 1999 y 2004 y el última de 2011 a 2012, en los que se ha reportado un incremento en su prevalencia y gravedad en todos los grupos sociodemográficos, con una tasa combinada de grados moderados y severos y un evidente aumento del índice de fluorosis comunitaria de 0,44 en el primer periodo a 0,67 en el segundo y 1,47 en el último; haciéndose necesario reformulación de políticas de los riesgos y beneficios de la fluoración del agua y la exposición temprana a pasta dentales fluoruradas (Neurath, et al., 2019).

En los Estados Unidos la EPA ha realizado exhaustivos análisis de riesgo para calcular dosis de ingesta de fluoruros y sugerir límites máximos permisibles. De acuerdo a esto, el límite máximo de contaminante para el fluoruro en el agua potable es de 4.0 mg/L. Además, también se ha establecido un nivel secundario de 2.0 mg/L para proteger contra los efectos cosméticos dentales (EPA, 2006). También, el Department of Health y Human Services-HHS de EE.UU., ha dado recomendaciones para la concentración óptima de fluoruros en el agua potable para la prevención de la caries dental y establecen que dada la disponibilidad actual de fluoruro a través de múltiples fuentes, se espera que la concentración de 0,7 mg/L reduzca el riesgo de fluorosis dental entre los niños (HHS, 2015). Los reportes de la encuesta nacional de salud bucal en los años 1999 y 2004 al analizar los índices de fluorosis dental en EE.UU., en individuos de 12 a 19 años de edad, muestra que uno de cada tres adolescentes estadounidenses presenta signos visibles de fluorosis dental, superando los valores encontrados en 1940 y en 1980 (Beltran, 2012). Comparando los datos de prevalencia de fluorosis obtenidos entre 2001-2002 y 2011-2012 se observó un incremento importante en la presencia de esta alteración en adolescentes, recomendando establecer medidas para reducir estos valores (Wiener et al., 2018).

En México, desde la introducción del fluoruro en la sal de consumo en 1991, se ha informado sobre la presencia de fluorosis dental en diferentes comunidades, sin embargo, los efectos benéficos han sido más sobresalientes, evidenciando una reducción del 43 % en los índices de caries a los 12 años (Irigoyen et al., 2000). Desde la introducción de la fluoración de la sal en la ciudad de México en 1991 y luego de que se alcanzara una cobertura nacional en 1995 (Marthaler, 2013), se ha informado una prevalencia de fluorosis dental con rangos entre el 30 % y 100 % en zonas expuestas por agua fluorurada de manera natural y entre 52 % y 82 % en zonas donde la exposición principal era el consumo de sal fluorurada (Soto-Rojas et al., 2004). En una revision de literatura sobre la prevalencia de fluorosis dental en México entre 2005 y 2015, fue reportada una prevalencia de fluorosis con estimaciones entre el 15,5 % y el 100 % en niveles de cuestionable a grave, incluso en areas de baja presencia de fluoruros en las aguas (Aguilar-Diaz et al., 2017).

Actualmente en México D.C la norma NOM-040-SSA1, emitida en 1993 por la Secretaría de Salud, regula la producción de sal con fluoruro adicionado en concentraciones de 250 ± 50 mg F/Kg-sal (Secretaría de Salud República de México, 1995). El cumplimiento de esta norma es vigilado por la Dirección General de Epidemiología de la Secretaría Federal de Salud, creada en el 2005 (Subsecretaria de Prevención y Promoción de la Salud, 2015) y las Normas Oficiales Mexicanas SSA1, del 2003. Evaluaciones ejecutadas por los organismos de control mexicanos en 1994 establecieron niveles premisibles de fluoruro en el agua de 1,5 mg/L (Norma Oficial Mexicana, 1994); sin embargo, estudios realizados evidenciaron una elevada prevalencia de fluorosis, asociando estos resultados a la concentración de fluoruros en el agua por sobre el fluoruro añadido en la sal de consumo (García-Pérez, 2013).

La tercera encuesta Nacional de Salud Bucal de México ejecutada en el año 2015, incluyó a la fluorosis dental como uno de los temas de vigilancia epidemiológica, mostrando una alta prevalencia en zonas específicas del país, en individuos entre 15 y 29 años (Subsecretaria de Prevención y Promoción de la Salud, 2015). Si bien el índice CPOD en el estado de México, 1988 disminuyó en niños y adolescentes tras la implementación de la fluoruración de la sal, reportes recientes señalan un incremento de caries dental con una magnitud en siete de cada diez niños y adolescentes, recomendando vigilancia en aquellas áreas geográficas con alta prevalencia de fluorosis y disponibilidad de sal yodada-fluorada (Resultados del Sistema de Vigilancia Epidemiológica de Patologías Bucales, 2016).

4.2 Política pública en Centroamérica

En 1985, Guatemala desarrolló la Encuesta Nacional de Salud Bucal en escolares de 5 a 17 años, mostrando una alta prevalencia en caries dental y fluorosis dental en diferentes grados de severidad, en ciertas comunidades (Milner et al., 1999), recomendando implementar el programa nacional de fluoración en lla sal, enjuagues y agua potable (González et al., 1989), con la emisión de la reglamentación para suplir la ausencia de nutrientes en la alimentación habitual de la población bajo supervisión del Instituto de Nutrición de Centro América y Panamá I.N.C.A.P. En 1988, inicia el programa de fluoruración del agua potable en la ciudad capital (Guatemala, 1988), que fue detenida años más tarde por problemas de costo-efectividad (Cabrera, 1998); a pesar de que desde el año de 1991 la encuesta epidemiológica sobre caries dental e higiene bucal en zonas urbanas, venía informando sobre la disminución en el índice CPOD en relación con estudios previos, asociando estos resultados a los efectos de las estrategias previamente ejecutadas. Estos resultados se mostraron estables en estudios ejecutados años después de la implementación del fluoruro en el agua (Sánchez et al., 2002).

La necesidad de cambios en los programas preventivos y de fluoruración para mejorar la salud bucal de la población de Guatemala ha sido imperiosa (OPS- Guatemala, 2015), sobre todo en zonas donde se han reportado índices de fluorosis dental moderada y severa (Sánchez et al., 2002), desencadenando en que la CONASABU en en el 2015 actualizara el programa de fluoruración de la sal, basado en la regulación de la inclusión de micronutrientes de fluoruro y yodo en ella.

Los primeros programas preventivos en El Salvador, consistieron en la adición de fluoruro en la sal yodada, implementado en una primera etapa entre 1967 a 1977, basados en el artículo 51 del Código Nacional de Salud de 1998 que destaca la importancia de implementar un programa de fluoruración (El Salvador, 1998). Este programa fue reactivado en 1993 (Norma técnica de sal yodada. El Salvador, 2002) y actualizado en 2018 (Decreto 028. El Salvador, 2018). Por otra parte, el plan regional para la prevención de caries dental establecido en 1997 por la OPS, fue adoptado por El Salvador, tomando como base los resultados del estudio epidemiológico de caries dental y fluorosis dental realizado en 1989, el cual mostró un índice CPOD de 5,1 y una presencia de fluorosis de gravedad leve. Mediciones posteriores evidenciaron una disminución del COPD, pero mostraron un incremento en la gravedad de la fluorosis dental, con valores de moderada a severa (Girón-Álvarez et al., 2005). Además, fueron identificadas fuentes de agua con una concentración de fluoruro de entre 0.10 a 0.25 mg/L (Martínez, 2011).

Un estudio en fuentes de agua para consumo humano realizado en El Salvador, en el año 2002 determinó la concentración de fluoruro en cinco localidades, estableciendo un en riesgo de fluorosis dental del 12 % para la población del país. Frente a ello ninguna vigilancia epidemiológica institucionalizada ha sido ejecutada pese a contar con el Plan Nacional de

Salud Bucal publicado en 2008, que desencadenó el documento de Política Nacional de Salud 2015-2019 con programas de fluoruración de sal (El Salvador. Ministerio de Salud, 2015).

Costa Rica inició la adición de fluoruro en la sal en 1987, constituyéndose en el primer país de América latina en implementarlo (Costa Rica, 2013), medida que fue adoptada siguiendo experiencias previas (Mutis et al., 2019) y tras verificar una alta incidencia de caries dental detectada por el Departamento de Salud Bucal del Ministerio de Salud en 1983, se encontró un CPO de entre 3,1 a 11 en áreas rurales y entre 1,7 a 7,4 en áreas urbanas, bajo el liderazgo del Instituto de Investigación y Docencia en Nutrición y Salud de Costa Rica (Salas, 1994). Estos hallazgos permitieron recomendar la presencia de fluoruro en la sal en una concentración de 175 a 225 mg/kg y en 0,18 mg F/L en agua (Peraza, 2014). Estos valores que fueron modificados años después (Solórzano et al., 2005), considerando las zonas geográficas volcánicas (Costa Rica, 1989).

El programa de fluoruración de la sal, fue inicialmente responsabilidad del Ministerio de Salud, en coordinación con la Caja Costarricense del Seguro Social y del Instituto de Investigaciones en Nutrición y Salud, asumiendo la responsabilidad y financiamiento la Fundación Kellogg, en 1994 (Salas, 1994); sin embargo, estudios epidemiológicos posteriores no mostraron una reducción significativa en el índice de caries tras estos procedimientos (Costa Rica, 2013). Dificultades en la logística con respecto a la incorporación de fluoruros en las aguas, detuvieron este programa en áreas rurales, manteniéndose el programa de fluoruración de la sal junto con el componente educativo en la comunidad, desencadenando una evidente disminución en la prevalencia de caries dental en el 28 % (Solórzano et al., 2005). Un aspecto importante del programa de fluoruración de la sal en Costa Rica, fue la designación de áreas de monitoreo de caries dental y fluorosis dental (Costa Rica, 1992), realizando estudios químicos y clínicos cada cuatro años en escolares de 12 años (Costa Rica, 2017), complementando esta vigilancia con medidas de control de calidad en las plantas de producción de la sal de forma periódica y un acompañamiento a la industria alimentaria de acuerdo a la zona de distribución del producto (Sistema Costarricense de Información Jurídica, 2020).

Para la década de los 90 Jamaica incorpora la adición de fluoruro en la sal de mesa, previo a una exhaustiva campaña de capacitacion y motivación tanto al profesional como al ciudadano, enfatizando en su consumo en los hogares y sus beneficios en el control de las lesiones cariosas (Estupiñan-Day et al., 2001). Años después fueron realizados algunos estudios de excreción urinaria de fluoruro en las poblaciones expuestas por ingesta de sal, los cuales permitieron regular la concentración de referencia adicionada en la sal y contribuyeron a estabilizar el consumo (Warpeha y Marthaler, 1995). Luego de una evaluación poblacional de la caries dental se encontró una reducción de su prevalencia, lo cual contribuyó a una política pública de emplear una segunda fuente de adición de fluoruro como el agua (Báez et al., 2010; Rugg-Gunn et al., 2011). La efectividad de los programas de fluoruración de la sal ha sido vista con éxito para complementar el empleo de fluoruros tópicos en pastas dentales, recomendando en Jamaica y otros países de la región la instauración de estos programas (Vautey, 2017).

Nicaragua inició el programa de floruración de la sal de mesa en el año de 1996, previo análisis del estado de la industria salinera, los servicios de salud bucal y el costo beneficio de su incorporación en la vida cotidiana (Estudio epidemiológico de salud bucal. Nicaragua, 1999); sin embargo, evaluaciones de la concentración de fluoruro en el agua potable realizadas desde la Encuesta Nacional de Salud Bucal, encontraron algunas zonas con niveles de fluoruro por encima de 2,0 mg/L, lo cual estuvo relacionado con una alta prevalencia de fluorosis dental; generándose recomendaciones para la concentración óptima del fluoruro en la sal de mesa y estrategias de vigilancia (Pan-American Health Organization, 2000).

En el 2007, la Asamblea Nacional de Nicaragua, aprobó la ley nacional sobre la fluoruración y ionización de la sal de mesa, especificando su no comercialización en áreas donde el fluoruro natural en agua de consumo humano supere los niveles de 0,7 mg/L, según el mapa epidemiológico de riesgo de trastornos por déficit de fluoruro, resolución que fue recogida en la Ley 638 de 2007 y fue publicada en 2008 (Decreto No. 6-2008, 2008; Norma Técnica Obligatoria Nicaragüense para la Sal Fortificada con Yodo y Flúor. Nicaragua, 2009). En 2012, Nicaragua, Honduras, El Salvador, Costa Rica y Guatemala firmaron un acuerdo para estandarizar y regular la adición de micronutrientes en productos como la sal (COMIECO – COMIENSA. Reglamento Técnico Centroamericano Sal fortificada con yodo y flúor, 2012); pese a esto, el plan plurianual de salud desarrollado entre 2011 y 2015 en Nicaragua, no cuenta con una referencia sobre la acción de fluoruración de la sal (Nicaragua, 2011), identificándose la ausencia de regulación en las concentraciones de fluoruros (Walsh et al., 2018).

Honduras, inició el programa de fluoruración en la sal de mesa en 1996, tras análisis del estado de la industria salinera, los servicios de salud existentes y estudios de costo-beneficio sobre la viabilidad del programa. Luego de evaluaciones de la concentración de fluoruro en el agua potable y los resultados de la Encuesta Nacional de Salud Bucal (Honduras, 1997), se presentaron recomendaciones sobre la necesidad de implementar un programa de fluoruración de la sal y analizar la concentración de fluoruro a partir de su vigilancia (Análisis costo – beneficio para el desarrollo de un programa nacional de fluoruracion de la sal en Honduras, 1996).

En 2011, el Consejo Asesor Nacional de Micronutrientes, fue creado para regular reglas y estándares de fluoruración de la sal en Honduras (Honduras, 2011), sin abordar temas relacionados con salud bucal, vigilancia epidemiológica o fluoruración en la sal (Honduras, 2005). Para el año 2017 los productores de sal participaron en la implementación de nuevas normas nacionales para incluir yodo y fluoruro, así como en el establecimiento de subsidios a los productores de esta, reflejando falencias del programa implementado (Honduras, 2017).

En Haití, en el año 2005, estudios realizados por las organizaciones de salud, mostraron el acceso a sal yodada por parte de la población, así como la ausencia de un marco legal para solicitar estándares mínimos, controlar o evaluar la adición de micronutrientes en los alimentos, lo que justificó la generación de nueva reglamentación para la adición de fluoruro en la sal de mesa como complementación al yodo (Haiti Salt Program, 2015). El Ministerio de Salud de Haití reveló el limitado acceso a los servicios de atención odontológica, asociado a su costo, cobertura y concentración de los profesionales existentes en las ciudades con más desarrollo económico (L'AOI NGO - historique des activités en Haïti, 2015), lo cual pudo influir en el incremento en los índices de caries dental reportados en la Encuesta Básica de Salud Bucal realizada en 1999 (Psoter et al., 2005). A partir de esto fue desarrollado un plan piloto de fluoruración, acompañado de seguimiento y control de la exposición en varias ciudades del país (Cajouste-Tony et al., 2013).

Panamá, inició el programa de fluoruración de sal de mesa en el año de 1996, tras la implementación de diferentes programas de fluoruración de agua potable en áreas urbanas por más de 20 años. Este cambio se dio a partir del análisis de los servicios de salud bucal, el estado de la industria de la sal, el estudio de costo-beneficio sobre la viabilidad del programa y el estado de la caries dental y fluorosis dental en la población. Este último reportó una elevada presencia de caries dental y concentraciones de fluoruro en el agua potable por encima de las referencias recomendadas a nivel mundial (Pan-American Health Organization, 2000; Normas Técnicas, administrativas y Protocolos de Atención en Salud Bucal – I nivel de atención. Panamá, 2004). Estas evaluaciones fueron complementadas con el monitoreo de las pastas dentales fluoruradas y el análisis de la excreción de fluoruro en orina, lo que generó reuniones de trabajo entre los organismos de control, definiendo para el país una concentración de fluoruro de 1,46 mg/kg en la sal. En 1998, se publica la orden ejecutiva nacional en Panamá para regular la fluoruración de la sal de mesa (Decreto Ejecutivo de la Presidencia de Panamá No. 127. Panamá, 1998). En el 2001 se implementa una nueva regulación, retornando al programa de fluoruración del agua, encargando su supervisión al Instituto de Acueductos y Alcantarillados (Decreto Ejecutivo de la Presidencia de Panamá No. 2. Panamá, 2001). Por otro lado, la Política Nacional de Salud 2010-2015, definió nueve lineamientos nacionales referentes al acceso y calidad de los servicios de salud, promoviendo comunidades libres de caries dental dentro de poblaciones vulnerables; niños, mujeres embarazadas, discapacitados y comunidades indígenas; estableciendo la fluoruración del agua como estrategia (Panamá, 2010-2015).

Durante 1996 y 1997, la OPS con el patrocinio de la Fundación Kellogg, inicia la implementación del programa de fluoruración de la sal en diferentes países de America Latina, incluido Belice (Pan-American Health Organization, 2005; Pan-American Health Organization, 2009; Pan-American Health Organization, 2000), iniciando este programa en 1997, tras análisis del estado de la industria salinera, los servicios de salud bucal y de costo-beneficio sobre la viabilidad del proyecto. En el año 2000, la OPS publicó un informe sobre el estado de la implementación de este programa, sirviendo de base para un sistema de vigilancia epidemiológica (Pan-American Health Organization, 2004).

Los datos obtenidos a partor del análisis de la concentración de fluoruro en el agua potable y la Encuesta Nacional de Salud Bucal, ejecutado en

Belice, no generaron conclusiones consistentes en cuanto al impacto del programa sobre la reducción de la caries dental en comparación con el programa de fluoruración de la sal de mesa (Pan-American Health Organization, 2004; Pan-American Health Organization, 2000). A pesar de que en el año 2007, el comité técnico de alimentos publicó la Norma Nacional para Belice con un mínimo de 175 y un máximo de 225 mg/kg de sal (Belize National Standard Specification for Salt. Belize, 2007), en los últimos años el Ministerio de Salud, no ha presentado ninguna estrategia con respecto a un plan de acción de reducción de las enfermedades no transmisibles o actualización sobre el programa de fluoruración de sal en Belice (National Strategy and Action Plan of non-Communicable Diseases. Belize, 2017).

República Dominicana fue seleccionado por la OPS y la Fundación Kellogg en 1996, para la implementación avanzada de programas de fluoruración de la sal, considerando el estado de la industria salinera, los costos de los servicios de salud bucal y la concentración de fluoruros en el agua potable, reportados por el Departamento de salud bucal de la SESPAS en 1991 (Estudio de la concentración de flúor natural. República Dominicana, 1997).

En el informe de la OPS del año 2000, fue incluido los resultados de las evaluaciones de las autoridades locales dominicanas para mejorar el programa de fluoruración de la sal (Pan-American Health Organization, 2000), para ello, se analizaron los datos de la excreción de fluoruro en la orina, fluoruro en suplementos de higiene, desarrollo de la industria salinera y la estructuración de sistemas nacionales de vigilancia, destacándose la capacidad de la industria salinera existente para producir suficiente sal fluorurada que abasteciera al país (Pan-American Health Organization, 2004). Pese a todo esto, en el año 2015 el tribunal constitucional decidió cerrar todas las minas de sal e importarla de países vecinos considerando esta acción menos costosa que la producción nacional (The Observatory of Economic Complexity, 2015), sin presentar evidencia de actividades de vigilancia de los Servicios Nacionales de Salud para controlar la calidad de la sal importada, o de una norma legal nacional para solicitar la fortificación de micronutrientes como yoduro y fluoruro en la sal (Reglamento de Aguas para Consumo Humano, 2001).

En 1958, Cuba ejecutó un estudio para analizar el contenido de fluoruros en diferentes fuentes de suministro de agua, evidenciando concentraciones inferiores a 0,3 mg/L; para 1968 los programas de fluoruración en Cuba reportaron incremento en la exposición en diferentes ciudades (Diez, 1993; Sosa et al., 2003), destacándose la efectividad del uso de enjuagues bucales masivos en escolares, lo que permitió su difusión en otras ciudades del país entre 1975 y 1978 con la proyección de alcanzar comunidades rurales (García et al., 2002; Sosa et al., 2004). Para el año de 1982, el porcentaje de niños sin caries se incrementó y para 1996 el programa de fluoruración de sal con el apoyo de la OPS fue institucionalizado (Künzel et al., 2000), contando con protocolos definidos de un sistema de vigilancia epidemiológica (López et al., 2015).

4.3. Política pública en Suramérica

Colombia es uno de los países de Suramérica con la más fuerte legislación respecto al empleo de fluoruros, lanzó el primer programa de fluoruración de agua en 1953, en Cundinamarca y luego siguieron Cali, Bogotá, Medellín y Manizales, extendiéndose luego a las principales ciudades del país (Segura et al., 2001) Para 1969 este programa fue adoptado como estrategia nacional. Sin embargo, la baja cobertura de agua potable en ese momento, actuó como una limitante; aunque, desencadenó en un beneficio importante para la población (Colombia, 2016). En 1963, el Comité de Investigaciones Médicas de la OPS, seleccionó a Colombia para valorar el impacto de la fluoruración de la sal como medida preventiva para la presencia de lesiones cariosas, desencadenando en un estudio en las ciudades de Armenia, Don Matias, Montelibano y San Pedro para establecer la mezcla estable de fluoruro en la sal capaz de generar similares resultados a los del fluoruro en el agua sobre el control de la caries dental (Colombia, 2016).

El estudio de Morbilidad oral desarrollado en 1977-1980, encontró que el 97,6 % de los colombianos presentaba antecedentes de caries dental (ENSAB, 1980), hallazgo que reforzó la recomendación internacional para impementar el programa nacional de fluoración de sal a nivel nacional, afianzándose en 1984 con la aprobación de un estatuto para regular la adición de fluoruro en la sal (Colombia, 1984) en un contenido de entre180 y 220 mg F/Kg de sal, estableciendo condiciones sanitarias de producción, envasado y comercialización, con el respaldo de estudios longitudinales organizados por el Instituto Nacional de Salud de Colombia, buscando establecer el primer inventario de contenido de fluoruro en agua para consumo público (Colombia, 1990).

El manual de técnicas analíticas elaborado por el Instituto colombiano de vigilancia y control, fue desarrollado para evaluar la calidad de la sal y su contenido de yodo y fluoruro (III Estudio Nacional de Salud Bucal y II Estudio Nacional de Factores de Riesgo de Enfermedades Crónicas. Colombia, 1999). Para el año 2002, el análisis de las concentraciones de fluoruro en agua, sal y excreción en orina, ratificó la necesidad de definir competencias para controlar la exposición de fluoruros en municipios y poblaciones específicas de alto riesgo (Colombia, 2016), lo que desencadenó que desde 2012, la vigilancia de la exposición al fluoruro en el agua de abastecimiento sea ejecutada de forma rutinaria, con un continuo monitoreo a cargo del Instituto Nacional de Salud en Colombia (INS) y el Instituto Colombiano de Vigilancia y Control (Misnaza et al., 2017).

El Sistema de Vigilancia de Calidad del agua a través de los laboratorios de salud pública departamentales y distritales reportó entre los años 2012 y 2015 la presencia de valores de fluoruros superiores a 1 mg/L en el agua en diferentes ciudades colombianas, lo cual fue asociado con la presencia de fluororis dental en áreas específicas del país (Agudelo-Suárez et al., 2013). Pese a esta exposición, el Plan Nacional para la Prevención y Control de las Deficiencias de Micronutrientes en Colombia 2014 – 2021, buscando prevenir y reducir deficiencias nutricionales en la población colombiana en menores de 12 años, gestantes y mujeres en edad fértil; definió, entre las líneas de acción, la fortificación de alimentos de consumo masivo a través de yodo y fluoruro, tomando como base el Decreto 547 de 1996 del registro sanitario que regula las condiciones sanitarias, producción, empaque y comercialización de estas sustancias (Moreno et al., 2018).

De acuerdo con los datos de la exposición a fluoruros en Colombia publicados por el Instituto Nacional de Salud en el 2018, los casos de fluorosis dental fueron clasificados en la categoría de muy leve, lo cual pudo estar asociado a la ingesta involuntaria de pastas dentales con fluoruros especialmente en poblaciones que reportan contenidos de fluoruros en agua y sal según la dosis de referencia. Por otro lado, a partir de la Resolución 3280, se pretendió incrementar progresivamente las coberturas en las actividades de protección específica en niños a través de la aplicación de barniz de fluoruro, control de placa y educación (Moreno et al., 2018). Adiconalmente, recientes estudios hacen referencia a la exposición de fluoruros a través de la manipulación de algunos agroquímicos y el aumento en el consumo de ciertos alimentos incorporados en la dieta cotidiana y el consumo de sal fluorurada como elementos asociados a la presencia de fluorosis dental (Posada-Jaramillo et al., 2015; Documento técnico perspectiva del uso del flúor vs caries y fluorosis dental en Colombia, 2016). De la misma manera se ha identificado el uso de pastas dentales en niños menores de dos años, con concentraciones de fluoruro por encima de los valores recomenados (Agudelo-Suárez et al., 2013).

En Venezuela, el componente de la salud bucal presenta varios rasgos asociados a una crisis económica, que ha repercutido sobre el manejo de los programas de salud (Kornblihtt & Dachevsky, 2017). Sin embargo, los estudios epidemiológicos ejecutados en 1967 permitieron el desarrollo de proyectos de vigilancia y salud (Morón, 2008), con la adopción de normas para la yodación de agua a partir de 1993, junto con la asesoría de la OPS/OMS (Rivera & Núñez, 1998). Diferentes estudios demostraron en las comunidades rurales una disminución del índice de caries dental, tras la aplicación de fluoruro tópico de forma masiva. La introducción del fluoruro en el agua potable conllevó varios problemas técnicos y operacionales, lo que generó la decisión de implementar en 1994 el programa de la sal fluorurada, con la creación en 1993 de la Comisión Nacional de yodación y fluoruración de la sal de consumo humano y veterinario (CONFLUSAL); cuyo objetivo era regular y controlar la yodación y fluoruración de la sala, mediante una acción interdisciplinaria en los sectores productores de la industria. A partir del trabahjo de esta comisión se pudo estimar una concentración de fluoruro en la sal de 200 a 250 mg de fluoruro de potasio por Kg de sal.

Respecto al componente de la salud bucal en la población, el CONFLUSAL realizó tres talleres en 1995 y 1996, cuyas recomendaciones señalan la necesidad de actualizar los indicadores de prevalencia de caries dental y a la vez determinar la prevalencia de fluorosis dental en áreas no endémicas y su posible asociación con el consumo de fluoruro de otras fuentes distintas del agua y la sal (Morón, 2008).

El programa de fluoruración de la sal de consumo en Venezuela, forma parte de las estrategias para promover acciones preventivas a nivel nacional en cuanto a salud bucal, con el objetivo de reducir la incidencia y prevalencia de la caries dental. Durante la creación de diferentes programas para la adición de fluoruro a la sal y agua de consumo humano existieron múltiples interrupciones y el definitivo fracaso de la fluoruración de las aguas de consumo en el país, así como la ausencia de otras estrategias tendientes a la prevención de la caries dental (Rivera & Núñez, 1998). Pese a poseer una comisión reguladora, Venezuela presentó varios problemas asociados a una concentración superior a 1 mg de fluoruro de potasio por Kg de sal; programas y planes de salud bucal planteados hasta antes del año 2000, no presentaron continuidad por la falta de políticas claras (Santana et al., 2012).

Cabe destacar, que para la comercialización de la sal de consumo con fluoruro es necesario contar con concentraciones naturales de ion fluoruro en el agua menores de 0,5 mg/L. En cuanto a los efectos cariostáticos de la sal fluorurada, Rioboo (1994), señala que se ha demostrado una sustancial evidencia de su efecto preventivo. La dosis adecuada fue fijada tomando en cuenta un consumo diario de sal de 9 grs., en 90 a 300 mg F/kg de sal. Sin embargo, considera que existen ciertos inconvenientes para ajustar la dosis en grupos de edad y grupos étnicos debido a las diferencias respecto a la dieta de cada cultura y áreas geográficas, ya que existen comunidades y ciudades donde hay una mayor regulación y zonas donde nunca se ha incorporado el fluoruro tanto en el agua como en la sal de consumo (Rivera & Núñez, 1998).

Con relación a las medidas aplicadas por la CONFLUSAL, es importante considerar las diferentes concentraciones de fluoruro natural en las aguas en las diferentes regiones del país, por cuanto el no tener un conocimiento apropiado de esta situación, se dificulta el control a través de la vigilancia epidemiológica, lo cual adquiere relevancia si se considera que la falta de un control adecuado puede llevar a niveles de toxicidad crónica por exposición a fluoruros y desencadenar fluorosis dental (Morón, 2008).

En Venezuela se ha detectado esta afección en zonas cuyas aguas de consumo contienen fluoruro natural en concentraciones superiores a 0,5-1.0 mg/L, siendo este valor el establecido por CONFLUSAL como el necesario para establecer vigilancia epidemiológica de las poblaciones con riesgo de fluorosis dental; así mismo, es claro que, si estas poblaciones además consumen sal fluorurada, la situación epidemiológia tiende a incrementarse. En este punto, se considera importante la recomendación de la Organización Panamericana de la Salud (OPS) en la que se plantea que solo una fuente de fluoruración es recomendada en cada país (Morón, 2008).

En Perú, se ha intentado adicionar fluoruros al agua desde los años 50, a través de planes piloto en pequeñas zonas urbanas cercanas a la capital, intentando a partir de 1973 la aplicación masiva en la ciudad de Lima, que tardó escasos cinco meses, debido a problemas técnicos en la planta de tratamiento de agua de la ciudad. Diez años después, el país adopta la aplicación de fluoruro sistémico a través de la sal de consumo humano, determinándose como obligatoria su aplicación a nivel nacional en 1984 (Vallejos & Tineo, 2015). Años más tarde la creación del Programa Nacional de Fluorización de la Sal, auspiciado por la fundación Kellogg; entre los años 89 y 90 el programa realizó convenios con dos empresas privadas encargadas de la elaboración de sal de consumo humano. El Ministerio de Salud (MINSA) se comprometió a entregar equipos para la adición de fluoruro en la sal, con la condición de que estas empresas elaboren sal fluorurada en el país (Vallejos & Tineo, 2015). Esta normativa desencadenó un fortalecimiento de las políticas públicas de administración de fluoruro en la población (Resolución Ministerial N° 0131-85, 1985; DIGESA, 2013).

Como parte de la implementación del programa, la Organización Panamericana de la Salud (OPS), recomendó realizar dos estudios de base y dos complementarios. El primer grupo de estudios correspondía a investigaciones sobre a) caries dental y fluorosis dental, y b) niveles basales de fluoruros en la red de agua de consumo; mientras que, el segundo grupo de estudios se orientaba sobre c) niveles de excreción de fluoruros en orina en niños de 3 a 5 años de edad y d) evaluación de otras fuentes disponibles de fluoruros. El primer estudio epidemiológico nacional de caries dental realizado a inicios del programa, el cual no incluía a la fluorosis dental, presentó debilidades en cuanto a su metodología; siendo la principal el insuficiente número de muestras para la edad de 12 años (Vallejos & Tineo, 2015). Los otros tres estudios no fueron realizados, por lo cual no se dispone de dicha información. La fundación Kellogg al no observar avances en el programa, decide no continuar con los desembolsos, habiendo cumplido hasta finales de los 90' con la entrega del 60 % del total ofrecido (Vallejos & Tineo, 2015).

Los intentos por fortalecer la fluoruración de la sal de consumo, se dieron en forma irregular durante los años posteriores, donde se desconocía si las empresas productoras cumplían con la adición de fluoruro a la sal 200 mg F/kg de sal y si las zonas de distribución incluían localidades donde el fluoruro en agua superaba el máximo recomendado 1.0 mg/L. En la última década el número de empresas se redujeron de 60 a 17, considerando a estas últimas, las únicas que cumplen la formalidad de tener el Registro Sanitario

Vigente otorgado por el MINSA y la Actividad Tributaria Activa otorgado por el ente recaudador de impuestos del país - SUNAT. Sin embargo, existen otras 17 empresas con Registro Sanitario Vencido, pero con Actividad Tributaria Activa (Vallejos & Tineo, 2015).

De la totalidad de empresas formales, el 82,4 % se encuentran a lo largo de la costa del país y las restantes ubicadas en la sierra sur, siendo la de mayor volumen de producción la ubicada en la capital Lima. El proceso de implementación de un programa de fluoruración de sal, ha sido clara y ampliamente detallado por la Organización Panamericana de la Salud (OPS). No obstante, la descripción histórica de este proceso en el Perú ha evidenciado algunas debilidades del ente rector en salud, que están por encima del mismo efecto benéfico del fluoruro en la prevención de la caries (Vallejos & Tineo, 2015). Entre otros aspectos se pueden identificar; el pobre desempeño del sistema de salud peruano, la débil institucionalidad del MINSA y los escasos procesos de capacitación desarrollados en el país. En 1999, se inició un proyecto de fluoruración de la leche, en un distrito de la ciudad de Trujillo, en la costa norte del país, financiado por la Borrow Dental Milk Fundation. El proyecto se asociaba al programa gubernamental del "vaso de leche" y estuvo dirigido a niños menores de seis años de edad. La leche fue suplementada con 0,25 mg de fluoruro y era preparada y distribuida en los "clubs de madres" del distrito, pero en el 2004, el proyecto fue detenido (Vallejos & Tineo, 2015).

Las acciones más frecuentes desarrolladas en el campo de la salud pública, utilizan fluoruros de uso tópico, al parecer en la búsqueda del mismo impacto logrado por los fluoruros de exposición masiva; conllevando así, a que muchos programas, proyectos y campañas dirigidos a diversas poblaciones incorporen estos esquemas sin considerar su costo-efectividad y la factibilidad para su implementación (Vallejos & Tineo 2015). El año 2001, el MINSA publicó la norma que regula la adición de fluoruros a las pastas dentales y enjuagatorios. El uso de pastas dentales fluoruradas fue fomentado por iniciativa de las empresas productoras. A esto se sumó un gran impulso a partir de 1995, a consecuencia de un convenio suscrito entre el Colegio Odontológico del Perú (COP) y una empresa privada fabricante de pastas dentales, mediante el cual, esta última hacia entrega de 100000 kits dentales anuales y el COP se comprometía a distribuir dichos productos en todo el país convirtiéndose de esa forma la entrega de los kits en la principal actividad preventiva desarrollada por el COP durante los siguientes 15 años (Vallejos & Tineo, 2015).

En el año 2007 el plan Nacional Concertado de Salud recupera la agenda con el objetivo de tratar las necesidades de la atención bucal en el país, empezando por regular la adición del fluoruro a la sal de consumo humano y la aprobación de pastas dentales fluoruradas sin un mecanismo de supervisión en el control de calidad de estos productos. A través de decreto #454-2001, se declara que las empresas productoras de sal, pastas dentales y colutorios están obligadas a adicionar fluoruro (Chica et al., 2017).

El sistema de salud en Bolivia está formado por los sectores públicos y de seguridad social, regulación sectorial, emisión de políticas y normas nacionales y su aplicación (OPS, 2000). Respecto al fluoruro, en el año 1994 se creó un programa de adición a la sal de consumo humano; entre 1994 y 1995 se realizaron varios estudios de la sal fluorurada y la concentración de fluoruro en el agua, además de estudios sobre empresas salineras en el país. La Secretaría Nacional de Salud emitió la resolución secretarial No. 0628 en julio de 1996, declarando prioritaria la fluoruración de la sal, con una concentración de 200 a 250 mg F/Kg de sal, de acuerdo a las recomendaciones emanadas por la OPS, subsidiando al grupo madre-niño en estas estrategias. El programa de fluoruración de la sal de mesa ha presentado varios inconvenientes, desde agosto del 2002, ya que únicamente una salinera produce sal fluorurada en el país, con una concentración por debajo de la dosis recomendada (OPS, 2000).

En 1973, el Ecuador, consigue el presupuesto para el desarrollo de programas de agua potable fluorurada. (Ministerio de Salud Pública, 2009); sin embargo, en 1974 se establece el Programa Nacional de Fluoruración, con la incorporación de fluoruro en el agua de las ciudades de mayor importancia en el país, con una cobertura del 59,7 % en áreas urbanas y de 27,7 % en áreas rurales hasta 1986. Tomando en consideración el estudio del Contenido Natural de fluoruro de los Abastecimientos de Agua, varias comunidades de las provincias de Cotopaxi (1,4 mg/L a 2,5 mg/L), Tungurahua (1,7 mg/L a 2, 7 mg/L) y Chimborazo (2 mg/L) poseen concentraciones de fluoruross en el agua superiores a los niveles óptimos establecidos. Datos que concuerdan con estudios epidemiológicos realizados en 1986 y 1996 (Ruiz et al., 1996). Actualmente la cantidad considerada de fluoruro a añadir en el agua es de 10-20 mg / día, equivalente a 5-10 mg/L, valor que puede ser modificado por el

Ministerio de Salud Pública (MSP) de acuerdo a estudios epidemiológicos (Campos, 2018).

El programa de fluoruración de la sal de mesa como medida alternativa para la prevención de la caries dental establece el Reglamento de la Ley de Yodización de sal para el consumo humano que se encuentra vigente desde 1996, modificado en abril de 2010; que describe en el Art. 7 que toda sal que se produzca en el país, para consumo humano directo, de mesa y cocina, debe ser yodada y fluorurada previo a su expendio; y además, el Art. 12 señala que la sal de consumo humano debe ser fluorurada con concentraciones de entre 200 a 250 mg F/Kg sal. En el Art. 23 la sal yodada-fluorurada, no se debe consumir o comercializar en las áreas donde exista en el agua de consumo humano niveles de fluoruros mayores a 0,7 mg/L; por tal motivo, las provincias mencionadas son excluidas del programa (Reglamento de la Ley de yodización de sal para el consumo humano, 2010).

En el año 2009 se establece el Plan Nacional de Salud Bucal, que vigila el consumo y uso adecuado de fluoruros de exposición sistémica y tópica a través del Programa Nacional de fluoruración de la sal de consumo humano, que monitorea la comercialización en zonas identificadas como de riesgo. Como método de prevención sugiere la implementación del uso apropiado de fluoruros tópicos, pasta dental fluorurada, barniz o gel fluorurado (Ministerio de Salud Pública-MSP, 2009). Frente a ello el Ministerio de Salud Pública elabora una guía de práctica clínica que recomienda el uso de pasta dental con fluoruro en niños de dos a tres años, además del inicio del cepillado con pasta fluorurada en niños de seis meses; sin embargo, en ninguna de las dos situaciones indica la concentración de fluoruro recomendada. (Ministerio de Salud Pública, 2015). No obstante, el MSP también maneja protocolos de promoción y educación de salud bucal, recomendando que niños preescolares de tres a cinco años de edad usen pasta dental fluorurada con concentraciones de fluoruros de 500 mg/L, y una cantidad de 0,15g (grano de lenteja) en la mañana y noche. En cuanto a los escolares de seis a 14 años se recomienda el uso de pasta dental que contenga 1000 mg/L y con criterio de riesgo la topicación de fluoruro en barniz (Ministerio de Salud Pública, 2014). En este sentido, es claro que no existe una efectiva vigilancia de la concentración del fluoruro en los productos de higiene bucal (Masson et al., 2019).

La legislación de fluoruros en Brasil inicia en 1952 con la fluoruración del suministro público de agua potable. Se promulgó una ley 3215 en la

Asamblea Legislativa, que determinó la obligatoriedad de la Fluoruración de las aguas del estado. En la segunda mitad de los años setenta, aunque se habían implementado programas verticales a nivel nacional, inicia el Programa de Prevención de Caries y Cáncer de Boca y el intento de fluoruración del abastecimiento público de agua por parte del Servicio Especial de Salud Pública (Sobrinho, 2019). No obstante, 1974 se aprueba la Ley 6050, que obliga a la fluoruración en localidades con tratamiento de agua con un nivel máximo permitido del ion fluoruro de 1,5 mgF/L. Esta ley se mantiene vigente y ahora abarca a gran parte de la población brasileña, a diferencia de Sao Paulo que establece valores de 0,6 a 0,7 mgF/L (Brasil, 2010).

La Investigación Nacional de Saneamiento Básico determinó que solo el 60,6 % de los municipios brasileros adicionan fluoruro en la concentración permitida y no existe un sistema público para consultas sobre esta concentración adicionada (Sobrinho, 2019). Así mismo, en 1990-1991 la División Nacional de Salud Bucal se dedicó al Programa Nacional de Control de Caries mediante la estrateia de Fluoruración de la sal, pero sin grandes repercusiones. Es por eso que los programas nacionales de salud bucal iniciados se suspendieron y ningún documento posterior referenció la política de salud bucal a nivel federal (Da Costa et al., 2020).

La Política Nacional de Salud Bucal y el Programa "Brasil Sonriente" se establece en el año 2003, entregando kits de limpieza bucal y tratamiento del agua de consumo público, sin indicar las concentraciones de fluoruro en las dos situaciones. El programa reporta una cobertura poblacional cercana al 40 %; por tanto, gran parte de la población no acceden a los servicios de salud bucal (Da Costa et al., 2020).

La fluoruración de las aguas fue discutida en tres conferencias nacionales de salud bucal del país, en 1986, 1993 y 2004. El vehículo para adicionar el fluoruro fue una de las prioridades de la Política Nacional de Salud Bucal, en las cuales se reasalta un parágrafo específico para el tema; "se entiende que el acceso al agua tratada y fluorurada es fundamental para las condiciones de salud de la población. Así, vehiculizar políticas públicas que garanticen la implementación de la fluoración de las aguas, la ampliación del programa a los municipios con sistemas de tratamiento, es la forma con mayor alcance y socialmente justa para el acceso al flúor. En este sentido, desarrollar acciones intersectoriales para ampliar la fluoración de las aguas en Brasil es una prioridad gubernamental, garantizándose la continuidad y los niveles adecuados en los términos de la ley 6.050 y las normas complementarias, con la creación y/o desarrollo de sistemas de vigilancia compatibles" (Ferreira, 2010). En 2004, el gobierno brasilero rechazó un proyecto de ley que procuraba suspender la fluoruración de las aguas porque consideraron que el método alcanza a gran parte de la población, siendo extremadamente importante en regiones donde los habitantes tienen poco acceso a otros métodos preventivos (Ministerio de Sanidad, 2011). Es por eso que la fluoruración del agua de distribución pública es claramente una estrategia de intervención sobre la caries dental. Sin embargo, su adopción no ha alcanzado el alcance universal deseado desde su aplicación, a pesar de más de cinco décadas de expansión progresiva en Brasil (Ferreira, 2010).

En el año 2011 el Centro Colaborador del Ministerio de Salud en vigilancia de la salud bucal de la Facultad de Salud Pública, Universidad de Sao Pulo emitió un consenso técnico de clasificación de los niveles de fluoruros en aguas de abastecimiento público, basado en el riesgo mínimo de desarrollo de fluorosis dental. El país posee áreas con niveles elevados de fluoruros, especialmente en zonas rurales que sobrepasan 1 mg/L. De igual forma, niveles elevados de fluoruro de 2 mg/kg fueron encontrados en la cebada o en el arroz (Ministerio de Sanidad, 2011). En este sentido, se ha considerado necesario optimizar el método de fluoruración en localidades menos desarrolladas, donde difícilmente hay acceso a barnices, geles u otros productos con fluoruro por parte de los habitantes (Universidad de Sao Paulo, 2011).

De manera general, los fluoruros pueden encontrarse en varios productos, como dentífricos e incluso en alimentos industrializados, teniendo una mayor y más diversificada disponibilidad del ion fluoruro. No obstante, hoy día se le ha dado una mayor relevancia a la exposición sistémica proveniente del contenido de fluoruro en las aguas de abastecimiento (Ministerio de Sanidad, 2011). De igual forma, Brasil es considerado el segundo país con la mayor cobertura de fluoruro en el agua, después de EE. UU. (Universidad de Sao Paulo, 2011).

En Chile como en otros países en el mundo la caries dental es una de las principales patologías bucales y para las cuales los gobiernos han implementado una serie de políticas para ayudar a reducir su incidencia. Según algunos estudios, la prevalencia de caries dental en escolares chilenos de seis años es del 70,36 % (Olivares-Keller et al., 2013). Al igual que otros países Chile optó también por la implementación de la fluoruración del agua potable en el año 1953, realizando un plan piloto que inició en Curicó. Después este se propagaría a otras 73 comunidades más cubriendo hasta el 58 % de la población hasta el año 1977 que se suspendió. Para el año de 1986 se retomó la fluoruración del agua en Valparaíso con una cobertura en 14 de las 15 regiones (Romero et al., 2017). En la actualidad se conoce que aproximadamente el 82 % de la población urbana tiene cobertura con el programa de fluoruración del agua potable (Ministerio de Salud Gobierno de Chile, 2018).

Con base en estudios epidemiológicos nacionales y a la temperatura ambiental, el Ministerio de Salud de este país evaluó el nivel óptimo de fluoruro por región con el cual se estimaba obtener los resultados requeridos para la reducción de caries dental y a su vez disminuir los posibles riesgos de fluorosis (Ministerio de Salud Gobierno de Chile, 2018). Los niveles recomendados de fluoruros para las aguas en Chile son de 0,6 a 1,0 mg/L, con un máximo de 1,5 mg/L (Romero et al., 2017).

Otro de los programas incluidos en Chile es la fluoruración de la leche en escuelas rurales que no cuentan con agua potable fluorurada. Este programa de Alimentación Escolar (PAE) entrega leche fluorurada a escolares de primero a octavo de básica. La leche contiene una concentración de 3,5 a 4,25mg/L de fluoruro, por lo que la cantidad de fluoruro aportado por una porción habitual de 200mL de leche es de 0,63-0,85mg^3 (Romero et al., 2017).

Con respecto a los efectos adversos, se realizaron estudios para determinar los efectos como la fluorosis dental. Se obtuvieron resultados de prevalencia del 48 %, incluyendo cualquier nivel de severidad distinta a la normal en zonas con concentraciones de fluoruros de 1,0 mg/L. Por su parte, la fluorosis dental de consideración estética tiene una prevalencia del 12,5 % (Ministerio de Salud Gobierno de Chile, 2018). A pesar de estos reportes, la evidencia científica en Chile no ha sido suficiente para evaluar el impacto de la fluoruración del agua sobre la salud bucal de la población (Olivares-Keller et al., 2013).

En Argentina se han realizado varios estudios sobre la concentración de fluoruros en el agua de consumo. En el año 1975 se aprobó la ley 21172-75 que dispuso la fluoruración o defluoruración de las aguas de abastecimiento público en todo el país; este programa proveía de silicofluoruro de sodio a las provincias con plantas potabilizadoras con la finalidad de poner en marcha la política pública de prevención de la caries dental (Honorable Congreso de la Nación Argentina, 1975).

Las provincias de misiones, Río Negro, Tucumán y Santa Fe implementaron de igual manera planes de fluoruración en el agua de consumo a partir de la ley de 1975. Pero en Tucumán no se han ejecutado esos planes (Durán et al., 2017). En el año 1980 la provincia de Tucumán realizó un estudio sobre el contenido de fluoruros en el agua, se analizaron 147 muestras de agua de consumo público en donde se encontró un rango entre 0,24mg/L y 0,43 mg/L (Durán et al., 2017).

Por su lado la provincia de Santa Fe empezó con este plan desde el año 1969 constituyéndose en una de las primeras ciudades de Latinoamérica en la fluoruración del agua (Dirección Provincial de Odontología, Ministerio de Salud, 2010). A partir de septiembre del año 2007 se encuentra suspendida la provisión de sales por parte del Ministerio de Salud de esta nación.

En la ciudad de San José del Rincón en Santa Fe Argentina se realizó un estudio para el uso de comprimidos de fluoruros y de sal común fluorurada que fueron administradas en niños preescolares que no tenían acceso al agua potable, obteniéndose resultados eficaces sin mayores inconvenientes (Borlle, 1966).

Se han realizado varios estudios para determinar la incidencia de la fluorosis dental en distintas partes de la nación, uno de los estudios fue realizado en la provincia de Córdova cuyos resultados indicaron que el consumo de agua con niveles elevados de fluoruro por tiempo prolongado en los primeros años de vida es causante de la fluorosis dental (Gallará & Piazza, 2011).

En Uruguay la caries dental es una de las patologías de mayor prevalencia debido a deficientes hábitos de higiene bucal y a la baja frecuencia de atenciones odontológicas tempranas. En muchos países se han incrementado políticas de fluoruración del agua o la sal que contribuyen en la disminución de la prevalencia de caries dental. Sin embargo, en Uruguay no se presentan políticas definidas en salud bucal hasta el año 2000 (OPS, 2006).

El Ministerio se Salud de este país ha establecido una serie de actividades para mejorar esta situación, dentro de estas situaciones se encuentra la implementación de acciones de prevención por medio del uso de fluoruros en pastas dentales, enjuagues y aplicaciones tópicas. En este plan se propone entregar kits de cepillo y pasta dental a todos los niños de la población de estudio tres veces por año, realizando una supervisión para monitorear los avances y necesidad de correcciones (OPS, 2006).

En el año 2005 se creó el Programa Nacional de Salud Pública Escolar para impulsar la educación, promoción y asistencia odontológica a escolares de todo el país. Se crearon hábitos saludables en edades tempranas, se promovió el autocuidado y la importancia de una alimentación saludable. En este mismo año dentro de este plan de prevención se administraron colutorios fluorurados semanales por parte de las maestras a los niños (Bécquer-Águila & Gispert-Abreu, 2017).

En Uruguay se promovió la fluoruración del agua, pero al no llevarse a cabo tal medida, la fluoruración de la sal pudo verse como una medida alternativa eficaz, esto soportado por las experiencias de países como Suiza, Colombia, Hungría y Costa Rica (OPS, 2006). En ese marco, en los años 91 y 92, se realizó una encuesta a nivel nacional con 3400 niños escolares de 12 años. Los resultados fueron que los niños de esa edad tenían una experiencia de caries dental de 4,1 y que comparado con estudios en otros paises y de acuerdo con parámetros que estableció la OMS se tiene un estimativo poblacional moderado. Sin embargo, en las zonas de alta pobreza los indicadores de caries dental se incremntaron (OPS, 2006).

El programa de la fluoruración de la sal inició en 1991 presentando un desarrollo lento por no poder acceder a los fondos gubernamentales. Siete años de experiencia llevaron a un control de las empresas salineras y a un estimativo del consumo total de sal, el cual se ha mantenido más o menos estable. Actualmente se tienen datos de un consumo de 75 % de sal fluorurada en relación con la sal no adicionada. En 1996 se hizo una encuesta en más de 1000 niños de 12 años que daba una diferencia muy importante en la reducción de caries con un COPD de 4,1 a 2,5. Esta mejoría fue atribuida a la sal fluorurada y también al consumo de dentífricos fluorurados. Actualmente existe un programa del MSP en las escuelas y un aumento en la promoción de los temas de salud bucal (OPS, 2006).

En Paraguay la salud bucal era muy subvalorada debido a que había mayor prevalencia de extracciones dentales por encima de procedimientos preventivos; se realizaban charlas educativas y uso de enjuagues bucales con fluoruros en escolares, pero estos no tenían el adecuado control y seguimiento (Caballero-García & Flores-Alatorre, 2012).

En el año 1959 se inicia la fluoruración del agua en Paraguay, la misma que solo se mantivo un par de años. Paraguay como otros es un país con alta prevalencia en caries dental en el que se recomendaría la fluoruración del agua y la sal. Pero existen zonas con elevadas concentraciones de flupruros en el agua en forma natural que ha producido efectos adversos. En 1949 en la ciudad de Concepción se reportan casos de pacientes con piezas dentarias de color blanco tiza. Para 1998 se registran localidades que presentan naturalmente concentraciones de fluoruros igual o mayor de 1,5 mg/L, llegando incluso a valores de 8 mg/L. En 2002 se mostró una frecuencia de 50 % de fluorosis dental en niños de 12 años y en el caso de otra zona como Loreto se presentó una prevalencia del 86 % (Núñez, 2018).

La Dirección de Salud Bucodental del MSP y BS ha desarrollado líneas de investigación por medio de proyectos de desarrollo multidisciplinarios para determinar la frecuencia de fluorosis dental y la identificación de fuentes de agua con bajas concentraciones de fluoruros. Además, se trabaja en proyectos para evaluar el mejor sistema de agua para proveer a los ciudadanos los beneficios de la prevención de caries dental y la disminución de la fluorosis dental con la concentración adecuada de fluoruros (Núñez-Mendieta, 2011).

De acuerdo con la Norma Paraguaya NP 24 001 80 "Agua Potable", la concentración máxima permitida para el fluoruro es de 1,5 mg/L. Así también, la OMS recomendó en 1984 establecer un valor de 1,5 mg/L-1 como umbral para el agua de consumo humano, por debajo del cual son despreciables los efectos negativos de la ingesta de fluoruros. Sin embargo, se considera que este valor es orientativo y debe adaptarse a las condiciones personales y locales, tales como edad, dieta y clima (Núñez, 2018).

En el Paraguay, las localidades que presentan de forma natural concentraciones de fluoruros igual o mayor a 1,5 mg/L-1 se encuentran en los Departamentos de Alto Paraná, Concepción, San Pedro y Paraguarí. En la ciudad de Concepción en 1949 se registró la presencia de pacientes en cuyas piezas dentarias se observaba el característico color blanco tiza. Según una investigación realizada el 86 % de los escolares evaluados en Loreto presentó fluorosis dental en algún grado, identificándose que la población distrital aún carece de servicios públicos fundamentales y se registra una alta tasa de pobreza. Con base en estos antecedentes, se han realizado otros estudios para generar mapas de isolíneas de concentración de fluoruros a fin de determinar su distribución espacial procedente del agua subterránea de pozos situados en el distrito de Loreto, incluyendo la determinación de la posición geográfica de cada punto (Caballero-García & Flores-Alatorre, 2012).

Paralelamente se ha determinado la concentración de calcio sérico de los pobladores para buscar si existía o no una relación entre la presencia de fluoruro en el agua de consumo de estos pobladores y el calcio sérico. La realización del estudio ha proporcionado información relevante acerca de los sitios que presentaron elevadas concentraciones de fluoruro en el agua subterránea, causante del elevado porcentaje de fluorosis dental en los niños residentes en el distrito de Loreto, además los niveles de calcio sérico se encontraron por debajo del límite de referencia, lo cual pudo deberse a la baja ingesta y a la alta concentración de fluoruro (Caballero-García & Flores-Alatorre, 2012).

4.4 Bibliografía

Agency for toxic substances and disease registry. Public Health Statement Fluorides. 2003. [https://www.atsdr.cdc.gov/es/phs/es_phs11.html].

Aguilar-Díaz, F.C., Morales-Corona, F., Cintra-Viveiro, A.C, De la Fuente-Hernández, J. 2017. Prevalencia de fluorosis dental reportada en México 2005-2015: revisión de la literatura. Salud Pública Mex. 59, 306-313. http://doi.org/10.21149/7764.

Agudelo-Suárez, A.A., Martínez-Flórez, L.M., Madrid-Gutiérrez, L.M., Vivares-Builes, A.M., Rocha-Buelvas, A. 2013. Panorama de la fluorosis dental en Colombia: una revisión exploratoria de la literatura. Univ Odontol. 32(68), 133-145. [https://revistas.javeriana.edu.co/index.php/revUnivOdontologica/article/view/SICI%3A%202027-3444%28201301%2932%3A68%3C133%3APFDCRE%3E2.0.CO%3B2-Q]

Analisis costo-beneficio para el desarrollo de un programa nacional de fluoración de la sal en Honduras. 1996. [https://www.paho.org/hq/dmdocuments/2009/OH_HON_CostBenProgFluo rSal1996.pdf].

Aprueba las normas de adición del flúor a la sal de consumo humano. 1985. Resolución Ministerial N° 0131-85- SA/DVM. [http://bvs.minsa.gob.pe/local/minsa/384_PROG79.pdf].

Báez, R.J., Marthaler, T.M., Báez, M.X., War Peha, R.A. 2010. Urinary fluoride levels in Jamaican children in 2008, after 21 years of salt fluoridation. Schweiz Monatsschr Zahnmed. 120 (1), 21-28.

Bécquer-Águila, J.L., Gispert-Abreu, E.Á. 2017. Un acercamiento a la salud bucal. Revista Cubana de Estomatología. 54(3), 333–340.

Beltran, M. 2012. Investigar las consecuencias del efecto acumulativo del Flúor, Una necesidad imperante de la profesión odontológica. Revista Colombiana de Investigación en Odontología. 3(7), 55-72. doi:https://doi.org/10.25063/21457735.86

Beltrán-Aguilar, E.D., Barker, L., Dye, B.A. 2010. Prevalence and severity of dental fluorosis in the United States, 1999-2004. NCHS Data Brief. (53), 1-8.

Belize. 2017. National Strategy and Action Plan of non-Communicable Diseases, 2013-2023. Ministry of health. Belize, Central America. Available from: [http://www.thewhpca.org/resources/item/belize-national-plan-of-action-for-the-prevention-and-control-of-non-communicable-diseases-2013-2023].

Belize. 2007. Belize National Standard Specification for Salt - BZ17. Belize Bureau of Standards. Available from: [https://extranet.who.int/nutrition/gina/sites/default/files/BLZ%202007%20 National%20Standard %20Specification%20for%20Salt.pd].

Brasil. 2010. Lei no 6.050, de 24 de maio de 1974. Dispõe sobre a fluoretação da água em sistemas deabastecimento quando existir estação de tratamento. Disponível: [http://bit.ly/2phxYSW].

Caballero-García, C. and Flores-Alatorre, J. 2012. Evaluación del Programa: "Salvemos al Primer Molar" y la estrategia PRAT del Ministerio de Salud Pública y Bienestar Social del Paraguay. 68.

Cajouste-Tony, J.P., Yanick, S., Tatiana, C., Islande, L., Evens, E. 2013. Health risk assessment of fluoride in drinking water: a case study from Arcahaie and Cabaret (Haiti). Available from: [https://www.researchgate.net/publication/256077103_Health_risk_assessm

ent_of_fluoride_in_drinking_water_a_case_study_from_Arcahaie_and_Cab aret_Haiti_poster August; 2013].

Campos, F. 2018. Observatorio Ibero-Americano de Políticas Públicas en Salud Bucal. Facultad de Odontología.

Colegio Odontológico del Perú. 2005. Análisis del convenio entre el Colegio Odontológico del Perú y la empresa Colgate Palmolive del Perú. Informe de los miembros de la Comisión de Salud Bucal del COP. Lima. Perú.

Consulta de Registros Sanitarios de Alimentos. Dirección General de Salud Ambiental-DIGESA. 2006. Expedientes/Consulta_Registro_Sanitario.aspx. Disponible en: [http://www.digesa.minsa.gob.pe/Expedientes/Consulta_Registro_Sanitario. asp].

Cabrera-Melgar, J.C. 1979. Evaluación del programa de fluoruración de EMPAGUA por medio de la estimación de fluoruro, a través de la determinación de la concentración de fluoruro en la orina, en escolares del nivel primario, inscritos en 1998 en escuelas públicas y privadas que son abastecidas por el agua de EMPAGUA. [tesis Cirujano Dentista]. Universidad de San Carlos de Guatemala Facultad de Odontología; Guatemala.

Caparó, E. 2015. Programa de fluoruración en Cuba. Informe presentado al Departamento de Estomatología del MINSAP. Ciudad Habana.

Chica-Alva, M.L., Pérez-Lázaro, W., Loayza-Altamiran, J., Huapaya-Jurado, F. L. 2017. Observatorio de los Recursos Humanos (Internet). Disponible en: [http://bvs.minsa.gob.pe/local/MINSA/4559.pdf].

Clark, C. 1994. Trends in prevalence of dental fluorosis in North America. Community Dent Oral Epidemiol. Jun;22(3), 148-52 [https://onlinelibrary.wiley.com/doi/pdf/10.1111/j.1600-0528.1994.tb01832.x].

Colombia. República de Colombia, Ministerio de Salud. 1984. Decreto 2024 of 1984. [http://www.suin-juriscol.gov.co/viewDocument.asp?ruta=Decretos/1387659].

Colombia. República de Colombia. 1990. Instituto Nacional de Salud de Colombia. Inventario del contenido natural de flúor en las aguas para consumo público. [http://idsn.gov.co/site/web2/images/documentos/salud_oral/perspeuso-fluor_msps_ins.pdf].

Colombia. República de Colombia. 1998. III Estudio Nacional de Salud Bucal – ENSAB III y II Estudio Nacional de Factores de Riesgo de

Enfermedades Crónicas – ENFREC II Tomo VII – Estudio Nacional de Salud Bucal. Colombia, 1999. https://www.visitaodontologica.com/archivos/archivos-normas/Salud%20Publica_P_y_P/II_Estudio_Nacional_Salud_Bucal.pdf.

Colombia. Ministerio de Salud de Colombia. 1999. Estudio Nacional de Salud Oral, Morbilidad Oral. 1977-1980. [https://www.visitaodontologica.com/archivos/archivos-normas/salud%20publica_P_y_P/II_estudio_nacional_salud_bucal.pdf].

Colombia. Ministerio de Salud y Protección Social. 2016. Foro de Evaluación y Perspectiva del uso de Flúor en programas de Salud Pública, para el control de Caries dental y el control de Intoxicación crónica, como insumo para la formulación de Política Publica en Colombia. [https://www.minsalud.gov.co/sites/rid/Lists/BibliotecaDigital/RIDE/VS/PP/ENT/relatoria-foro-fluor.pdf].

COMIECO – COMIENSA. Reglamento Técnico Centroamericano Sal fortificada con Yodo y Flúor. 2012. Documento en Construcción. COMIECO y COMIENSA. Available from: [http://pp.centramerica.com/pp/bancofotos/315-15252.pdf].

Costa Rica. Yodación de sal en Costa Rica: una experiencia de aprendizaje. 2013. Ministerio de Salud, República de Costa Rica / Fondo de las Naciones Unidas para la Infancia (UNICEF), San José, Costa Rica, Available from: [https://www.ministeriodesalud.go.cr/index.php/biblioteca-de-archivos/centro-de- informacion/material-publicado/buenas-practicas-en-salud/experiencia-yodacion-de-la-sal- cr/documento-yodacion-de-la-sal-en-costa-rica/1899-yodar-la-sal-una-politica-de-salud-la- experiencia-de-costa-rica/file].

Costa Rica. Reforma Norma Oficial para la Sal de Calidad Alimentaria N° 21344. 1992. Para la Prohibición de la comercialización de Sal con Flúor en las comunidades afectadas por altos niveles de flúor en el agua de consumo humano de la República de Costa Rica. Available from: [https://extranet.who.int/nutrition/gina/sites/default/files/COR%201989%20Decreto%2030032- S.pdf].

Costa Rica. Informe anual: Vigilancia de la concentración de fluoruro en el agua de consumo humano. 2014. [https://www.inciensa.sa.cr/vigilancia_epidemiologica/informes_vigilancia/2017/Salud%20Oral/Informes%20de%20vigilancia%20Fluoruro%20en%20 Agua%202014.pdf].

Department of Health and Human Service (HHS) 2015. Public Health Service recommendation for Fluoride Concentration in Drinking Water for Prevention of Dental Caries. Federal Register. 80 (84), 24936-24947.

Documento técnico perspectiva del uso del flúor vs caries y fluorosis dental en Colombia. 2016. [https://www.minsalud.gov.co/sites/rid/Lists/BibliotecaDigital/RIDE/VS/PP /ENT/perspectiva-uso-fluor.pdf].

Da Costa-Junior, S., Concha, X., Neves, F. 2020. Brasil y su política nacional de salud bucal. Odontol. Sanmarquina. 23(4), 479-486. Disponível: http://dx.doi.org/10.15381/os.v23i4.19106.

Dirección Provincial de Odontología, Ministerio de Salud, P. de S. F. 2010. Fluoración de aguas. 5. [https://aplicaciones.msp.gob.ec/salud/archivosdigitales/documentosDirecci ones/dnn/archivos/NORMAS%20Y%20PROCEDIMIENTOS%20DE%20A TENCI%C3%93N%20EN%20SALUD%20BUCAL%20%20I%20%20NIV EL.pdf].

Durán, R.A., Durán, E.L., Ojeda, G.J., Castellanos, W.A. 2017. Distribución geográfica de fluoruros en el agua de red de abastecimiento público en la provincia de Tucumán, Argentina. Salud Colectiva. 13(1), 105– 122. [https://www.scielosp.org/pdf/scol/2017.v13n1/105-122/es].

Estrategias Regionales de Salud Oral. Programa de Salud Oral de la OPS/OMS. 2000. [https://www3.paho.org/hq/index.php?option=com_content&view=article&i d=1127:oral-health-program&Itemid=675&lang=es].

El Salvador. Ministerio de Salud. 2015. Política Nacional de Salud 2015-2019. [https://data.miraquetemiro.org/sites/default/files/documentos/Pol%C3%AD tica_Nacional_de_Salud_2015_2019.pdf].

El Salvador. Decreto 028 del 2018 de la República de El Salvador. 2018. Reforma al Reglamento de la Ley de Yodación de Sal. file:///Users/anitarmas/Downloads/Decreto_28-2018%20(2).pdf.

El Salvador. Decreto 955 de la Asamblea legislativa de la República de El Salvador. 1998. Código en Salud. [http://extwprlegs1.fao.org/docs/pdf/els77285.pdf].

Estudio epidemiológico de salud bucal en niños de 6,7,8,12 y 15 años de escuelas y colegios públicos de Nicaragua. 1999. [https://iris.paho.org/handle/10665.2/35786].

Estupiñan-Day, S.R., Báez, R., Horowitz, H., Warpeha, R., Sutherland, B., Thamer, M. 2001. Salt Fluoridation and dental caries in Jamaica. Community Dent Oral Epidemiol. 29 (4), 247-52.

Food and Drug Regulations. 2020. [https://laws.justice.gc.ca/eng/regulations/C.R.C.,_c._870/page-153.html].

Ferreira, J., Capel, P. 2010. Dental health policies in Brazil and their impact on health inequalities. Rev Saúde Pública. 44(2), 136.

Gallará, R., Piazza, L. 2011. Fluorosis endémica em zonas rurales del norte y noroeste de la Provincia de Córdoba, Argentina. Rev. Salud Pública (Córdoba). 40–48. https://doi.org/10.31052/1853.1180.v15.n1.7010.

García-Pérez, A., Irigoyen-Camacho, M.E., Borges-Yáñez A. 2013. Fluorosis and Dental Caries in Mexican Schoolchildren Residing in Areas with Different Water Fluoride Concentrations and Receiving Fluoridated Salt. Caries Res. 47, 299-308.

García-Melián, M., Sosa, M., Cuéllar, L., Rodríguez, L., Cangas-Rancaño, R. 2002. Sistema de vigilancia de fluoruro en aguas de consumo en Cuba. Rev Cubana Hig Epidemiol. 40(2). Available from: [http://scielo.sld.cu/scielo.php?script=sci_arttext&pid=S1561-30032002000200009].

Girón-Álvarez, B.E., Márquez-Hernández, R.V., Sermeño-Camacho, K.J. 2005. Presencia y concentración de Flúor en las marcas de sal distribuidas en el Salvador. Crea Ciencia –Universidad Evangélica de El Salvador, Available from:
[http://dsuees.uees.edu.sv/xmlui/bitstream/handle/20.500.11885/104/Presen cia%20y%20concentra ci%C3%B3n%20de%20fl%C3%BAor%20en%20las%20marcas%20de%20 sal%20distribuidas%20en%20El%20Salvador.pdf?sequence=1&isAllowed= y].

González, A.M., Noguera, A., Sánchez, R. 1989. Informe final de la Encuesta Nacional sobre Salud Bucal en los Escolares de Guatemala, Instituto de Nutrición de Centro América y Panamá (INCAP) y Facultad de Odontología de San Carlos de Guatemala. [http://www.incap.int/index.php/es/publicaciones-conjuntas-con-otras-instituciones/169-conasabu-mspas-usac-ops-oms-e-incap-informe-concentracion-fluor-yodo-en-sal-2016/file].

Guatemala. Municipalidad de Guatemala. 2015. Empresa Municipal de Agua. Programa de incorporación de fluoruro al agua de consumo de la ciudad de Guatemala. Guatemala: la Municipalidad, p. 3. [https://iris.paho.org/bitstream/handle/10665.2/52824/INFORME%20FINA

L%20DE%20INVESTIGACION%20%202014-2015.pdf?sequence=1&isAllowed=y].

Honduras. Secretaria de Estado. 2005. Plan Nacional de Salud 2021. Honduras Available from: [https://extranet.who.int/nutrition/gina/sites/default/files/HON%202021%20 Plan_nacional_2021.pdf].

Haiti Salt Program: Salt processing plant dedicated in Haiti by Stephanie Healey at the Office of Provost News University of Notre Dame. 2015. Available from: [https://science.nd.edu/news/salt-processing-plant-dedicated-in-haiti/].

Honduras. Boletín oficial Presidencia de la Republica de Honduras. 2017. Tegucigalpa, Honduras. Available from: [https://www.presidencia.gob.hn/index.php/inversion/1977-impulsar- la-produccion-nacional-de-alimentos-es-prioridad-para-el-gobierno].

Honduras. Ministerio de Salud Pública. 1997. Estudio epidemiológico de salud bucal en escolares de escuelas públicas, menores de 15 años. Tegucigalpa: Ministerio de Salud Pública. [https://www3.paho.org/hq/index.php?option=com_docman&view=list&slu g=productos-cientificos-tecnicos-ops-oms-6686&Itemid=270&layout=default&lang=es&limit=20&limitstart=20].

Honduras. Ley General de Fortificación de Alimentos. 2011. Decreto No. 234-2010. Gobierno de Honduras. Available at: [https://extranet.who.int/nutrition/gina/en/node/14861].

Honorable Congreso de la Nación Argentina. 1975. Salud Pública, Ley N°21.172. [https://www.argentina.gob.ar/normativa/nacional/ley-21172-200770/texto].

Irigoyen, M.E., Sánchez-Hinojosa, G. 2000. Changes in Dental Caries Prevalence in 12-years-old students in the State of Mexico after 9 years of salt fluoridation. Caries Res. 34, 303-307.

Kornblihtt, J., Dachevsky, F. 2017. Crisis y renta de la tierra petrolera en Venezuela: crítica a la teoría de la Guerra Económica. Cuadernos del Cendes. 34(94), p. 1-30 Disponible en: [www.redalyc.org/articulo.oa?id=40353171002].

Künzel, W. and Fischer, T. 2000. Caries prevalence after cessation of water fluoridation in La Salud, Cuba. Caries Res. Jan-Feb;34(1),20-5 https://www.researchgate.net/publication/12699207_Caries_Prevalence_afte r_Cessation_of_Wat er_Fluoridation_in_La_Salud_Cuba.

López-Larquin, N., Lima-Álvarez, M., Dobarganes-Coca, A.M., González-Vale, L., Calderón-Betancourt, J. 2015. Fluorosis dental en escolares de una zona rural de Camagüey. Rev. electron. Zoilo. 40(1).

Disponible   en:
[http://revzoilomarinello.sld.cu/index.php/zmv/article/view/112].

L'AOI NGO - historique des activités en Haïti 2014. 2015. Available from:
[https://www.aoi-fr.org/wp-content/uploads/2015/06/Historique-
HAITI.pdf].

Masson, M., Simancas-Racines, D., Viteri-García, A. 2019. Salud oral en
el Ecuador. Perspectiva desde la salud pública y la bioética. Práctica Familiar
Rural. 4(3). https://doi.org/10.23936/pfr.v4i3.121.

Ministério da Saúde. 2011. Portaria no 2.914, Dispõe sobre os
procedimentos de controle e de vigilância da qualidade da água para consumo
humano e seu padrão de potabilidade. Seção 1. Disponível:
[https://bvsms.saude.gov.br/bvs/saudelegis/gm/2011/prt2914_12_12_2011.h
tml].

Ministerio de Salud Pública y Previsión Social de Bolivia. 2003. Programa
Regional   de   la   Salud   Oral   (OPS/OMS)
[https://www3.paho.org/hq/index.php?option=com_content&view=article&i
d=1146:2006-bolivia&Itemid=40286&lang=en].

Ministerio de Salud Pública. Guía de Práctica Clínica "Caries". 2015. 1ª
ed. Ecuador, Quito. [https://issuu.com/booksfoe/docs/caries/2].

Ministerio de Salud Pública. 2009. Plan Nacional de Salud Bucal.
Ecuador,   Quito.
[https://aplicaciones.msp.gob.ec/salud/archivosdigitales/documentosDirecci
ones/dnn/archivos/MANUAL%20EDUCATIVO%20PARA%20LA%20SA
LUD%20BUCAL%20PARA%20MAESTROS%20Y%20PROMOTORES.
pdf].

Ministerio de Salud Pública del Ecuador. 2014. Protocolos Odontológicos.
Salud Bucal. Programa Nacional de Genética y Dirección Nacional de
Normalización   1ª   ed.   [https://www.salud.gob.ec/wp-
content/uploads/2016/09/Protocolos-Odontol%C3%B3gicos.pdf].

Ministerio de Salud. 2018. Gobierno de Chile. Informe técnico de la
fluoración del agua potable en Chile. 3–27. Retrieved from Informe técnico
de   la   fluoración   del   agua   potable   en   Chile.
[https://diprece.minsal.cl/wrdprss_minsal/wp-
content/uploads/2018/02/INFORME-TECNICO-FLUOR-AGUA-
POTABLE_feb-2018.pdf].

Marthaler, T.M. 2013. Salt fluoridation and oral health. Acta Med Acad.
42(2),140-55.   Available   from:
[http://www.ama.ba/index.php/ama/article/view/185/pdf_1868].

Martinez-Martínez, L., Marulanda, E., Noreña, M., Bernal, T., Agudelo, A. 2011. Prevalencia de fluorosis y experiencia de caries dental en un grupo de escolares en el área urbana del Municipio de Yondó (Antioquia, Colombia), 2010. Revista CES Odontología. 24(1), 9-16.

México. Secretaría de Salud. 1995. Norma Oficial Mexicana -040-SSAl-1993. Bienes y Servicios. Sal Yodada, Sal Yodada y Fluorurada. Especificaciones Sanitarias. México, DF: Diario Oficial de la Federación; [http://www.ordenjuridico.gob.mx/Documentos/Federal/wo69457.pdf].

México. Subsecretaria de Prevención y Promoción de la Salud. 2015. Dirección General de Epidemiologia, Centro Nacional de Programas Preventivos y Control de Enfermedades. Sistema de Vigilancia Epidemiológica de Patologías Bucales: 10 años vigilando la salud bucal de los mexicanos. [https://www.gob.mx/salud/acciones-y-programas/nuestra-subsecretaria-de-prevencion-y-promocion-de-la-salud].

México. Resultados del Sistema de Vigilancia Epidemiológica de Patologías Bucales SIVEPAB. 2016. Secretaría de Salud/ Subsecretaría de Prevención y Promoción de la Salud, Centro Nacional de Programas Preventivos y Control de Enfermedades. Available from: [https://www.gob.mx/cms/uploads/attachment/file/308577/SIVEPAB_2016.pdf].

Milner, T. and Estupiñán-Day, S.R. 1999. Progress Report on the assessment of the Guatemalan Salt Fluoridation Program. PAHO WHO. Guatemala. Available from: [https://www.paho.org/hq/index.php?option=com_content&view=article&id =1161:2006- guatemala&Itemid=40286(=en].

Misnaza, S.P. and Tovar-Valencia, S. 2017. Informe Quincenal Epidemiológico Nacional - IQEN. Áreas de riesgo por exposición a Flúor Colombia 2012-2015. Instituto Nacional de Salud de Colombia (INS). 22(15), 229-244.

Moreno-Barrera, C.P. and Pico-González M. 2018. definición del problema para el análisis de impacto normativo relacionado con sal para consumo humano; [https://www.minsalud.gov.co/Normativa/PublishingImages/Paginas/analisi s-de-impacto normativo/AIN_Sal.pdf].

Morón, A. 2008. Perfil epidemiológico bucal de las etnias venezolanas. Primer reporte nacional. Ciencia Odontológica. 5(3),11. Disponible en: [www.redalyc.org/articulo. oa?id=205216674002].

Mutis, M.J., Chamut, S., Moron, S., Morón, E. Peixoto, C. D. 2019. Status of the epidemiological surveillance sistemas for salt and wáter fluoridation programas in Latin America and the Caribbean. Univ Odontol; 38(80). [https://revistas.javeriana.edu.co/index.php/revUnivOdontologica/article/vie w/25625].

Nadanovsky, P. and Salas, M.T. 1994. Flúor en la sal: Ingrediente Indispensable para la Salud Bucal. Coordinación del Área de Investigación del programa de Fluorización de Sal en Costa Rica. Red Cedros-Red para la Cooperación de estudios y Desarrollo de recursos odontológicos para el sector salud. Boletín informativo – Año III No. 5 [http://www.ibiblio.org/taft/cedros/espanol/newsletter/n5/Caries.html].

National Research Council. 2006. Fluoride in Drinking Water: A Scientific Review of EPA's Standards. Washington, DC: The National Academies Press. https://doi.org/10.17226/11571.

Neurath, C., Limeback, H., Osmunson, B., Connett, M., Kanter, V., Wells, C.R. 2019. Dental Fluorosis Trends in US Oral Health Surveys: 1986 to 2012. JDR Clin Trans Res. Oct;4(4), 298-308. doi: 10.1177/2380084419830957. Epub 2019 Mar 6. PMID: 30931722.

Nicaragua. 2011. Plan Plurianual de Salud. Republica de Nicaragua. 2011-2015. [http://www.minsa.gob.ni/index.php/repository/Descargas-MINSA/Divisi%C3%B3n-General- Planificaci%C3%B3n-y-Desarrollo/Planes-Institucionales/Plan-Plurianual/orderby,4/].

Nicaragua. 2008. Reglamento de la Ley No. 638. Decreto No. 6-2008, para la fortificación de la Sal con Yodo y Flúor. Publicado en La Gaceta N.o 45 del 04 de marzo del 2008. Managua, Nicaragua. Available from: [https://extranet.who.int/nutrition/gina/sites/default/files/NIC%202008%20 Reglamento%20Ley% 20638.pdf].

Nicaragua. 2009. Norma Técnica Obligatoria Nicaragüense para la Sal Fortificada con Yodo y Flúor. NTON 03 031-09. Available from: [http://legislacion.asamblea.gob.ni/normaweb.nsf/($All)/E71497DC57DD1 A78062577B5005DA6 70?OpenDocument].

Norma Oficial Mexicana. 1994. [http://www.agrolab.com.mx/sitev002/sitev001/assets/nom-127-ssa1-1994.pdf].

Núñez-Mendieta, H. 2011. Fluorosis dental en niños de localidades del Paraguay con elevado tenorde flúor en las aguas de consumo humano. Memorias Del Instituto de Investigaciones En Ciencias de La Salud. 9(1), 35–42.

Núñez, H.A. 2018. Fluorosis endémica en localidades del Paraguay Endemic fluorosis in localities of Paraguay. Mem. Inst. Investig. Cienc.

Salud. 16(1), 3–5. Retrieved from [http://scielo.iics.una.py/pdf/iics/v16n1/1812-9528-iics-16-01-3.pdf].

Odontol. 2019. 38(80). Disponível: [https://doi.org/10.11144/Javeriana.uo38-80.sbba].

Olivares-Keller, D., Arellano-Valeria, M.J., Cortés, J., Cantín, M. 2013. Prevalencia y Severidad de Fluorosis Dental y su Asociación con Historia de Caries en Escolares que Consumen Agua Potable Fluorurada en Temuco, Chile. Inter J Odontostomatol. 7(3), 447–454. https://doi.org/10.4067/s0718-381x2013000300018.

Organización Mundial de la Salud. Informe del Comité de Expertos de la OMS. 1984. Métodos y programas de prevención de las enfermedades bucodentales. Serie de Informes Técnicos. Suiza-Ginebra. [http://apps.who.int/iris/bitstream/handle/10665/38871/WHO_TRS_713_sp a.pdf;jsessionid=C29FAA6DB28BB433875215E3E87B25B0?sequence=1].

OPS. Organización Paramericana de la Salud. 1986. Conclusiones, recomendaciones de la primera reunión de expertos sobre fluoruración y yodación de sal de consumo humano. Guatemala OPS/OMS. Concentración de flúor y yodo en sal de consumo humano disponible en mercados de la República de Guatemala. Informe final de investigación, 2014 – 2015. [https://isbn.cloud/9789929598256/informe-final-de-investigacion-concentracion-de-fluor-y-yodo-en-sal-de-consumo-humano-disponible/].

OPS. Organización Paramericana de la Salud. 2006. Plan De Intervención En Salud Bucodental, 2005. [https://www.paho.org/hq/dmdocuments/2009/OH_URU_PlanIntervEmerge nSoc2006.pdf].

Pan-American Health Organization. 2000. Regional Oral Health Program, Belize. [https://www3.paho.org/hq/index.php?option=com_docman&view=list&for mat=html&layout=default&slug=paho-who-scientific-technical-material-6482&Itemid=270&lang=es&limit=20&limitstart=20].

Pan-American Health Organization. 2000. Multi-year Plan for Salt Fluoridation Programs in the region of the Americas Belize, Bolivia, Dominican Republican, Honduras, Nicaragua, Panama, Paraguay, Venezuela. Final Report to the W K Kellogg Foundation. Project #43225. PAHO, Regional Oral Health Program, Washington DC, 2000. [https://www.paho.org/hq/dmdocuments/2009/kellogg.pdf].

Pan-American Health Organization. 2004. Task force Meeting Defluoridation Systems for Latin America and the Caribbean. Available from: [http://www1.paho.org/hq/dmdocuments/2009/defluor1.pdf].

Pan-American Health Organization. 2005. Promoting Oral Health: The use of salt fluoridation to prevent Dental Caries. Scientific and Technical Publication No. 615. Washington, DC: PAHO; Available from: [http://iris.paho.org/xmlui/bitstream/handle/123456789/736/9275116156.pdf;sequence=1].

Pan-American Health Organization. 2009. Highlights about Promoting Oral Health: The use of salt fluoridation to prevent Dental Caries. Available from: [http://www1.paho.org/hq/dmdocuments/2009/OH_top_fl_bk.pdf].

Panamá. 2001. Regulación de la presencia del Ion Flúor en el agua de Consumo Humano. Decreto Ejecutivo de la Presidencia de Panamá No. 2. Asamblea Legislativa LEGISPAN. Ciudad de Panamá, Panamá. Available from: [https://docs.panama.justia.com/federales/decretos/3-de-2002-jan-21-2002.pdf].

Panamá. 2015. Política Nacional de Salud y Lineamientos Estratégicos. Ministerio de Salud de la República de Panamá 2010-2015. Available from: [http://www.minsa.gob.pa/sites/default/files/transparencia/politicas_de_salud_del_minsa.pdf].

Panamá. Reglamentación de la Fluorización de Sal para Consumo Humano. 2001. Decreto Ejecutivo de la Presidencia de Panamá No. 127 del 31 de agosto de 1998. Asamblea Legislativa LEGISPAN. Available from: [https://docs.panama.justia.com/federales/decretos/3-de-2001-feb-   13-2001.pdf].

Panamá. Normas Técnicas, administrativas y Protocolos de Atención en Salud Bucal – I nivel de atención. 2004. Ministerio de Salud, Caja del Seguro Social, Universidad de Panamá, Asociación Odontológica Panameña. Panamá,   Available   from: [http://www.minsa.gob.pa/sites/default/files/publicaciones/normas_tecnicas_y_protocolos_manual .pdf].

Posada-Jaramillo, G.A., Restrepo-Puerta, A.M. 2017. Factores de riesgo ambientales y alimentarios para la fluorosis dental. Andes, Antioquia 2015. Rev.   Fac.   Nac.   Salud   Pública.   35(1),   79-90. doi:10.17533/udea.rfnsp.v35n1a09 [http://www.scielo.org.co/pdf/rfnsp/v35n1/0120-386X-rfnsp-35-01-00079.pdf].

Psoter, W.J., Ludwig, H., Saint Jean, P., Morse, D.E., Prophte, S.E., Ernst-Joseph, J.R., Katz, R.V. 2005. Dental Caries in Twelve- and Fifteen-Year-Olds: Results from the Basic Oral Health Survey in Haiti. Journal of Public Health Dentistry. 65(4). [http://faolex.fao.org/docs/pdf/dom178940.pdf].

Reglamento de la Ley de Yodización de Sal para el Consumo Humano. 2010. Decreto Ejecutivo 4013, Registro Oficial 998. [https://aplicaciones.msp.gob.ec/salud/archivosdigitales/documentosDirecci ones/dnvcs/archivos/REGLAMENTO%20LEY%20DE%20YODIZACION %20DE%20SAL.pdf].

Reglamento de aguas para consumo humano. 2001 [http://faolex.fao.org/docs/pdf/dom178940.pdf].

República Dominicana. 1997. Secretaría de Estado de Salud Pública y Asistencia Social. Estudios de línea basal, caries dental y fluorosis. Informe resumido. Santo Domingo: Secretaría de Estado de Salud Pública y Asistencia Social. [https://www.paho.org/hq/dmdocuments/2009/OH_DOR_AnalCostoBenPro gFlSal1997.pdf].

República Dominicana. 1997. Estudio de la concentración de flúor natural en las principales fuentes de agua del país. Secretaria de Estado de Salud y Asistencia Social. [https://www.paho.org/hq/dmdocuments/2009/OH_DOR_ConcFluorAgua1 997.pdf.pdf].

Rivera, L., Acevedo, A., Núñez, A. 1997. Estudio basal de prevalencia y fluorosis dental en niños escolarizados, Venezuela Disponible en: [https://www.paho.org/hq/dmdocuments/2009/OH_VENpreval_caries_fluor osis1997.pdf].

Romero, V., Norris, F.J., Ríos, J.A., Cortés, I., González, A., Gaete, L., Tchernitchin, A.N. 2017. Consecuencias de la fluoración del agua potable en la salud humana. Revista Médica de Chile. 145(2), 240–249. https://doi.org/10.4067/s0034-98872017000200012.

Rugg-Gunn, A. Villa, A., Buzalaf, M. 2011. Contemporary Biological Markers of Exposure to Fluoride. Em: Buzafat MAR. Fluoride and the Oral Environment. Monographs in Oral Science. 22, 37-51.

Ruiz, O., Solís, H. 1996. Estudio Epidemiológico de Salud Bucal en Escolares Fiscales Menores de 15 Años del Ecuador. [https://www.paho.org/hq/dmdocuments/2009/OH_ECU_EstudEpidemEsco lEjec1998.pdf].

Sánchez, E., Vanegas, L., Villagrán, E. 2002. Estudio epidemiológico de caries dental y fluorosis en Guatemala 1999-2002. Guatemala: OPS. Available from: [http://new.paho.org/hq/dmdocuments/2009/OH-GUTcpo.pdf].

Santana Y, Suárez I, Rincón MC, Morón A, García R. 2012. Prevalencia de fluorosis y caries dental en niños y adolescentes del municipio Baralt.

Ciencia Odontológica. 9(1),7-16. Disponible en: [https://www.redalyc.org/pdf/2052/205225470006.pdf].

Segura, M.J., Bermudez, E.M. 2001. Description and analysis of Epidemiologic Surveillance in the Salt Fluoridation Program in Colombia. Colombian Dental Federation Journal. 199, 57 – 99.

Sistema Costarricense de Información Jurídica. 2020. [http://www.pgrweb.go.cr/scij/Busqueda/Normativa/Normas/nrm_texto_completo.aspx?param1=NRTC&nValor1=1&nValor2=47668&nValor3=88169¶m2=1&strTipM=TC&lResultado=2&strSim=simp].

Sobrinho, J.E., Martelli, P.J. 2019. Saúde bucal no Brasil: análise do ciclo da política. Univ Odontol. ene-jun; 38(80). https://doi.org/10.11144/Javeriana.uo38-80.sbba.

Solórzano, I., Salas, M.T., Chavarría, P., Beltrán-Aguilar, E., Horowitz, H. 2005. Prevalence and severity of dental caries in Costa Rican schoolchildren: results of the 1999 national survey. Int Dent J. 55(1), 24-30.

Sosa-Rosales, M.C. 2003. Evolución de la fluoruración como medida para prevenir la caries dental. Rev Cubana Salud Pública. 29(3),268-274. Disponible en: [http://scielo.sld.cu/scielo.php?script=sci_arttext&pid=S0864-34662003000300011&lng=es].

Sosa-Rosales, M.C., García-Melian, M., Gómez, A., González, I., Mojáiber-de-la-Peña, A. 2004. Sistema de Vigilancia para el Programa de Fluoruración de la Sal de Consumo Humano en Cuba. Rev Cubana Salud Pública. 30(3). Available from: [http://scielo.sld.cu/scielo.php?script=sci_arttext&pid=S0864-34662004000400011].

Soto-Rojas, A.E, Ureña-Cirett, J.L., Martínez-Mier, E.A. 2004. A review of the prevalence of dental fluorosis in Mexico. [https://iris.paho.org/handle/10665.2/8246].

Universidade de São Paulo. 2011. Faculdade de Saúde Pública. Centro Colaborador do Ministério da Saúde em Vigilância da Saúde Bucal. Consenso técnico sobre classificação de águas de abastecimento público segundo o teor de flúor. São Paulo: Cecol USP. [http://www.cecol.fsp.usp.br/dcms/uploads/arquivos/1398177715_CECOL-USP-ClassificacaoAguasSegundoTeorFluor-DocumentoConsensoTecnico-2011.pdf].

Vallejos, R. 2009. Desafíos de la Salud Pública Bucal en el Perú - análisis crítico. Rev Estomatol Herediana. 19(1), 66-9. Disponible en: [https://www.redalyc.org/pdf/4215/421539351012.pdf].

Vallejos, R., Tineo, P. 2015. Administración de fluoruros en salud pública en el Perú. Debilidades y obstáculos. Rev Estomatol Herediana. 25(1), 78-83. Disponible en: [http://www.scielo.org.pe/pdf/reh/v25n1/a10v25n1.pdf].

Vautey, S., Ranivoharilanto, E., Decroix, B., Tubert-Jeannin, S. 2017. Fluoration du sel et carie dentaire, état de la question [Salt fluoridation and dental caries: state of the question]. Sante Publique. 27;29(2),185-190. PMID: 28737337.

Walsh-Karla, I., Cury, J. A. 2018. Fluoride concentrations in salt marketed in Managua, Nicaragua. Braz. Oral Res. 32, e45 Available from: [http://www.scielo.br/scielo.php?script=sci_arttext&pid=S1806-83242018000100235&lng=en].

Water Fluoridation Facts. 2018. [https://www.healthlinkbc.ca/hlbc/files/documents/healthfiles/hfile28-s.pdf].

Warpeha, R.A. and Marhaler, T.M. 1995. Urinary fluoride excretion in Jamaica in relation to fluoridated salt. Caries Res. 29, 35-41 [https://www.karger.com/Article/Abstract/262037].

Wiener, R. C., Shen, C., Findley, P., Tan, X., Sambamoorthi, U. 2018. Dental Fluorosis over Time: A comparison of National Health and Nutrition Examination Survey data from 2001-2002 and 2011-2012. J Dent Hyg. 92(1), 23-29.

Capítulo 5. Métodos analíticos para la cuantificación de fluoruros

5.1 Métodos potenciométricos

La historia de la humanidad muestra una serie de casos cuyos avances han sido productos de la observación de sucesos que aparentemente no tenían relación entre ellos, un ejemplo de esto es lo ocurrido con el efecto de la fluoruración de las aguas. Así como sabemos que la exposición al fluoruro resulta en efectos benéficos, que en algunos casos resulta también en efectos perjudiciales (Mullen et al., 2005).

Lo interesante es que el límite entre el beneficio y lo perjudicial es controlado por la concentración del ion fluoruro, por esta razón las técnicas de química analíticas para la medición de la presencia de este ion son fundamentales, para poder conocer sus concentraciones y de esa manera mantener dentro del rango saludable la concentración de fluoruro.

Como todo en la ciencia, las técnicas analíticas químicas han evolucionado partiendo de las clásicas técnicas volumétricas y colorimétricas, que bien no dejan de ser efectivas, su precisión y exactitud se ve perjudicada por engorrosa preparación e instabilidad que conlleva la preparación previa (Willard, 1933).

Actualmente las técnicas más fiables de química analítica para la determinación de compuestos polares como son las sales que contienen fluoruro, son las potenciométricas, electrodo de ion específico (IE) y cromatografía líquida de alta resolución (HPLC), las cuales poseen gran sensibilidad y reproducibilidad obteniendo límites de detención en el orden de partes por millón e incluso menores, sin embargo cada una tiene ventajas y desventajas que dependen del uso y las necesidades específicas que sean requeridas.

5.1.1 Electrodo de ion específico (IE)

Lo fundamental en un IE es la membrana que es selectiva a los iones que se quieren cuantificar, que en general se coloca entre dos fases acuosas, es decir, la muestra y las soluciones internas que contienen el ion analito. La membrana puede ser un vidrio, un sólido cristalino o un líquido y con base en su membrana son identificados, por ejemplo; electrodo de vidrio, pues posee membrana de vidrio.

La diferencia de potencial a través de la membrana se mide con dos electrodos de referencia colocados en las respectivas fases acuosas.

Teoría de la medición. Bajo el prisma termodinámico y en condiciones de equilibrio el potencial de la celda puede ser expresado de la siguiente manera:

$$E = E_I^0 + \frac{RT}{z_I F} \ln a_I^W \quad \text{Ec. 1}$$

R=Constante universal de los gases; T= Temperatura; F=Constante de Faraday

Donde z_I es la carga del ion analito, I (sustancia a analizar), a_I^W es su actividad en la solución a analizar; el término constante E_I^0, es específico para cada ion. Esta expresión es conocida como la ecuación de Nernst, donde la señal, E, es proporcional al logaritmo de la actividad del analito, siendo una respuesta lineal entre E vs $\ln a_I^W$, utilizando esta función de carga para la identificación del analito. La función logarítmica permite que el rango de identificación de la actividad sea muy amplio y al usar una diferencia de potencial es factible medir una señal muy pequeña (Acrivos, 1998).

La ecuación 1 en términos prácticos es más utilizada en función del logaritmo base en 10 o log, para eso se hace un ajuste numérico expresándose de la siguiente manera:

$$E = E_I^0 + \frac{2.303RT}{z_1 F} \log a_I^W \quad \text{Ec. 2}$$

Si consideramos a 25°C (298 K) y usando milivolts (mV) como unidad de medición la ecuación de Nerst (Ec.2) queda expresada de manera más simple como:

$$E = E_I^0 + \frac{59.2mV}{z_1} \log a_I^W \quad \text{Ec. 3}$$

De esta manera para un ion monovalente, el potencial aumenta en 59,2 mV por cada 10 veces el cambio de actividad. Una variación de 1 mV implica un cambio de actividad de un 4%. En general se sustituye la actividad por concentraciones, debido a las bajas concentraciones a medir, las que deben estar expresadas en términos de concentraciones (moles de soluto iónico en litro de solución) (Amemiya, 2007).

5.1.1.1 Tipos de electrodos

a. Electrodos de vidrio

Los electrodos de vidrio son electrodos con una membrana de estado sólido vítrea para reconocimiento selectivo y está formado por lo general por una red de óxido de silicio que se dopa con una concentración relativamente alta de óxido de litio y/o sodio y otros óxidos metálicos (Perley, 2002). Lo interesante es que estos iones alcalinos abren efectivamente la red de SiO_2 generando algún grado de flexibilidad en canales nanométricos produciendo permeabilidad, lo que implica mayor movilidad iónica. En contacto con el agua el vidrio se hidrata y los iones pueden ser intercambiado por iones hidrogeno cuantitativamente. Por lo tanto, un electrodo de vidrio funciona como vidrio hidratado funcional sobre un sustrato de membrana de vidrio conductor de iones. Esa es la razón por la cual los electrodos de pH deben mantenerse en una solución de KCl para así conservarse hidratados y funcionales (Figura 5.1).

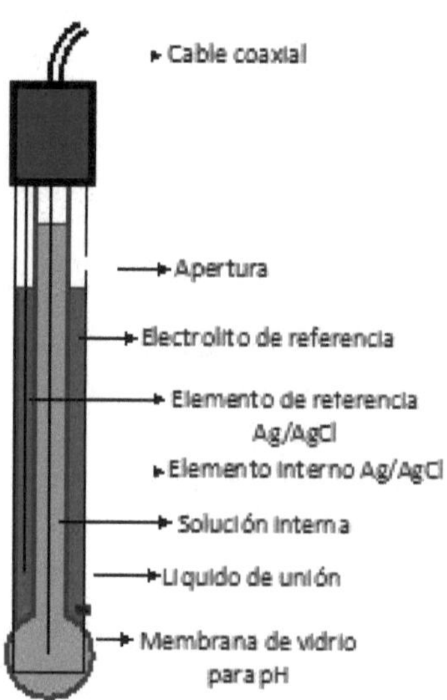

Figura 5.1. Esquema de un electrodo de vidrio de pH combinado

b.   Electrodos específicos de estado sólido

Este tipo de electrodos posee como membrana de detección, sólidos cristalinos que pueden incluir monocristales y polvos cristalinos, los que puede ser una mezcla con un compuesto inerte como el AgS_2 o polímeros inertes (Figura 5.2).

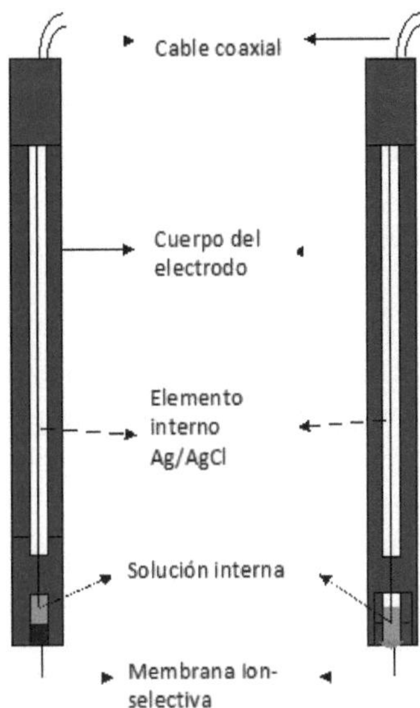

Figura 5.2. Esquema de un electrodo selectivo de iones basado en membrana de estado sólido y polímero

En general estos electrodos presentan una respuesta "Nernstiana" frente a un metal cuando este es parte de la sal insoluble de la membrana sólida y de la misma manera pueden responder al anión. Por ejemplo, una membrana basada en AgCl responde a iones plata o iones cloruro, con respuestas de pendientes opuestas. Este comportamiento permite medir todo tipo de aniones o cationes con la limitante de que la membrana contenga unos de los iones o incluso puede tener un ligante, pero que sea parte de un compuesto insoluble. Los mejores materiales responden mejor a los iones menos solubles, esto se debe a que el material de la membrana externa puede intercambiar fácilmente el contra ion más soluble por uno menos soluble. Las membranas de estado sólido de este tipo pueden exhibir una vida útil muy larga de muchos años y son fáciles de mantener. Este tipo de electrodos son los usados para medir fluoruro, el que se tratara con más detalle en una sección específica.

La selectividad depende de la solubilidad del ion, de esta manera mientras menos soluble más selectivo, en ese sentido la presencia de otro ion menos soluble generara una intervención en la preferencia del ion a analizar. Por otro lado, los límites de detección se ven distorsionados de lo que se podría esperar teóricamente debido a precipitaciones en las membranas del electrodo en algunos casos excepcionales se han obtenido limites inferiores 10^{-10} Molar, pero utilizando tampones metálicos (Morf et al., 1989). Los valores más comunes son de 10^{-7} M.

c. Electrodos para fluoruro

El electrodo para fluoruro es un electrodo bastante particular, si bien es un electrodo de estado sólido, la membrana está formada por un mono cristal de LaF_3 (Figura 5.3). Pero no en estado puro, sino que se dopa con Europio (Eu^{++}) (Frant et al., 1966). Esto busca generar de manera deliberada defectos cristalinos para producir vacancias y con ello incrementar la conductividad iónica al interior de la red cristalina, ya que los iones F^- son relativamente buenos conductores y son muchos mas pequeños que los de La^{+3} y pueden moverse entre las cortas distancias que existen entre las vacancias del cristal. Así puede intercambiarse libremente con el F^- en la muestra y generando un potencial de membrana específico.

Mantener la fuerza iónica es fundamental en la solución pues eso permite mantener un potencial estable en la membrana, por esa razón cuando se realizan mediciones de F^- es fundamental utilizar una solución taponante, conocida como TISAB, siglas del inglés que significa "Total Ionic Strength Adjustor Buffer", el cual se considera un amortiguador para el ajuste de la fuerza iónica y el pH. Esta solución contiene NaCl para incrementar la fuerza iónica, además posee un tampón de ácido acético/ acetato que mantiene la solución a pH≈ 5.0. Cuando este valor es menor se forma HF y HF_2^- lo que interfiere en una medida precisa del F^-; en el caso que se incremente la presencia del OH^-. Se hace evidente que a este ion responderá el electrodo, lo que distorsiona la medición. Adicionalmente también posee un complejante; el ácido 1,2-ciclohexanodiaminotetraacetico-CDTA que elimina ciertos metales que se pueden unir al fluoruro. Bajo las condiciones antes mencionadas el electrodo presenta una respuesta lineal que va desde 1 Micromolar a 1 Molar (Skoog, 1996).

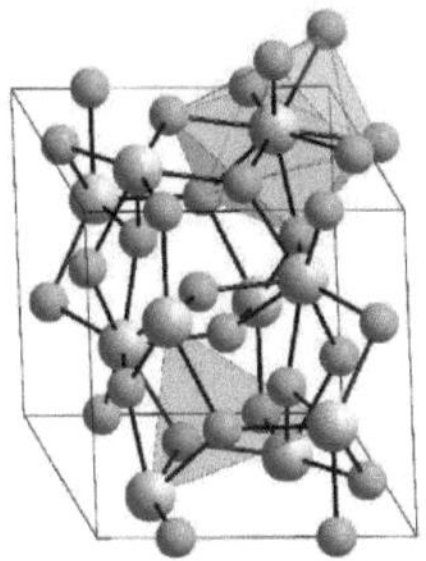

Figura 5.3. Estructura cristalina de LaF_3 (By Orci - Eigenes Werk (own work), data source: A. Zalkin and D. H. Templeton: Refinement of the trigonal crystal structure of lanthanum trifluoride with neutron diffraction data. In: Acta Cryst. (1985). B41, 91-93, CC BY-SA 3.0).

5.1.1.2. Determinación de fluoruros con electrodo selectivo

La IUPAC (Unión Internacional de Química Pura y Aplicada) define los electrodos selectivos de iones como sensores electroquímicos cuyo potencial depende logarítmicamente de la actividad en disolución de una especie cargada (ion). La determinación se basa en la medida de la diferencia de potencial que se establece entre el electrodo indicador, en este caso selectivo a ion fluoruro, y un electrodo de referencia cuyo potencial permanece constante. La célula de medida puede representarse como:

$Ag/AgCl$, Cl^- (0,3 M), F^- (0,001 M)/LaF_3 || Solución problema || Eref. Donde el potencial de dicha célula viene dado por la expresión:
E = E indicador - EReferencia = k - 0,059 log [F^-] - EReferencia
Reordenando resulta: $E = k - 0,059$ log [F^-]
Por tanto, puede apreciarse que variando la [F-], la representación gráfica de E en función de log [F-] es una línea recta de pendiente 59 mV (Figura 5.4).

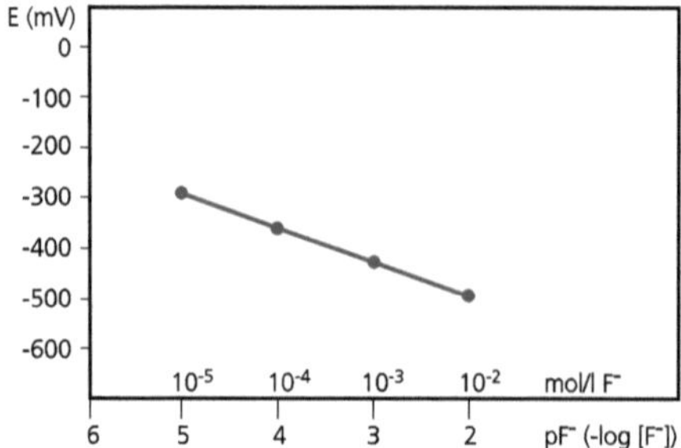

Figura 5.4 Curva característica del electrodo específico para fluoruro donde se observa la respuesta lineal y pendiente negativa

5.2   Métodos Cromatógrafos para determinación de iones

La cromatografía es una técnica de separación de tipo física que se basa en la interacción entre una fase móvil (donde se encuentra los componentes a separar) y una fase estacionaria que es la interactúa con esa fase móvil. Esta técnica fue inventada por el botánico ruso Mikhail Tswett (Tsvet, 1906), quien inyectó extractos vegetales y éter de petróleo sobre una columna de vidrio rellena de carbonato de calcio, con ello pudo separar varios pigmentos vegetales, los cuales generaron varios colores, esa es la razón del nombre de la técnica, cromatografía, (del griego, "registro de color").

La técnica cromatografía actualmente es fundamental para la caracterización y cuantificación de un sin número de compuestos en aplicaciones que abarcan todo el abanico de las ciencias relacionadas con la química (Han et al., 2019). Su fundamento se basa en que la fase móvil contiene los analitos y la fase estacionaria cumple el efecto de impedir en algún grado la movilidad de los analitos y así cambiar la velocidad de migración natural a través de la fase móvil, como resultado se obtienen distintos tiempos de retención para cada uno de los compuestos que forman parte de la mezcla a analizar, esta interacción diferenciada es la que a la postre genera la separación de los componentes. Cada uno de estos compuestos son detectados por sensores dependiendo de la técnica a usar (Hamilton & Sewell, 1982).

La selección de las fases no es al azar esta se realiza en función de que la solubilidad de los compuestos a analizar. Es de esperar que esta sea distinta y de esta manera se distribuyen de diferente manera a través de la fase estacionaria, y así los que son componentes retenidos débilmente se mueven más rápido que los atraídos fuertemente por la fase móvil. Esta diferencia de retención genera la separación de los diferentes componentes (Hamilton & Sewell, 1982). La técnica cromatográfica posee un fundamento teórico solido que es extrapolable a todas las que lleven el nombre de esta técnica analítica (Han et al., 2019).

5.2.1 Teoría Cromatográfica

Si asumimos que una mezcla de compuestos está disuelta en una fase móvil la cual se pasa a través de una columna de un material poroso este proceso responde a estados de equilibrio característicos de toda reacción química que pueden expresarse como una ecuación de equilibrio entre la fase estacionaria y la absorción de la fase móvil, para este caso en específico se expresa a través de la siguiente ecuación: $A_{(ac)} + B_{(s)} \rightleftharpoons AB_{(s)}$ Ec.1.

Como todo sistema en equilibrio este se distribuye entre productos y reactantes, para este caso en específico los productos corresponden a un porcentaje de la fase en solución que es adsorbida por la fase sólida. Esta relación puede ser expresada como una constante de equilibrio o una constante de reparto en función de las actividades, que describe fielmente el proceso que ocurre durante la cromatografía en la siguiente ecuación: $K_C = \frac{(a_X)S}{(a_X)M} \approx \frac{c_S}{c_M}$ Ec. 2.

Donde K_c es la constante de distribución y es la relación entre la actividad del compuesto X en la fase estacionaria $(a_x)S$ y la actividad del compuesto X en la fase móvil $(a_x)M$. Debido a la baja concentraciones de las especies a separar la actividad se puede igualar a la concentración.

Para efectos prácticos la constante de distribución indica el tiempo que el compuesto X pasa absorbido en la fase estacionaria en contraposición del tiempo que pasa solvatado por la fase móvil.

La constante de distribución indica el tiempo que el compuesto X se encuentra retenido en la fase estacionaria frente al de tiempo que X pasa solubilizado por la fase móvil. Esta relación indicaría tiempo que gasta el compuesto X en recorrer la columna en su totalidad. Así que mientras más tiempo permanezca el compuesto X retenido por la fase estacionaria mayor tiempo le costará recorrer la columna, el tiempo entre la inyección de una muestra y su detección se denomina tiempo de retención; (tR) (Figura 5.5).

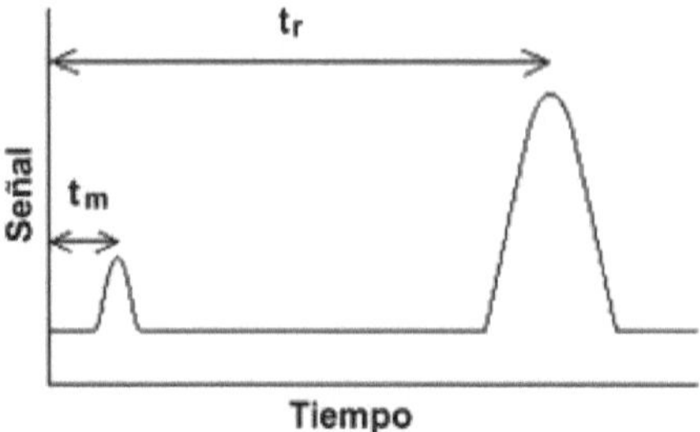

Figura 5.5 muestra un esquema de un cromatograma donde tr es el tiempo de retención de la muestra y tm el tiempo del eluyente

5.2.2 Parámetros de eficiencia

5.2.1.1 Factor de retención

El factor de retención k puede derivarse de K_c debido a que esta última es una constante que depende exclusivamente de la columna y del flujo del solvente eso lo transforma en una medida cuantitativa de la afinidad de un compuesto por la fase móvil y la estacionaria pero además es independiente de la geometría de la columna.

Este factor de retención se calcula como el producto de K_c por el cociente entre el volumen de la fase estacionaria en la columna y la fase móvil en la columna. Se presenta en la siguiente ecuación: $k_C = \frac{K_c V_S}{V_M}$ Ec. 2.

5.2.1.2 Selectividad

La selectividad, es un parámetro muy importante en esta técnica y con ella se puede describir el grado de separación de dos componentes en la columna, por lo que para que ello ocurra es necesario factores de retención deben ser diferentes, de no ser así ambos compuestos se eludirían simultáneamente este es valor se calcula como el cociente entre los factores de selectividad de componentes a separar. Se muestra en la ecuación 4: $\propto = \frac{k_B}{k_A}$ Ec. 4.

Donde B es el compuesto que es retenido con mayor fuerza por la columna y A es el compuesto con el de menor retención de la misma columna.

5.2.1.3 Ancho de la señal

Este parámetro depende del tR del compuesto frente a la fase estacionaria, ya que al aumentar el tiempo en el cual el compuesto permanece retenido, la banda se ensancha, lo que pude generar problemas en la resolución de separación de dos o más compuestos. Para eso es que se define los que se conocen como platos teóricos, el número de ellos es indicativo de la capacidad de una columna para la realizar una retención diferenciada entre compuestos, por lo que una mayor retención implica una mayor permanencia o mayor número de niveles (platos) separativos, concepto que se deriva de la destilación fraccionada.

En una separación cromatográfica líquida particular, el número de platos teóricos y la altura equivalente a un plato teórico (HETP) están relacionados simplemente por la longitud de la columna, lo cual aparece reflejado en la siguiente ecuación: $N = \frac{L}{H}$ Ec. 5.

Donde N es el número de platos teóricos, L es la longitud de la columna y H es la altura equivalente a un plato teórico. La altura de la placa viene dada por la varianza (desviación estándar al cuadrado) de una señal dividido por la longitud de la columna. Se presenta en la siguiente ecuación: $H = \frac{\sigma^2}{L}$ Ec. 6.

La desviación estándar de una señal se asume como un triángulo debido a su similitud frente a una curva Gaussiana, en ese caso la altura del plato puede ser dada por el ancho de la señal al cuadrado por la longitud de la columna durante el tiempo de retención del ese pico al cuadrado multiplicado por 16 (valor que es resultado de asumir que el ancho de la señal es igual a la desviación estándar) (Hamilton & Sewell, 1982). Se preenta en la siguiente ecuación: $H = \frac{LW^2}{16t_R^2}$ Ec. 7.

La expresión también puede ser escrita en función de tiempo de retención y ancho de pico y su relación con el número de platos. Se muestra en la siguiente ecuación: $N = 16\left(\frac{t_R}{W}\right)^2$ Ec. 8.

Para mejorar la eficiencia aumentar el número de los platos teóricos, pero a su vez disminuir la altura de los mismos. Para optimizar la eficiencia de la separación, es necesario maximizar el número de platos teóricos, lo que requiere reducir la altura del plato. La eficiencia de separación se puede maximizar según la ecuación de van Deemter: $HETP = A + \frac{B}{v} + C_v$ Ec. 9.

A es un parámetro que se relaciona con los diferentes valores que puede tomar el analito a través de la fase estacionaria, el cual se relaciona con el empaquetamiento de la columna. La difusión longitudinal del sistema es descrita por B. La tasa de adsorción y desorción del analito a la fase estacionaria es dependiente de C.

5.2.1.3 Resolución

La resolución en estos sistemas se mide en función de qué tan bien se pueden diferenciar dos señales de elución. Esta se define como la diferencia en los tiempos de retención entre los dos picos, dividida por los anchos combinados de los picos de elución que se muestra en la ecuación 10: $R_S = 2\frac{[(t_R)_B - (t_R)_A]}{W_B + W_A}$ Ec. 10.

Donde B es la especie con el tiempo de retención más largo, y tR y W son el tiempo de retención y el ancho de la señal de elución respectivamente. Si la resolución es mayor que uno, las señales se pueden diferenciar (Skoog, 1992).

En la figura 5.6 se muestra un esquema de tres hipotéticas situaciones de resolución posibles de ocurrir en un análisis cromatográfico las que pueden ser baja, media o alta.

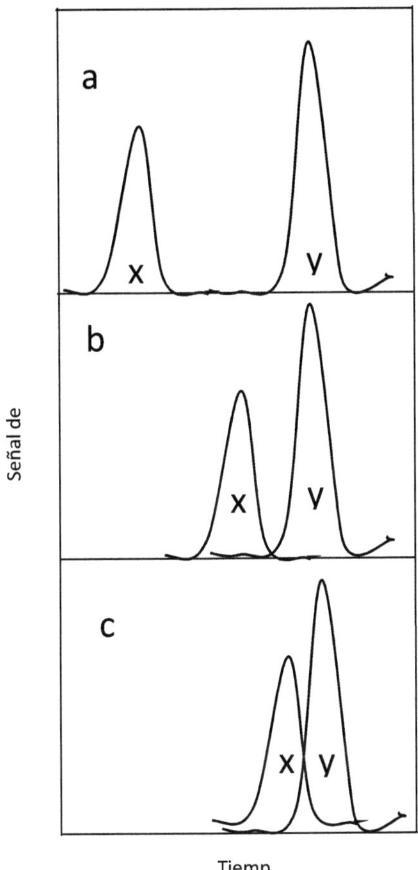

Figura 5.6. Se muestra en esquema simulado un cromatograma con tres tipos de resoluciones: a) resolución alta; b) resolución media; c) resolución baja

5.2.3 Cromatografía líquida de alta eficacia o high performance liquid chromatography (HPLC)

5.2.3.1 Introducción

La cromatografía líquida de alta resolución fue diseñada en 1966 por Csaba Horváth (Horvath & LiIpsKy, 1966; Horvath et al., 1967) y es básicamente una cromatografía líquida optimizada y que en vez de utilizar la gravedad para que el líquido fluya, esta es forzada por presión hasta casi 400 atmosferas, con la implicación de optimización en tiempo que conlleva esto. En la figura 5.7 se observan la mayor parte de sus componentes a partir de una representación esquemática.

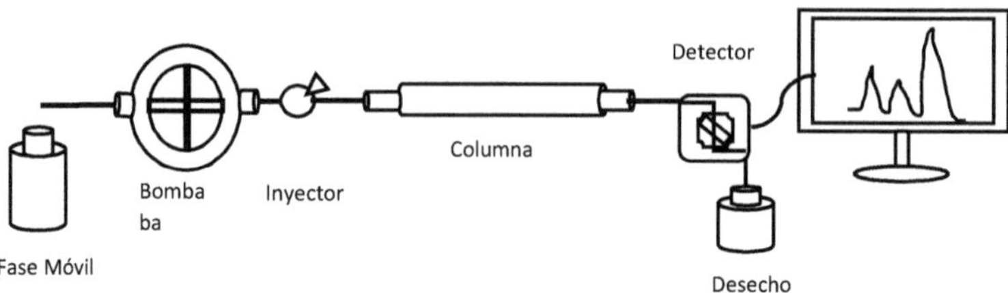

Figura 5.7. Se observa un esquema simplificado de los componentes un equipo H.P.L.C.

a. Fase Móvil: esta cumple el rol de disolver los componentes y transportarlo a través de la columna y todo el sistema. Su polaridad depende de los componentes a analizar.

b. Bomba: cumple la función de forzar el flujo de manera constante de la fase móvil a través de todo el sistema.

c. Inyector: incorpora la mezcla a analizar al sistema sin perturbar el sistema es la función que realiza esta pieza.

d. Columna: el rol de realizar la separación de los analtosanalitos a caracterizar, sus características son especificas al tipo de compuesto a analizar y en general su polaridad es opuesta a la fase móvil.

e. Detector: tiene la capacidad de diferenciar a través de características físicas o químicas el analito de la fase móvil y traducir a una señal cuantificable tanto cualitativamente como cuantitativamente.

Las ventajas también van de la mano con el tipo de relleno que es de mucho menor tamaño, implicando una mayor área de superficie lo que aumenta las interacciones entre las fases, generándose una mejor separación de las mezclas. La automatización del sistema garantiza la reproducidad de los resultados y por otro lado los diferentes tipos de detectores disponibles permiten que la técnica sea muy versátil.

> Detectores UV-Visible: la gran mayoría de los aniones absorben en el rango UV- visible por lo que este tipo detectores son los más comunes y simples de manejar, la fase móvil pasa por una pequeña celda de cuarzo o vidrio por la cual un haz de luz con una longitud de onda definida es contrastado con la fase móvil pura y utilizando la ley de Beer-Lambert se relaciona la concentración con la detección (Skoog, 1992).

> Detectores de Conductividad: para estos detectores se utiliza el principio de conductividad, de una solución electrolítica; este tiene la capacidad conducir la electricidad por lo tanto bajo esta condición es factible determinar la resistencia de una solución la cual al ser una propiedad extensiva permite determinar la concentración o cantidad de iones presente en función de la respuesta del detector (M. Fuoss & A. Kraus, 2002).

El punto clave de la técnica para esta aplicación fue el desarrollo de lo que se conoce como supresor, su rol específico es mejorar la relación señal-ruido para los analitos, esto se obtiene pasando la fase móvil posterior a la fase estacionaria por una columna de intercambio iónico adicional e intercambiando los iones de mayor conductancia por otros que conducen menos. El supresor intercambia hidronio o hidróxido, los que poseen conductividad equivalente limitante más alta, lo que da como resultado una señal incrementada.

Dentro de la técnica HPLC existen dos grandes tipos que se relacionan con los compuestos a determinar y son conocidas como fase normal o fase inversa.

a. HPLC de fase normal: la fase móvil al igual que fase estacionaria son de carácter apolar, por ejemplo: fase móvil de Hexano y fase estacionaria compuesta por partículas de sílice. La polaridad define compuesto a determinar condiciona que características químicas debe tener la fase móvil y la estacionaria en ese sentido si el analito es apolar la fase móvil debe tener las mismas características.

b. HPLC de fase inversa: para este caso las dimensiones de la columna son iguales, pero el relleno de sílice es modificado con cadenas de carbono en general de 8 a 18 átomos esta da como resultado una estructura apolar. Con este sistema se utiliza un solvente polar para caracterizar especies con esa condición.

5.2.3.2 Determinación de iones por HPLC

Específicamente la técnica cromatográfica para la determinación de iones es la cromatografía iónica, quien aprovecha el equilibrio iónico para su funcionamiento (Lemmon, 2001). Estos mecanismos son variados y se utilizan para determinaciones específicas.

Con esta técnica es posible identificar y cuantificar diferentes especies cargadas, que incluyen entre otros haluros, metales alcalinos, alcalinotérreos, metales de transición y oxianiones. En función de la respuesta del detector frente a los analitos, los límites de detección de intercambio iónico para los iones más comunes son de 1 a 5 partes por mil millones (ppb).

El principio del intercambio iónico, se basa en que la fase estacionaria es una resina de intercambio iónico entrecruzada con un polímero funcionalizado con algún ion fijo, la presencia de un contraion permite mantener el equilibrio de cargas, y este último es el que se intercambia por el ion analito.

Este proceso conlleva una competencia entre las especies presentes, la cual como todo sistema de carácter químico puede ser expresado con una ecuación de equilibrio: $R^-H^+ + A^+ \leftrightarrow R^-A^+ + H^+$ Ec. 11.

La ecuación representa la competencia entre la resina, R, y entre el catión a caracterizar, A^+, y H^+ (Haddad, 1989). El equilibrio de competencia entre H +y el ion analito es estequiométrico y depende tanto de la concentración como de la carga. Una manera general de expresarlo es a través de la ecuación 12:
$$yA_{sol}^{x+} + xH_{res}^{y+} \leftrightarrow yA_{res}^{x+} + xH_{sol}^{y+} \text{ Ec. 12.}$$

Donde los moles de A_{sol}^{x+} son intercambiados por los moles de xH_{res}^{y+} perteneciente a la resina. Hay que considerar que a una mayor concentración el número de los sitios ocupados en la resina aumentará lo mismo ocurrirá cual están presentes iones con carga mayor.

La expresión de la constante de equilibrio de la ecuación es la siguiente:

$$K_{AH} = \frac{[A_{res}^{x+}]^y [H_{sol}^{y-}]^x}{[A_{res}^{x-}]^y [H_{sol}^{y-}]^x} \quad \text{Ec. 13.}$$

Esta constante se considera también como un coeficiente de selectividad pues denota la posibilidad de que se produzca un intercambio entre el ion analito y el contraion (Lemmon, 2001). La tabla 5.1 resume las posibles alternativas para este hecho.

Tabla 5.1. Muestra la selectividad de la resina de intercambio

K_{AH}	Selectividad de la resina
1	No muestra selectividad
>1	Preferencia por el analito A^+ en vez de H^+
<1	Preferencia por el analito H^+ en vez de A^+

En general, se pueden usar coeficientes de selectividad para aproximar el orden de elución de cationes o aniones. Sin embargo, en la mayoría de los casos, el intercambio iónico no es el único mecanismo que participa en este proceso. En la tabla 5.2 se enumeran algunos efectos que ayudan a predecir los coeficientes de selectividad además del orden de elución de un grupo de iones.

Tabla 5.2. Mecanismos observados en cromatografía iónica

Variables	Efecto
Carga en ion analito	Cuanto mayor sea la carga, mayor será la interacción culómbica con la resina, esto aumentará el tiempo de elución.
Tamaño de la solvatación del ion analito	El ion fuertemente hidratado se unirá débilmente a la resina, por eso el tiempo de elución disminuirá,
Entrecruzamiento de la resina	A mayor grado de entrecruzamiento en la resina, mayor será la preferencia por iones de menor tamaño.
Polarizabilidad de ion analito	Cuanto mayor sea la capacidad de polarizabilidad, mayor será la afinidad por la resina, eso incrementará el tiempo de elución.

En la figura 5.7 se observa un cromatograma resultado de un análisis de una muestra que presentaba una mezcla de aniones.

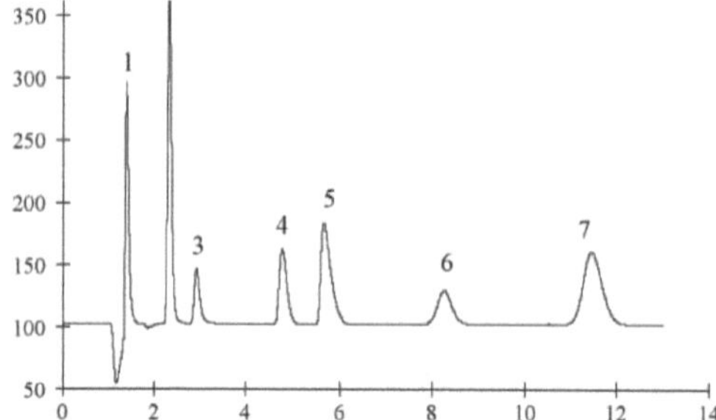

Figura 5.7. Muestra un ejemplo de Cromatograma de intercambio iónico para una mezcla de aniones, Utilizando una columna Dionex AS4a y de eluyente un tampón de carbonato/bicarbonato a un flujo de 1.0 ml por minuto con detector de conductividad: 1. F^-; 2. Cl^-; 3. NO_2^-; 4. Br^-; 5. NO_3^-; 6. PO_4^{-3}; 7. SO_4^{-2}

5.3   Método colorimétrico para determinación de iones

La colorimetría es una técnica analítica que se basa en determinar la concentración de un compuesto basado en la absorbancia de una longitud de onda especifica (color). La concentración se calcula en función de la variación de la intensidad de la luz a traspasar un dispositivo con la muestra a analizar mediante un principio conocido como la ley de Lambert-Beer (Hammond, 2005).

Específicamente para el fluoruro el método se basa en un compuesto conocido como SPANDS; compuesto coloreado (el que va perdiendo su intenso color debido a la presencia de una reacción de formación de un complejo metálico de Zirconio con fluoruros, el cual tiene una relación proporcional con esta pérdida de color. Si bien el método es simple es susceptible a pérdidas de especificidad debido a la presencia de interferentes (Devine & Partington, 1975; Bumsted & Wells, 1952).

5.4 Método volumétrico para determinación de iones

Antes de existir los métodos instrumentales, la técnica de determinación era realizada a través de los métodos volumétricos; específicamente para fluoruros la reacción se basaba en valorar fluoruro soluble como de fluoruro de silicio, usando una mezcla de circonio-alizarina como indicador, los que al no poder descomponerse con ácido perclórico debían fusionarse con carbonato de calcio antes que pudieran volatilizarse (Willard & Winter, 1933).

5.5 Bibliografía

Acrivos, J. 1988. Physical chemistry, third edition (Levine, Ira N.). J Chem Educ. 65(12). doi:10.1021/ed065pA335.3

Amemiya, S. 2007. Potentiometric Ion-Selective Electrodes. In: Handbook of Electochemistry. 261, 294. doi:10.1016/B978-044451958-0.50020-3

Bakker, E., Bühlmann, P., Pretsch, E. 1997. Carrier-Based Ion-Selective Electrodes and Bulk Optodes. 1. General Characteristics. Chem Rev. 97(8), 3083-3132. doi:10.1021/cr940394a

Bühlmann, P., Pretsch, E., Bakker, E. 1998. Carrier-Based Ion-Selective Electrodes and Bulk Optodes. 2. Ionophores for Potentiometric and Optical Sensors. Chem Rev. 98(4),1593-1688. doi:10.1021/cr970113+.

Bumsted, H.E. and Wells, J.C. 1952. Spectrophotometric Method for Determination of Fluoride Ion. Analytical Chemistry. 24(10), 1595–1597. https://doi.org/10.1021/ac60070a019.

Devine, R. and Partington, G. 1975. Interference of sulfate ion on SPADNS [sodium 2-(p-sulfophenylazo)-1,8-dihydroxynaphthalene-3,6-disulfonate] colorimetric determination of fluoride in Wastewaters. Environmental Science & Technology. 9(7), 678–679. https://doi.org/10.1021/es60105a005

Frant, M.S. and Ross, J.W. 1996. Electrode for Sensing Fluoride Ion Activity in Solution. Science (80-). 154(3756),1553- 555. doi:10.1126/science.154.3756.1553.

Fuoss, R.M. and Kraus, C.A. 2002. Properties of Electrolytic Solutions. XV. Thermodynamic Properties of Very Weak Electrolytes. Journal of the American Chemical Society. 57(1), 1–4. https://doi.org/10.1021/ja01304a001.

Haddad, P.R. 1989. Chapter II Sample Handling in Ion Chromatography. In K. Zech & R. W. B. T.-J. of C. L. Frei (Eds.), Selective Sample Handling and Detection in High-Performance Liquid Chromatography. Elsevier. 39, pp.33–81. https://doi.org/https://doi.org/10.1016/S0301-4770(08)61580-8.

Hamilton, R.J. and Sewell, P.A. 1982. Chromatographic theory BT - Introduction to high performance liquid chromatography (R. J. Hamilton & P. A. Sewell (eds.); pp. 13–41). Springer Netherlands. https://doi.org/10.1007/978-94-009-5938-5_2.

Hammond, J.P. 2005. Quality assurance | Spectroscopic Standards (P. Worsfold, A. Townshend, & C. B. T.-E. of A. S. (Second E. Poole (eds.); Elsevier. pp. 426–432. https://doi.org/https://doi.org/10.1016/B0-12-369397-7/00577-X.

Han, Y., Zhang, Y., Liu, H. 2019. Gas Chromatography | Principles☆ (P. Worsfold, C. Poole, A. Townshend, M. B. T.-E. of A. S. (Third E. Miró (eds.); Academic Press. pp. 237–244). https://doi.org/https://doi.org/10.1016/B978-0-12-409547-2.14348-3.

Horvath, C.G. and LiIpsKy, S.R. 1966. Use of Liquid Ion Exchange Chromatography for the Separation of Organic Compounds. Nature. 211(5050), 748–749. https://doi.org/10.1038/211748a0.

Horvath, C.G., Preiss, B.A., Lipsky, S.R. 1967. Fast Liquid Chromatography: An Investigation of Operating Parameters and the Separation of Nucleotides on Pellicular Ion Exchangers. Analytical Chemistry. 39(12), 1422–1428. https://doi.org/10.1021/ac60256a003.

Lemmon, J. P. 2001. Ion Chromatography (K. H. J. Buschow, R. W. Cahn, M. C. Flemings, B. Ilschner, E. J. Kramer, S. Mahajan, P.B.T.-E. of M. S. and T. Veyssière (eds.); Elsevier. pp. 4280–4283). https://doi.org/https://doi.org/10.1016/B0-08-043152-6/00750-6.

Makarychev-Mikhailov, S., Shvarev, A., Bakker, E. 2008. New trends in ion-selective electrodes. In: Zhang X, Ju H, Wang Biosensors and their Biomedical Applications JBT-ES. Chapter 4, eds. San Diego: Academic Press; 71-114. doi:https://doi.org/10.1016/B978-012373738-0.50006-4.

Morf, W.E., Seiler, K., Sørensen, P.R., Simon, W. 1989. New sensors based on carrier membrane systems: theory and practice. In: Pungor Ebt-I-Se, ed. Amsterdam: Pergamon. 141, 159. doi:https://doi.org/10.1016/B978-0-08-037933-3.50013-2.

Mullen, J. 2005. History of Water Fluoridation. Br Dent J. Oct 8;199(7 Suppl), 1-4. doi: 10.1038/sj.bdj.4812863.

Perley, G.A. 2002. Composition of pH-Responsive Glasses. Anal Chem. 21(3), 391-394. doi:10.1021/ac60027a012.

Settle, F.A. 1998. Handbook of Instrumental Techniques for Analytical Chemistry. Journal of Liquid Chromatography & Related Technologies. 21(19), 3072–3076. https://doi.org/10.1080/10826079808006889.

Skoog, D.A. 1992. Principles of instrumental analysis. Fourth edition. Fort Worth: Saunders College Pub. [https://search.library.wisc.edu/catalog/999674775302121].

Small, H. 1989. Ion Exchange in Ion Chromatography BT - Ion Chromatography H. Small (ed.); pp. 57–118. Springer US. https://doi.org/10.1007/978-1-4899-2542-8_4.

Tswett, M.S. 1906. Physikalisch-chemische Studienüber das Chlorophyll. Die Adsorbtionen. Ber.Dtsch. Bot. Ges. 24, 316-323. https://doi.org/https://doi.org/10.1111/j.1438-8677.1906.tb06524.x

Willard, H.H. and Winter, O.B. 1933. Volumetric Method for Determination of Fluorine. Industrial &˙Engineering Chemistry Analytical Edition. 5(1), 7–10. https://doi.org/10.1021/ac50081a006.

Capítulo 6. Métodos de remoción de fluoruros en las aguas de consumo

6.1 Introducción

El agua potable o agua para consumo humano es aquella que puede ser consumida sin restricción y que no representa un riesgo para la salud. El término se aplica al agua que cumple con las normas de calidad promulgadas por las autoridades locales e internacionales (WHO, 2011a) que es empleada principalmente para el consumo directo, es decir, para beber, cocinar o lavar los alimentos, como así también la utilizada en la industria alimentaria y farmacéutica e higiene personal. El agua potable es un recurso limitado y es mucho más fácil contaminar un litro de agua, que volver a hacerla apta para consumo humano, y miles de millones de litros de agua son consumidos diariamente en nuestras ciudades, mientras que la inversión en potabilización del agua se hace cada vez más costosa. La Organización Mundial de la Salud (OMS) ha advertido en numerosas ocasiones la relación directa entre la incidencia y morbilidad de enfermedades y la calidad del agua de bebida (WHO, 2011a). El agua potable se considera segura si cumple ciertas normas microbiológicas, físicas y químicas (WHO, 2011a). Las normas de calidad y los límites permisibles de ciertos parámetros del agua potable se muestran en la tabla 6.1 (WHO, 2008; Orellana, 2021).

Tabla 6. 1. Normas de calidad y límites permisibles del agua potable.

A. Paramétros organolépticos

Determinante	Unidades	Límite Obligatorio	Límite Recomendado
Color	mg/L escala Pl/Co	20	1
Turbiedad	UNT	2	0,5
Olor	N° de dilución	2 - 12 3 - 25	1
Sabor	N° de dilución	2 - 12 2 - 25	0

(Continuación tabla 6.1)

B. Paramétros fisicoquímicos

Determinante	Unidades	Límite Obligatorio	Límite Recomendado
pH	Unidades de pH	pHs ± 0,5	pHs ± 0,2
Residuos secos	mg/L	1500	1000
Alcalinidad Total	mg/L $CaCO_3$	-	30<alcalinidad<200
Dureza Total	mg/L $CaCO_3$	100<dureza<500	-
Cloruros	mg/L Cl	400	250
Sulfatos	mg/L SO_4	400	200
Calcio	mg/L Ca	250	100
Magnesio	mg/L Mg	50	30
Hierro Total	mg/L Fe	0,2	0,1
Manganeso	mg/L Mn	0,1	0,05
Cobre	mg/L Cu	1	-
Zinc	mg/L Zn	0,5	-
Aluminio	mg/L Al	0,2	0,1
Sodio	mg/L Na	200	100
Bario	mg/L Ba	1	0,1
Amonio	mg/L NH4	0,5	0,05
Nitrógeno (excluído el N en forma de Nitritos y Nitratos)	mg/L N	1	-
Oxidabilidad (permanganato de potasio)	mg/L O_2	5	2
Sulfuro de Hidrógeno	µg/L S	*	-
Detergentes aniónicos	mg/L	0,2	-
Cloro activo	mg/L Cl	1,2	0,2<0,1<0,5
Fósforo	mg/L P_2O_5	5	0,4

Nota: *No detectable organolépticamente

(Continuación tabla 6.1)

C. Sustancias tóxicas inorgánicas

Determinante	Unidades	Límite Obligatorio	Límite Recomendado
Arsénico	μg/L AS	100	50
Cadmio	μg/L Cd	5	-
Cromo Total	μg/L Cr	50	-
Cianuros	μg/L Cn	100	50
Mercurio	μg/L Hg	1	-
Níquel	μg/L Ni	50	-
Plomo	μg/L Pb	50	-
Antimonio	μg/L Sb	10	-
Plata	μg/L Ag	50	-
Selenio	μg/L Se	10	-
Nitratos	mg/L NO_3	45[a]	25
Nitritos	mg/L NO_2	0,1	-
Fluoruros	mg/L F	1,5	-[b]

Nota. aSe recomienda que los lactantes no consuman aguas con valores superiores a lo establecido. bCuando la autoridad de salud lo recomiende, el valor a alcanzar será de 1mg/L.

(Continuación tabla 6.1)
D. Sustancias tóxicas orgánicas y pesticidas

Determinante	Unidades	Límite Obligatorio	Límite Recomendado
Benceno	µ/L	10	-
Hidrocarburos Aromáticos Polinucleares (HAP)	µ/L	0,2	-
Benzo (A) Pireno	µ/L	0,01	-
Cloroformo	µ/L	30	-
1,2 Dicloroeteno	µ/L	10	-
1,1 Dicloroeteno	µ/L	0,3	-
Hexaclorobenceno	µ/L	0,01	-
Pentaclorofenol	µ/L	10	-
2,4,5 Triclorofenol	µ/L	10	-
Trihalometanos	µ/L	100	-
Tetracloruro de Carbono	µ/L	3	-
Tricloroeteno	µ/L	30	-
Tetracloroeteno	µ/L	10	-
Hidrocarburos totales	µ/L	500	-
Tolueno	µ/L	500	-
Etilbencenos	µ/L	100	-
Xilenos	µ/L	300	-
Estireno	µ/L	100	-
Monoclorobenceno	µ/L	3	-
1,2 Diclorobenceno	µ/L	0,2	-
1,4 Diclorobenceno	µ/L	0,01	-
Fenoles	µ/L	1	-
Cloruro de Vinilo	µ/L	2000	-
2,4 D (ácido 2,4 diclorofenoxiacético)	µ/L	100	-
Aldrin y Dieldrin	µ/L	0,03	-
Clordano (total de isómeros)	µ/L	0,3	-
DDT (total de isómeros)	µ/L	1	-
Heptacloro y Heptacloro Epóxido	µ/L	0,1	-
Gamma-HCH (lindano)	µ/L	3	-
Metoxicloro	µ/L	30	-
Malatión	µ/L	190	-
Metil Paratión	µ/L	7	-
Paratión	µ/L	35	-

(Continuación tabla 6.1)

E. Parámetros microbiológicos

Determinante	Unidades	Límite Obligatorio	Límite Recomendado
Bacterias Aeróbicas	N° por mL 100	100	-
	NMP por 100 mL (tubos filtrantes)	< 2,2	-
Coliformes totales	N° por 100 mL (membrana filtrante)	0	-
	NMP por 100 mL (tubos múltiples)	< 2,2	-
Coliformes Fecales	N° por 100 mL (membrana filtrante)	0	-
Pseudomonas Aeruginosas		Ausencia	-
Fitoplancton y Zooplancton		Ausencia	-
Giarda Lambia		Ausencia	-
Cryptosporidium		Ausencia	-

El cumplimiento de las normas de calidad y límites permisibles del agua potable, citados en la tabla 1, debe ser responsabilidad de los organismos sanitarios de una región o país, porque la población en general percibe las propiedades organolépticas y en función de estas, se bebe o no el agua. Para que el agua sea aceptada por la población para su consumo debe conservar sus propiedades organolépticas, es decir ser incolora, insípida e inodora. El agua a menudo contiene elementos y sustancias disueltas en ella que pueden (o no) ser detectadas a simple vista y modifican (o no) su color, sabor y olor. Aunque la presencia del fluoruro en el agua por encima de los límites permitidos no cambia las propiedades organolépticas.

Es importante destacar que el fluoruro en el agua potable puede ser beneficioso para la salud humana porque reduce la incidencia de caries dental.

Sin embargo, cuando el nivel de este iónion es superior a 1,0 mg/L puede provocar fluorosis dental y esquelética (Yadav et al., 2015; Guissouma et al., 2017; Raj, and Shaji, 2017). La fluorosis dental es un problema de salud pública de varias regiones del mundo y se presenta normalmente asociada a grupos humanos con escaso poder adquisitivo, limitado acceso a la información y deficiente cobertura de salud (Loyola-Rodríguez et al., 2000; Medina-Solis et al., 2008; Loyola Rodríguez et al., 2018). Es inminente la necesidad de estas poblaciones de consumir agua con niveles permisibles de fluoruro con el propósito de mejorar la calidad de vida.

Para crear conciencia sobre la contaminación por fluoruro en el agua de bebida, la OMS ha recomendado como límite máximo permitido la concentración de 1,5 mgF/L en el agua potable (WHO, 2011b). Considerando el hecho de que la fluorosis dental es una condición irreversible y no tiene cura, la prevención es la única solución. La única forma en que la generación que está por nacer pueda estar totalmente protegida contra esta condición es proporcionar agua de bebida potable y con un contenido seguro de fluoruro. Esto se puede lograr mediante las siguientes estrategias: búsqueda de fuentes alternativas de agua potable, implementación de técnicas de remoción de fluoruro del agua de bebida, y reducción de la contaminación por fluoruros provenientes de procesos industriales.

6.2 Búsqueda de fuentes alternativas de agua potable

Existen diferentes principios para el tratamiento del agua contaminada con fluoruro y las técnicas de desfluoruración han sido ampliamente probadas en diferentes zonas endémicas en el mundo (Jamode et al., 2004; Yadav et al., 2019; Rajendra, 2020). No obstante, la implementación de metodologías para remover el fluoruro del agua de bebida y con ello minimizar el impacto de la fluorosis dental, requiere el abordaje de un gran número de aspectos tales como; el conocimiento de las condiciones socio-económicas de la población afectada, la implementación de actividades de educación e información acerca del método adecuado de remoción de fluoruro del agua y la capacitación de recursos humanos, a fin de garantizar que el programa de desfluoruración del agua tenga permanencia en el tiempo. Por todo lo anterior, la primera opción ha de ser buscar fuentes de abastecimiento alternativo de agua segura.

Las fuentes de agua alternativas incluyen las aguas superficiales, subterráneas y de lluvia:

6.2.1 Aguas superficiales y subterráneas

En las zonas de fluorosis endémica natural la mayor parte del fluoruro que se encuentra en las aguas naturales es geogénico. Entre los minerales primarios, la biotita y la moscovita contienen aproximadamente el 1 % de su peso, mientras que su contenido es más alto en minerales accesorios tales como fluorapatita (1,5 %), apatita (4 %), topacio (11,5 %) y fluorita (48 %) (Bailey, 1984). A partir de la recopilación de información sobre las características hidrológicas, climáticas, geológicas y geomórficas de un área de estudio, se puede diseñar un mapa de muestreo de aguas superficiales y subterráneas, en zonas aledañas al área de fluorosis endémica, con el fin de evaluar las fuentes de agua segura para abastecer a una población (García et al., 2012). En las muestras de agua, tanto superficiales como subterráneas, se deben evaluar las propiedades físicas y químicas, es decir la valoración de pH, conductividad eléctrica, temperatura, alcalinidad y oxígeno disuelto. Además, debe analizarse la composición iónica (aniones y cationes disueltos) y la presencia de sustancias orgánicas y agentes microbianos. El principal objetivo de estos análisis está orientado a localizar una fuente alternativa de agua de bebida segura y con bajos niveles de fluoruro (García et al., 2012). En particular, en el caso del agua subterránea, debe considerarse que la concentración de fluoruro puede variar entre los pozos de una misma área, dependiendo de la estructura geológica del acuífero y de la profundidad a la que se extrae. En algunos casos aumentando la profundidad de los pozos existentes o realizando perforaciones en otras áreas se puede obtener agua con niveles menores de fluoruro. Como la concentración de fluoruro en agua subterránea varía de manera estacional, según las épocas de lluvia y sequía, es necesario realizar de manera sistemática el control de los niveles de fluoruro. Tanto las aguas superficiales como subterráneas con bajo nivel de fluoruro deben ser tratadas para asegurar su consumo.

6.2.2 Agua de lluvia

La recolección de agua de lluvia ha tomado interés durante las últimas décadas tanto en el mundo en desarrollo como desarrollado (Farreny et al., 2011; Lee et al., 2012; Venhuizen et al., 2013; Taffere et al., 2016; Ojwang et al., 2017; Jamali et al., 2020). El agua de lluvia es una solución alternativa en áreas de fluorosis endémica porque puede mezclarse con aguas contaminadas con fluoruro, siguiendo una ecuación de dilución (Marwa et al., 2018), para reducir la concentración de este ión a valores aceptables en el agua potable (por ejemplo, $\leq 1,0$ mg/L). Posteriormente, el agua mezclada se puede tratar con filtros de arena lentos (Weber-Shirk & Dick, 1999; Campos, 2002) o filtros de bioarena (Elliott et al., 2008; Kubare & Haarhoff, 2010; Gottinger et al., 2011; Haig et al., 2011) para eliminar eficazmente los patógenos del agua. Estas tecnologías de potabilización se basan en fundamentos científicos y son capaces de funcionar en la práctica a gran escala (Pandit & Kumar, 2015). Además, implican bajos costos operativos, requieren habilidades técnicas mínimas para operar y no necesitan del empleo de sustancias químicas. El agua de lluvia normalmente es una fuente de agua muy limpia y puede proporcionar una solución económica y simple de abastecimiento. El problema, sin embargo, es la estacionalidad y la gran capacidad de almacenamiento que podría implicar para garantizar su abastecimiento. Almacenar agua de lluvia y mantenerla potable durante meses requiere una infraestructura considerable, sobre todo en comunidades situadas en zonas tropicales áridas con una estación muy lluviosa y otra muy seca (Marwa et al., 2018).

6.3 Implementación de técnicas de remoción de fluoruro del agua de bebida

En general, a diferencia de otros contaminantes del agua que pueden ser eliminados completamente, para el fluoruro se utilizan métodos que reduzcan sus niveles a valores por debajo del límite permitido, puesto que el fluoruro en una concentración óptima y segura, tiene efectos benéficos para la prevención de la caries dental.

La desfluoruración se define como el ajuste a un nivel óptimo de fluoruro en el agua potable. Los principales métodos de desfluoruración son la coagulación/floculación, la adsorción y los métodos basados en el empleo de membranas. De éstos, la coagulación/floculación y la adsorción son métodos apropiados y ampliamente utilizados, especialmente en zonas rurales de los países en desarrollo. La complejidad del método y el lugar donde se trata el agua difieren entre países industrializados y países en desarrollo. En los países industrializados el tratamiento del agua se realiza generalmente en plantas cercanas a la fuente de agua, mientras que en países en desarrollo se lleva a cabo a nivel de pequeñas comunidades o a nivel domiciliario (Fawell et al., 2006), utilizando medios de adsorción disponibles localmente, simples y económicos (Jinadasa et al., 1988; Padmasiri & Dissanayake, 1995; Zevenbergen et al., 1996; Ndé-Tchoupé et al., 2015; Naseri et al., 2017). Los países industrializados generalmente usan los métodos más eficientes pero los medios de adsorción son más costosos, tales como las resinas de intercambio iónico sintéticas y otras técnicas más avanzadas como la ósmosis inversa y la electrodiálisis.

Existe una amplia bibliografía sobre el empleo de diferentes técnicas y materiales para la remoción del fluoruro del agua (Maier, 1947; Mjengera & Mkongo, 2003; Dahia, 2016; Wagutu et al., 2018). Las técnicas de desfluoruración se pueden clasificar en cinco categorías según los principios físico-químicos en que se basan: adsorción, coagulación-floculación, ósmosis inversa y electroquímica, nanofiltración, y electrocoagulación.

6.3.1 Técnicas de adsorción

Si bien existen diferentes tecnologías con excelente capacidad para reducir la cantidad o remover el fluoruro del agua (Bhatnagar et al., 2011; Nie et al., 2012; Damtie et al., 2019), se considera al método de adsorción una tecnología apropiada para utilizar en áreas rurales y en comunidades de bajos recursos económicos. Estas técnicas son reconocidas por su efectividad, conveniencia, facilidad de operación, simplicidad de diseño y bajo costo e impacto ambiental.

La adsorción se define como "la adhesión de átomos, iones o moléculas (adsorbato) de un gas, sólido disuelto o líquido a una superficie (adsorbente), mediante fuerzas intermoleculares débiles" (USEPA, 2018). La eliminación de fluoruro por métodos de adsorción se ha estudiado ampliamente y existen en la actualidad una cantidad importante de adsorbentes para fluoruros. Generalmente la adsorción de iones fluoruro a un adsorbente sólido ocurre a través de tres fases (Fan et al., 2003): 1. Difusión o transporte de iones fluoruro a la superficie externa del adsorbente desde el agua a través de la capa límite que rodea la partícula adsorbente, denominada transferencia de masa externa. 2. Adsorción de iones de fluoruro sobre las superficies de las partículas. 3. Los iones de fluoruro adsorbidos en algunos casos se intercambian con los elementos estructurales dentro de las partículas adsorbentes, o los iones de fluoruro adsorbidos se transfieren a las superficies internas en el caso de los materiales porosos (difusión intrapartícula).

La capacidad del adsorbente y el tiempo empleado para remover los iones fluoruro del agua son influenciados por diferentes factores tales como pH, temperatura, concentración de fluoruro y presencia de aniones coexistentes en el agua a tratar y la cantidad de adsorbente a utilizar.

El pH del agua a tratar puede modificar las propiedades superficiales del adsorbente influyendo en el proceso de adsorción del fluoruro (Siswoyo & Tanaka, 2013; Siswoyo et al., 2014; Wang et al., 2017). En términos generales la adsorción de fluoruro a pH muy bajos o muy altos es menor. Dependiendo del tipo de adsorbente a utilizar se debe determinar el rango de pH del agua a tratar para que la adsorción de iones fluoruros sea máxima. Por ejemplo, en el caso de los óxidos de Al y de Fe, a pH ácido la eficiencia de remoción es mayor porque los iones fluoruro electronegativos son rápidamente atraídos por la superficie electropositiva del adsorbente.

La temperatura tiene efectos variables sobre la adsorción de fluoruro. Muchos adsorbentes, como cenizas, alúmina, Mg-Al-CO3 en doble capa, hidróxido férrico granular, compuesto de hidrotalcita (CH24O23Mg6Al2)/quitosano, perovskita de La/Al, etc., incrementan su capacidad de adsorción con el incremento de la temperatura, mostrando una naturaleza endotérmica de adsorción (Chaturvedi et al., 1990) (Lai & Liu, 1996; Lv et al., 2006; Kumar et al., 2009; Viswanathan & Meenakshi, 2010; Loganathan et al., 2013; Huang et al., 2021). En contraste, otros adsorbentes, tales como los lodos de alumbre, hidrotalcita de Zn/Al calcinado, resinas selectivas de intercambio iónico, carbón activado modificado con KMnO4, alúmina activada con ácido nítrico, nano-hidroxiapatita/quitosano, materiales de origen natural como los minerales lateríticos con hierro y la corteza de la azadirachta índica, disminuyen la adsorción de fluoruro con el incremento de la temperatura mostrando una naturaleza exotérmica de adsorción (Sujana et al., 1998a,b; Das et al., 2003a,b; Meenakshi & Viswanathan, 2007; Daifullah et al., 2007; Sairam et al., 2008; Sujana et al., 2009; Telkapalliwar & Shivankar, 2019; Kumari et al., 2020). Por otra parte, se reportó que la temperatura no ejerce ningún efecto sobre la adsorción de fluoruro por algunos adsorbentes como la zeolita de intercambio catiónico trivalente (Onyango et al., 2004).

La cinética del proceso de adsorción es controlada por diferentes parámetros, tales como las propiedades estructurales del adsorbente, la concentración del fluoruro y la naturaleza de la interacción que se establece entre el fluoruro y los sitios activos del adsorbente (Nie et al., 2012). Los estudios cinéticos de adsorción se realizan para conocer la velocidad de captación del fluoruro por el adsorbente y así estimar el tiempo de contacto y el mecanismo de adsorción. En general, los materiales que poseen una buena capacidad de adsorción de fluoruro mostraron que la velocidad de remoción de este ion por el adsorbente es elevada entre los 5-120 minutos de contacto con el adsorbente, en donde más del 90 % del fluoruro es adsorbido. La velocidad de adsorción incrementa con el aumento en la concentración del adsorbente (Lv et al., 2006) y cuando la concentración inicial de fluoruro es baja (Teng et al., 2009; Ghorai & Pant, 2005; Lv et al., 2006).

En el agua natural, varios aniones (Cl^-, NO_3^-, SO_4^{2-}, HCO_3^-, CO_3^{2-}, PO_4^{3-}) coexisten en diferentes concentraciones con el fluoruro y pueden competir con este en el proceso de adsorción. El grado de interferencia depende de la concentración relativa de estos iones, de su afinidad por el adsorbente y de la concentración de este último (Sujana et al., 1998b; Das et al., 2003a; Loganathan et al., 2013; Yadav et al., 2018).

La cantidad del adsorbente es otro factor importante a tener en cuenta en la capacidad de adsorción del fluoruro. La remoción de este ion aumenta rápidamente con la cantidad de adsorbente que se utiliza, hasta un punto de saturación. Por ello, se recomienda que según el tipo de adsorbente se realicen experimentos para determinar la cantidad de adsorbente (g/L) que permita obtener la máxima remoción de fluoruro (Velazquez-Jimenez et al., 2015; Elhalil et al., 2016).

En el estudio de materiales adsorbentes para la remoción de fluoruro es importante comprender el mecanismo de adsorción, el comportamiento de la superficie del adsorbente y la afinidad del fluoruro por el adsorbente. El proceso de adsorción es generalmente descrito por medio de una isoterma. Las isotermas de adsorción indican cómo las moléculas adsorbidas se distribuyen entre la fase líquida y la sólida cuando el proceso de adsorción alcanza un estado de equilibrio (Kumari et al., 2020). El estudio de isoterma revela la cantidad de fluoruro que es retenido por el adsorbente (q_e) y la cantidad de fluoruro que permanece en la solución (C_e). Los modelos de isotermas más estudiados en la literatura son los de Langmuir y de Freundlich (Lima et al., 2015).

Además de los estudios de cinética que se realizan para evaluar la remoción del fluoruro por diferentes adsorbentes, se estudian los parámetros termodinámicos tales como la energía libre de Gibbs ($\Delta G°$), la entalpía ($\Delta H°$) y la entropía ($\Delta S°$). Estos son útiles para comprender el mecanismo de adsorción (físico o químico) y la naturaleza del sistema fluoruro/adsorbente (Lima et al., 2015; Kumari et al., 2020).

La efectividad en la adsorción de fluoruro del agua de bebida depende de las características del adsorbente utilizado. Es por ello, que en el momento de seleccionar el adsorbente apropiado se debe comparar la capacidad de adsorción de los diferentes adsorbentes, teniendo en cuenta los parámetros utilizados (pH, temperatura, rango de concentración de fluoruro, existencia de iones competidores, etc.). Un adsorbente adecuado para la remoción de fluoruro debe tener las siguientes características: ser de bajo costo, poseer una alta capacidad y rápida adsorción de fluoruro, ser fácil de regenerar luego de su saturación, y tener buenas características físicas para favorecer un flujo rápido de agua sin que se produzca obstrucción del filtro.

En la actualidad, existen numerosas investigaciones sobre las propiedades de diferentes adsorbentes para la remediación de fluoruro en el agua de bebida, en áreas de fluorosis endémica natural. Los materiales analizados son de naturaleza y características diversas. Si bien son numerosos los adsorbentes de fluoruro detallados en la literatura (Bhatnagar et al., 2011), a continuación, se presentan los más estudiados.

6.3.1.1 Óxidos metálicos e hidróxidos

Los óxidos e hidróxidos son minerales en los que el oxígeno y el grupo hidroxilo (OH-), respectivamente, aparecen combinados con uno o más metales. En general, los óxidos son más duros y más densos que los hidróxidos, y presentan una elevada estabilidad química, alta temperatura de fusión y baja solubilidad.

Los óxidos e hidróxidos de metales trivalentes y tetravalentes, tales como Fe, Al, La, Mn y Zr, son empleados para la remoción de fluoruro del agua de bebida y de agua de desecho industrial, debido a su fuerte habilidad para adsorber este ion (Velazquez-Jimenez et al., 2015). En estos compuestos, el mecanismo que predomina en la adsorción de fluoruro es una adsorción específica de intercambio de ligandos. La mayoría de los óxidos e hidróxidos metálicos al pH natural del agua (pH 7) son adsorbentes que poseen cargas superficiales positivas, las que favorecen la adsorción del ion fluoruro cargado negativamente. No obstante, en la literatura se observa que, dependiendo de las características de activación de estos compuestos, el pH óptimo para la máxima adsorción puede variar en un rango amplio. Por lo tanto, es necesario evaluar este aspecto a partir de la revisión bibliográfica de manera que se emplee un óxido o hidróxido metálico con buena capacidad de adsorción al pH natural del agua, evitando la corrección de pH en el proceso de desfluoruración.

Un ejemplo de óxido metálico es la alúmina (Kumar et al., 2011). La aplicación de este óxido es recomendada por la USEPA (Agencia de Protección Ambiental de los Estados Unidos) para remover el fluoruro en aguas de regiones de fluorosis endémica (USEPA, 2003). Además, las investigaciones sobre desfluoruración se han concentrado en la utilización de alúmina como adsorbente debido a su alta selectividad y afinidad por los iones fluoruro (Bhatnagar et al., 2011; Kumar et al., 2011). La aplicación de técnicas de desfluoruración doméstica, basadas en el uso de alúmina activada, fue realizada en zonas rurales de India (Daw, 2004).

La alúmina activada es un compuesto poroso formado por el 95 % de óxido de aluminio (Al_2O_3), que se produce calentando los hidratos ($Al_2O_3.3H_2O$) a cierta temperatura, de modo que se produzca la eliminación de la mayor parte de agua existente. Para obtener la máxima superficie de adsorción, la temperatura de calentamiento es regulada para favorecer la disposición de un gran número de sitios activos en donde se produce la adsorción (Ku & Chiou, 2002; Ghorai & Pant, 2004). No obstante, existen trabajos que por diversos métodos realizan modificaciones adicionales de la alúmina para mejorar su capacidad adsorbente (El-Hendawy, 2003; Wang & Zhu, 2007; Dutta et al., 2011; Gokce & Aktas, 2014; Kumari et al., 2020).

La capacidad de la alúmina para adsorber iones fluoruro es influenciada por el pH, la concentración de fluoruro y la presencia de aniones coexistentes (SO_4^{2-}, HCO_3^-, Cl^-, CO_3^{2-}, NO_3^-) en el agua a tratar, y por la cantidad de alúmina. El pH del agua a tratar puede modificar las propiedades superficiales de la alúmina influyendo en el proceso de adsorción del fluoruro (Siswoyo & Tanaka, 2013; Siswoyo et al., 2014; Wang et al., 2017).

El área superficial de adsorción de la alúmina activada (m^2/g) posee un rango amplio, con un valor mínimo de 160 y un máximo que supera los 200 (Ku & Chiou, 2002; Mohapatra et al., 2009; Teng et al., 2009). La capacidad de adsorción de la alúmina varía con su estructura. Por ejemplo, la γ-Al_2O_3 es la forma activada más comúnmente usada para la desfluoruración del agua. La máxima capacidad de adsorción de fluoruro de esta forma (mg/g) varía según los autores que la estudiaron siendo de 1,1 (Maliyekkal et al., 2006), 12,0 (Onyango et al., 2006), 2,41 (Ghorai & Pant, 2005) y 16,3 (Ku & Chiou, 2002).

Las desventajas del uso de alúmina activada tales como ajuste de pH, previo y posterior a la desfluoruración, activación y regeneración de la alúmina, eficiencia de adsorción que generalmente disminuye al aumentar los ciclos de regeneración, como así también la disposición de los desechos de la reactivación, son aspectos a tener en cuenta (Belekar et al., 2019).

Los óxidos de manganeso tienen una elevada área superficial de adsorción, una estructura microporosa y una elevada capacidad de adsorción de aniones (Takamatsu et al., 1985; Zou et al., 2006), razón por la cual en algunos estudios la alúmina activada fue cubierta por estos óxidos para estudiar su capacidad de adsorción de fluoruro (Maliyekkal et al., 2006; Teng et al., 2009). En estos estudios se demostró una mayor velocidad y capacidad de adsorción cuando la alúmina activada fue cubierta con una capa de óxido de manganeso granular. Este efecto podría ser debido a un incremento de las cargas positivas de la superficie del adsorbente (Maliyekkal et al., 2006).

Los óxidos de hierro tienen gran capacidad para remover aniones del agua por un mecanismo similar a los adsorbentes de óxido de aluminio (Peleka & Deliyanni, 2009; Kumar et al., 2009; Tang et al., 2009). El hidróxido férrico granulado es altamente poroso con un área de adsorción específica de alrededor de 300 m^2/g. Existen pocos estudios que evalúen al óxido de hierro como adsorbente de fluoruro.

La hidroxiapatita ($Ca_{10}(PO_4)_6(OH)_2$) ha sido empleada para la desfluoruración del agua (Hammari et al., 2004; Nayak et al., 2017), y su alta capacidad de adsorción se explica por el intercambio de fluoruro con el grupo hidroxilo tanto en la superficie como en el interior de la matriz cristalina. En un estudio en donde se evalúan cerámicas de hidroxiapatita para la adsorción de fluoruro, se demostró que tiene una alta selectividad por fluoruro en relación con los aniones que se encuentran comúnmente en las aguas subterráneas (Nijhawan et al., 2018). Cuando los cristales de hidroxiapatita poseen tamaños nanométricos y son asociados con otros adsorbentes, se incrementa la eficacia de remoción de iones fluoruro del agua de bebida (Pandi & Viswanathan, 2015; He et al., 2017).

A partir de la revisión de la literatura es evidente que los óxidos e hidróxidos de aluminio son los adsorbentes de uso común para la remoción de fluoruro del agua. Estos adsorbentes tienen un nivel moderado de capacidad de adsorción de fluoruro (1-16 mg/g) y si está disponible localmente a bajo costo, puede emplearse potencialmente en áreas rurales, especialmente en países en desarrollo.

6.3.1.2 Hidróxidos de doble capa

Los hidróxidos de doble capa son materiales estratificados cuya fórmula general es $[M(II)_{1-x}M(III)_x(OH)_2][A^{n-}_{x/n}].mH_2O$, donde M(II) es el ion metálico divalente, M(III) es un ion metálico trivalente y A es el anión (puede ser inorgánico simple, orgánico o polimérico) (Elhalil et al., 2016). Estructuralmente, estos hidróxidos se componen de láminas cargadas positivamente compensadas por aniones ubicados en las regiones hidratadas entre las capas (Carlino, 1997; Khan & Hare, 2002). Esos aniones pueden ser intercambiados por una amplia variedad de aniones contaminantes del agua de bebida tales como selenato/selenito (Chen & An, 2012), nitrato (Halajnia et al., 2012), fosfato (Daou et al., 2007), cromato y arseniato (V) (Yu et al., 2012). Además, pueden ser intercambiados por contaminantes orgánicos no iónicos (Mahjoubi et al., 2016), fenoles (Yapar & Yilmaz, 2005) y 131 radioactivo (Fetter et al., 1997). El proceso de adsorción, mediante el uso de hidróxidos de doble capa, ha recibido en los últimos años particular atención para la remoción de iones fluoruro presentes en el agua de bebida (Elhalil et al., 2016).

Mediante estudios experimentales se demostró que los hidróxidos de doble capa calcinados tienen mayor capacidad de adsorción al fluoruro que los no calcinados (Fan et al., 2003), La temperatura óptima de calcinación es variable, con rangos desde 450 °C a 500°C (Fan et al., 2003; Díaz-Nava et al., 2003; Elhalil et al., 2016). El incremento en la capacidad de adsorción del fluoruro por el hidróxido de doble capa, como resultado de la calcinación, se debería a un incremento en el área superficial de adsorción, y a un aumento de la porosidad y reactividad superficial (H. Wang et al., 2007).

La propiedad adsorbente de los hidróxidos de doble capa depende de los iones metálicos que lo constituyen. Por ejemplo, la capacidad de adsorción de fluoruro de un hidróxido de doble capa de Mg/Al calcinado fue mayor que la de los hidróxidos de Ni/Al y Zn/Al calcinados, debido a que el Mg es más electropositivo que Ni y Zn. La capacidad de adsorción de fluoruro también es influenciada por la relación molar Mg/Al, siendo la óptima entre 2 y 3. El hidróxido de Mg/Al de doble capa es uno de los adsorbentes con mayor capacidad de adsorción de fluoruro en el agua (Loganathan et al., 2013). En términos generales, los hidróxidos de doble capa son útiles para desfluorurar aguas con altas concentraciones de fluoruro.

6.3.1.3 Resinas y fibras de intercambio iónico

Las resinas y fibras de intercambio iónico son adsorbentes utilizados para remover contaminantes aniónicos y catiónicos del agua de bebida y del agua de desecho industrial. La estructura o matriz consiste en una red tridimensional irregular y macromolecular de cadenas de hidrocarburos. Las resinas y fibras de intercambio catiónico poseen grupos funcionales con carga negativa, mientras que las de intercambio aniónico poseen grupos funcionales con carga positiva tales como $-NH^{3+}$, $=NH^{2+}$, $\equiv N^+$, $\equiv S^+$. Por lo tanto, los intercambiadores de cationes adsorben cationes y los intercambiadores de aniones adsorben aniones tales como F^-. Los intercambiadores de cationes también se pueden modificar para adsorber aniones si son impregnados con cationes metálicos cargados positivamente o grupos químicos, que tienen una fuerte afinidad por los aniones (Ku & Chiou, 2002; Luo & Inoue, 2004; Ahmad et al., 2015; Joshi & Jana, 2021).

Los materiales de intercambio aniónico en su mayoría no son eficaces para adsorber fluoruro del agua natural, porque en ella se encuentran otros aniones. La afinidad del fluoruro por los materiales de intercambio aniónico es el menor de todos los aniones presentes en el agua (citrato> SO_4^{2-}> oxalato> I^-> NO^{3-}> CrO_4^{2-}> Br^-> SCN^-> Cl^-> formiato> acetato> F^- (Helfferich, 1995; Díaz-Nava et al., 2002). La capacidad de adsorción de fluoruro de los intercambiadores de aniones se puede mejorar modificando los sitios de adsorción en los mismos. Generalmente, se utilizan resinas de intercambio aniónico impregnadas con agentes quelantes que pueden formar puentes hidrógeno con el fluoruro (Meenakshi & Viswanathan, 2007; Solangi et al., 2010).

Por otra parte, los adsorbentes fibrosos, debido a sus características físico-químicas, generalmente tienen una rápida capacidad de adsorción de iones. Sin embargo, tanto la capacidad de adsorción como la afinidad pueden mejorarse y permitir así que esta clase de adsorbentes sea útil para la eliminación de iones fluoruro del agua (Ruixia et al., 2002; Wang et al., 2019).

Como las resinas y las fibras de intercambio iónico deben ser modificadas químicamente para incrementar su capacidad de adsorción de iones fluoruro, estos adsorbentes son relativamente caros y, por lo tanto, sólo son útiles para el tratamiento de agua en países industrializados.

6.3.1.4 Zeolita

Otro material que se utiliza para la remoción de fluoruro del agua es la zeolita natural o sintética. La zeolita es un mineral microporoso con una estructura cristalina caracterizada por tetraedros entrelazados de SiO_4 y AlO_4. Estos compuestos por sí mismos no tienen capacidad de adsorción de fluoruro (Díaz-Nava et al., 2002). No obstante, cuando son tratados con cationes metálicos multivalentes (Al, La, Zr) (Onyango et al., 2004; Onyango et al., 2006; Samatya et al., 2007) o con quitosanos (polisacárido estructural en el exoesqueleto de los crustáceos) (Arcibar-Orozco et al., 2020) o con amonios cuaternarios (Aloulou et al., 2019) sus capacidades de adsorción de fluoruro son elevadas. Estos adsorbentes compuestos ofrecen un gran potencial para la eliminación de iones fluoruro de una solución acuosa.

6.3.1.5 Carbón activado

El carbón activado se ha utilizado como adsorbente de contaminantes orgánicos del agua debido a su elevada porosidad, gran área superficial y elevada actividad catalítica. Sin embargo, este posee una capacidad de adsorción y de afinidad relativamente baja para los contaminantes inorgánicos, tal como el fluoruro. Para superar esta limitación, muchos estudios se han orientado hacia la modificación del carbón activado con metales multivalentes (La, Al, Si, Mg) (Kim et al., 2020) o tratados con sales de amonio cuaternario (Chen et al., 2019) para mejorar la capacidad de adsorción de los iones fluoruro.

6.3.1.6 Materiales naturales y sub-productos industriales

Los materiales adsorbentes naturales, como así también los sub-productos de origen industrial, se han estudiado para la remoción de fluoruro del agua de bebida. El uso de estos adsorbentes adquiere importancia en las zonas donde se encuentran o producen. La mayoría de los trabajos encontrados en la literatura hacen referencia a estudios de laboratorio que emplean estos tipos de adsorbentes en su estado natural o bien los utilizan luego de modificarlos quimicamente para mejorar la capacidad de adsorción del fluoruro. Sin embargo, la construcción de filtros con estos adsorbentes y su aplicación a nivel domiciliario y/o en plantas potabilizadoras de agua en áreas de fluorosis endémica es escasa.

En relación al uso de materiales naturales inorgánicos como adsorbente de fluoruro se mencionan los suelos, arcillas, minerales y materiales de construcción (Mohapatra et al., 2009; Bhatnagar et al., 2011; Jagtap et al., 2012; Gallará et al., 2017). Las arcillas se encuentran en la naturaleza como granos finos de filosilicatos. Estos compuestos son los que proporcionan la plasticidad a las arcillas y favorecen su endurecimiento cuando se secan o son calentadas a altas temperaturas. Otra de las particularidades es que se presentan naturalmente como partículas de tamaño nanométricas. Principalmente, las arcillas contienen aluminio, silicio, oxígeno, hierro, magnesio, metales alcalinos, alcalinotérreos y otros cationes (Konta, 1995). Los depósitos terrestres de arcilla se clasifican en tres clases de acuerdo al mineral más abundante, que son la caolinita, la bentonita y la paligorskita. Si bien todas son capaces de adsorber fluoruro, las arcillas con bentonita o paligorskita tienen la mayor capacidad de adsorción de fluoruro (Coetzee et al., 2003). En general, el uso de arcilla como adsorbente es ineficiente para reducir los niveles de fluoruro a los límites aceptables en el agua de bebida. Estudios realizados con suelos arcillosos sin activar mostraron una baja capacidad de adsorción del fluoruro (Gallará et al., 2017). Por otra parte, se estudiaron suelos arcillosos activados con alúminosilicatoaluminosilicatos y se demostró también que la capacidad de adsorción de fluoruro es baja (21 %) (Obijole et al., 2019).

Entre los bioadsorbentes se mencionan subproductos industriales, residuos agrícolas y materiales procedentes de la biomasa (materia orgánica heterogénea en su origen y naturaleza) que se presentan en la Tabla 6.2. La diversidad de bioadsorbentes detallados muestra la importancia de evaluar los materiales adsorbentes de fluoruro, que se encuentren disponibles en el área de fluorosis estudiada, puesto que brinda la posibilidad de ser utilizados para construir filtros a nivel domiciliario o para pequeñas comunidades, reduciendo así el costo de los mismos.

La quitina y el quitosano constituyen otro grupo eficaz de bioadsorbentes para eliminar una amplia variedad de contaminantes en el agua debido a su bajo costo y alto contenido de grupos funcionales amino e hidroxilo (Bhatnagar & Sillanpää, 2011). La quitina es un polisacárido comúnmente extraído de los desechos del procesamiento de mariscos, mientras que el quitosano es un polímero de glucosaminas derivadas de la quitina por desacetilación (Kamble et al., 2007). En general, estos compuestos puros o químicamente modificados muestran una elevada capacidad de adsorción de fluoruro del agua de bebida a valores normales de pH del agua (Mandal & Mayadevi, 2009; Ayinde et al., 2020). El quitosano mostró una alta selectividad hacia el fluoruro comparado con otros aniones que coexisten en el agua ($F> HCO_3- > NO_3- > Cl- > SO_4^{2-}$) (Menkouchi-Sahli et al., 2007).

Varios tipos de sub-productos industriales se han utilizado como adsorbentes para la eliminación de contaminantes, incluido el fluoruro del agua (Mohan & Pittman, 2007; Gupta et al., 2009; Bhatnagar et al., 2011; Kumar, et al., 2011; Bhatnagar & Sillanpää, 2011; Vilar, et al., 2011). La mayoría de los adsorbentes se encuentran en las categorías de sub-productos de la industria minera, la industria del acero y de las centrales eléctricas. Estos sub-productos industriales deben eliminarse como desechos, por lo que investigar su utilización para la desfluoruración podría ahorrar costos de eliminación, prevenir la contaminación ambiental derivada de los sitios de desecho y liberar esos terrenos para usos alternativos. Aún en los casos de materiales con baja capacidad de adsorción de fluoruro son rentables y, por lo tanto, podrían utilizarse en países en desarrollo donde los costos operativos representan un factor importante en la elección de adsorbentes (Yadav et al., 2018).

Tabla 6.2. Materiales bioadsorbentes utilizados para la remoción de fluoruro del agua.

Bioadsorbentes	Referencias
Cenizas de té	Mondal et al., 2012; Cai et al., 2016
Cenizas de cáscara de arroz	Ganvir & Das, 2011; Mondal et al., 2012
Cenizas de carbono emitidas en procesos industriales	Ranjeeta, 2015; Geethamani et al., 2014
Cenizas de maíz	Husain et al., 2015
Lodo rojo (subproducto de la fabricación de alúmina)	Soni & Modi, 2013; Lv et al., 2013
Bauxita	Lavecchia et al., 2012; Chaudhari & Sasane, 2014
Hojas de plantas	Sargassum sp.: Yu et al., 2015 Citrus limonum (limonero): Tomar et al., 2014 Tulsi (albahacasanta): Sudarshan et al., 2014 Devdaru (Polyalthialongifolia):Bharali & Bhattacharyya, 2014 Neem (Azadirachta indica) y Kikar (Acacia arabica): Kumar et al., 2008
Cortezas de árboles	Carbón vegetal de pino: Mohan et al., 2012
Fibras de coco	Carbón de coco de nuez de betel: Chakrabarty & Sarma, 2011
Tamarindo (*Tamarindus indica*)	Carbón de cáscara de Tamarindo: Sivasankar et al., 2010; Sivasankar et al., 2012a; Sivasankar et al., 2012b
Césped	Manna et al., 2015
Aserrín de madera	Balouch et al., 2013
Raíces	Pillai Harikumar et al., 2012
Semillas	Murugan M & Subramanian E, 2006; Subramanian & Ramalakshmi, 2010; Valencia Leal et al., 2012; Mise & Gurani, 2013; Sánchez et al., 2013; Msagati et al., 2014; Emmanuel et al., 2015
Plantas	Rao et al., 2009
Tallos	Suneetha et al., 2014
Residuos agrícolas	Huang et al., 2011; Hernández-Montoya et al., 2012; Yadav et al., 2013; Rajan & Alagumuthu, 2013; Ardekani et al., 2013

6.3.1.7 Desorción del fluoruro y regeneración del adsorbente

Un adsorbente adecuado para la remoción de fluoruro debe mostrar una elevada capacidad de adsorción y la posibilidad de ser reutilizado. Este último aspecto es muy importante desde el punto de vista económico y para la disposición de los residuos. En general, un adsorbente se puede regenerar usando ácidos, álcalis u otros productos químicos (Lata et al., 2015). El pH de la solución regeneradora del adsorbente es importante. Pocos son los adsorbentes que se regeneran a pH ácido, ya que en la mayoría de ellos la desorción del fluoruro se produce a pH alcalino debido a que los iones hidroxilos compiten con los iones fluoruro (Tripathy et al., 2006; Teng et al., 2009; Thakre et al., 2010; Darchen et al., 2016). El tiempo de regeneración es otro factor a tener en cuenta y depende del tipo de adsorbente usado y la concentración de la solución regeneradora. Algunos adsorbentes utilizados disminuyen su eficiencia en porcentaje variable con cada ciclo de regeneración (Yadav et al., 2018). La regeneración del adsorbente empleando sustancias alcalinas o ácidas de concentración elevada, requiere de la intervención de personal idóneo. Esta situación sumada al costo de las soluciones regenerantes plantea un problema para el uso de estos adsorbentes a nivel domiciliario.

En la mayoría de los adsorbentes basados en materiales de construcción y residuos agrícolas no se han realizado estudios de desorción (Yadav et al., 2018), porque estos son materiales de desecho y están disponibles en abundancia. Sin embargo, algunos investigadores estudiaron este aspecto y encontraron que no es posible reciclar estos adsorbentes para su uso posterior (Islam & Patel, 2011; Singh et al., 2016; Biswas et al., 2016).

Por lo descrito anteriormente es importante estudiar la capacidad de varios adsorbentes en el proceso de adsorción/desorción de fluoruro para así seleccionar un adsorbente que reúna las características apropiadas para su uso en dispositivos de filtrado, tanto a nivel domiciliario como en plantas potabilizadoras comunales.

6.3.2 Técnica de coagulación-floculación

La coagulación-floculación es una técnica química de tratamiento del agua que se aplica antes de un proceso físico de separación (sedimentación o filtración), con el fin de mejorar su capacidad de eliminación de partículas.

La coagulación neutraliza cargas y forma una masa gelatinosa que atrapa partículas (micro-flóculos). La floculación se produce por agitación suave de la mezcla, haciendo que los micro-flóculos se unan, formando macro-flóculos que sedimentan con más facilidad o pueden ser filtrados.

La técnica de Nalgonda es el mejor ejemplo de un método de coagulación-floculación que fue adaptado y desarrollado en India para la eliminación de fluoruro del agua, tanto a nivel comunitario como domiciliario (Nawlakhe et al., 1975). El sulfato de aluminio $Al_2(SO_4)^3$ y el hidróxido de calcio $Ca(OH)_2$ son los coagulantes más utilizados para la desfluoruración por este método (Waghmare & Arfin, 2015). Estas sustancias son agregadas en proporciones adecuadas y disueltas en el agua a desfluorurar, agitando la misma para asegurar que la mezcla inicial sea completa. Los micro-flóculos de hidróxido de aluminio se producen rápidamente y estos se unen para formar macro-flóculos que sedimentan fácilmente. Durante este proceso de floculación, muchos tipos de micro-partículas y los iones cargados negativamente, incluido el fluoruro, se eliminan parcialmente mediante la unión electrostática a los flóculos. En comparación con la floculación normal del agua de bebida, en el proceso de desfluoruración se requiere una dosis mucho mayor de sulfato de aluminio. La adición simultánea de hidróxido de calcio es necesaria para asegurar un pH neutro en el agua tratada y la precipitación completa del hidróxido de aluminio.

El agua tratada se puede decantar y tomar el sobrenadante para su uso como agua de bebida. Sin embargo, la filtración garantiza que los macro-flóculos no pasen al agua tratada. En situaciones en donde la provisión de agua de bebida no es potable, se recomienda que además de los reactivos detallados se agregue hipoclorito de calcio $Ca(ClO)_2$ para su desinfección (Bhatnagar et al., 2011; Renuka & Pushpanjali, 2013). Aunque este método es eficaz para la desfluoruración del agua, es posible que no se pueda reducir la concentración de fluoruro hasta el límite deseable (1,5 mg/L) (Ayoob et al., 2008). Una desventaja de la técnica de Nalgonda es la formación de complejos de aluminio-fluoruro, los cuales son tóxicos para el organismo si no son eliminados del agua de bebida. Además, la eliminación de los desechos de filtración plantea un problema para el medio ambiente.

Actualmente, se están realizando estudios con coagulantes poliméricos inorgánicos para disminuir la dosis de las sales de aluminio para la remoción de fluoruro y con ello disminuir el riesgo de contaminación del agua de bebida con complejos de aluminio-fluoruro (Solanki et al., 2021).

6.3.3 Técnicas de desfluoruración basadas en membranas

Como se mencionó anteriormente, la eliminación de fluoruro del agua ha sido objeto de muchas investigaciones. Las dificultades asociadas con los métodos de tratamiento convencionales, como la adsorción, el intercambio iónico y la coagulación-floculación, condujo al desarrollo de tecnologías avanzadas para el tratamiento del agua denominadas tecnologías de membranas (Damtie et al., 2019). En los últimos años han incrementado los trabajos de investigación relacionados al desarrollo de técnicas para remover el fluoruro del agua, con énfasis en la aplicación de varios tipos de procesos de membrana (Damtie et al., 2019). Sin embargo, no existe aún un acuerdo sobre la tecnología de membrana más simple y efectiva para remover el fluoruro. Cada método que emplea membranas tiene sus propias ventajas y limitaciones, por lo que es necesario deducir cuál de todos es el más apropiado para ser adoptado como método de desfluoruración.

6.3.3.1 Técnicas Ósmosis inversa y electrodiálisis

La osmosis inversa y la electrodiálisis son dos procesos de filtración que utilizan membranas y que pueden ser utilizados para la remoción de los iones fluoruro. La ósmosis inversa es una tecnología en donde se aplica una presión hidráulica para forzar el paso del agua a través de una membrana semipermeable, desde un compartimento a otro, reteniendo las sales contenidas y purificando el agua. La membrana es la que impide el paso de partículas o minerales con diámetro mayor a la de los poros (menos de 0,5 nm) de la misma. El tamaño relativo de los contaminantes que quedan retenidos también depende de la presión ejercida sobre la membrana (Dubey et al., 2018). Esta técnica es muy eficiente para la eliminación del fluoruro (Sara et al., 2013). No obstante, este proceso puede eliminar todos los iones presentes en el agua, por lo que se requiere remineralizar el agua tratada, ya que los seres humanos necesitan minerales para el crecimiento normal.

La electrodiálisis es un proceso de remoción de fluoruro y otros compuestos iónicos del agua que emplea membranas de intercambio iónico que se encuentran bajo la influencia de un campo eléctrico. El campo eléctrico actúa como la fuerza responsable para la separación de contaminantes.

Cuando una corriente eléctrica es aplicada entre dos electrodos, los cationes se mueven hacia el cátodo pasando por membranas de intercambio catiónico cargadas negativamente, y los aniones se mueven hacia el ánodo a través de membranas de intercambio aniónico cargadas positivamente. La membrana de intercambio iónico permite que sólo los iones, pero no el agua la atraviesen. Esta técnica ha demostrado una capacidad de remoción del fluoruro del 98 % (Majewska-Nowak et al., 2015; Yadav et al., 2018; Peng et al., 2020). No obstante, la ósmosis inversa y la electrodiálisis son procesos costosos y necesitan personal idóneo para su operatividad y mantenimiento (Kumar & Gopal, 2000; Jagtap et al., 2012).

6.3.3.2 Nanofiltración

La nanofiltración es el proceso mediante el cual se hace pasar un fluido a través de una membrana semipermeable, a una determinada presión, de forma que se produce una separación basada en el tamaño de las moléculas que pueden atravesar dicha membrana. En comparación con la ósmosis inversa (tamaño de poro <0,5 nm), las membranas utilizadas para la nanofiltración poseen poros más grandes (0,5-2,0 nm) y esto se traduce en mayores velocidades de flujo a menor presión y con menor requerimiento energético. Por ello, la nanofiltración es importante dentro de las tecnologías de separación por membranas por su elevada eficiencia y menor consumo energético. Existen estudios piloto en zonas de fluorosis endémica en donde se realiza el proceso de nanofiltración operado con energía solar para disminuir el costo operativo de esta técnica (Bouhadjar et al., 2019). La selectividad de las membranas está regida por el impedimento estérico y las interacciones electrostáticas entre estas y el fluoruro. Por esta razón, las membranas pueden ser modificadas para mejorar su selectividad, especialmente para solutos cargados (Zhang et al., 2020).

Es importante destacar que la nanofiltración puede remover fluoruro hasta alcanzar los niveles permitidos por la OMS (<1,5 mg/L), aun cuando las concentraciones iniciales en el agua sean muy altas (40 mg/L o más), con una eficiencia que puede alcanzar valores del 96 % al 99 %, dependiendo del tipo de membrana utilizada (Jeihanipour et al., 2018; Owusu-Agyeman et al., 2019).

Luego de detallar las características principales de las diferentes técnicas de remoción de fluoruro, que emplean membranas, se puede inferir que éstas son de aplicación en plantas de tratamiento del agua. A partir de la literatura revisada no existe un acuerdo sobre la tecnología más simple y más efectiva. Cada proceso de membrana tiene sus ventajas y limitaciones. Sin embargo, es necesario deducir cuál de todos los procesos es el más adecuado para ser adoptado como tecnología para la remoción de fluoruro.

6.3.4 Electrocoagulación

La electrocoagulación ("electro", que significa aplicar una carga eléctrica al agua, y "coagulación", que significa el proceso de cambiar la carga superficial de las partículas, permitiendo que la materia suspendida coagule) es una tecnología que se utiliza para el tratamiento del agua. En los últimos años esta técnica ha sido objeto de varias investigaciones en relación a la remoción de fluoruro del agua. La misma consiste en la generación in situ de sustancias coagulantes por la aplicación de una corriente eléctrica a un par de electrodos (ánodo y cátodo). Las especies generadas forman complejos con el fluoruro y otros contaminantes del agua que luego precipitan (Moussa et al., 2017; Hakizimana et al., 2017). La eficiencia de este proceso depende de una serie de parámetros operativos tales como concentración inicial de fluoruro, densidad eléctrica, pH, tipo de material que constituye el electrodo; número, disposición y distancia entre los electrodos; conductividad del agua, como así también el tiempo de electrólisis (Islam, 2019).

Para aumentar la eficiencia de adsorción del fluoruro se han introducido cambios en esta técnica (Aoudj et al., 2017; Rosales et al., 2018; Castañeda et al., 2020). La electrocoagulación es fácil de operar, es económica porque no requiere la adición de sustancias químicas, aunque necesita el consumo de energía eléctrica, y no produce grandes cantidades de desecho que requiera un tratamiento posterior (Thakur & Mondal, 2017; López-Guzmán et al., 2019).

6.3.5 Ventajas y desventajas de las técnicas de remoción de fluoruro

Luego de detallar las tecnologías más conocidas y utilizadas para disminuir el contenido de fluoruro en el agua de bebida, en la tabla 6.3 se describen las principales ventajas y desventajas de cada una de ellas.

Tabla 6.3. Ventajas y desventajas de las tecnologías más utilizadas para remover el fluoruro del agua de bebida

Técnicas	Ventajas y desventajas
Adsorción/Intercambio iónico	Existe una amplia bibliografía sobre su uso en filtros.
	Existen materiales adsorbentes de un costo elevado (especialmente las resinas de intercambio iónico), pero también se pueden usar adsorbentes de bajo costo (inclusive materiales de desecho).
	Es efectivo aún a baja concentración de fluoruro en el agua.
	Es simple, flexible y fácil de operar un filtro con estos adsorbentes.
	Es de baja selectividad puesto que otros aniones coexistentes con el fluoruro pueden competir en el proceso de adsorción.
	Es necesaria la regeneración frecuente del adsorbente. En cada regeneración existe una pérdida del adsorbente.
	Es importante la característica del adsorbente para que garantice un adecuado flujo hidráulico en el filtro.
	Es efectivo en el proceso de adsorción cuando el pH del agua es menor de 7.
	Genera problemas para la eliminación de residuos con alto contenido de fluoruro.
Coagulación/floculación	Existe una amplia bibliografía sobre su uso en filtros.
	Es de costo variable, dependiendo de la disponibilidad de los reactivos químicos en cada región.
	Es de efectividad baja; no puede remover fluoruro debajo de 5 mg/L debido al producto de alta solubilidad del CaF_2; necesita un tratamiento secundario.
	Se requieren grandes cantidades de sustancias químicas.
	Es preciso el control de la adición de químicos (testeo frecuente del agua tratada para consumo).
	Generan grandes volúmenes de residuos con problemas para su eliminación.
	Se requiere la neutralización ácida del agua tratada.
	Es frecuente que en la separación del agua tratada exista contaminación con sustancias tóxicas que derivan del mismo tratamiento (complejos de aluminio-fluoruro).

(Continuación Tabla 6.3)

Técnicas	Ventajas y desventajas
Técnicas basadas en membrana: ósmosis inversa, electrodiálisis y nanofiltración	Poseen alta capacidad de remoción de fluoruro (hasta el 98%). No se requieren sustancias químicas. Se realiza en una sola etapa la purificación y desinfección. Tiene un costo de capital inicial y operativo (energía) muy alto. Se requiere la remineralización del agua en la osmosis inversa (remueve todos los iones del agua), no así en la nanofiltración. Se desperdicia agua durante el tratamiento. Se producen escasos residuos. Se requiere personal idóneo para la operación y mantenimiento. Se trabaja a menor presión en la nanofiltración, comparada con la osmosis inversa, y por lo tanto tiene menor gasto energético, con menores costos de inversión, operación y mantenimiento. No se necesita mineralizar el agua en la nanofiltración. Es fácil de operar.
Electrocoagulación	Es económica porque no requiere la adición de sustancias químicas, pero se necesita consumo de energía eléctrica. Posee una buena capacidad de remoción de fluoruro. Se requiere personal idóneo para la operación y mantenimiento. No produce grandes cantidades de desecho que requiera un tratamiento posterior.

Como se describió previamente, existen diferentes métodos para la remoción del exceso de fluoruro a partir del agua de bebida. Entre ellos se destacaron los métodos de adsorción, coagulación-floculación, y las técnicas basadas en membranas, entre otros.

En la Conferencia sobre Medio Ambiente y Desarrollo de la Naciones Unidas se indicó que el impacto ambiental debe ser evaluado para toda aquella actividad que pueda tener un efecto adverso sobre el medio ambiente

(Yami et al., 2015; Rathore & Mondal, 2018; Damtie et al., 2019). Si bien existen estudios que analizan exhaustivamente este aspecto en relación al uso de diferentes adsorbentes (Yami et al., 2015), no se han realizado estudios de impacto ambiental en procesos de desfluoruración basados en membranas (Damtie et al., 2019). El impacto ambiental de los materiales utilizados para remover el fluoruro del agua de bebida debe ser evaluado mediante una valoración de su ciclo de vida (life cycle assessment; LCA) (Rathore & Mondal, 2018). El objetivo del LCA es realizar un análisis exhaustivo del ciclo de vida de un producto, incluyendo la adquisición de la materia prima, su fabricación, uso y gestión de residuos (International Organization for Standardization, 2006b). Esta valoración permite seleccionar aquellos procesos y tecnologías que sean eficientes para la desfluoruración del agua y que el impacto sobre el medio ambiente sea mínimo. Los estudios generalmente se realizan empleando el protocolo diseñado por la Organización Internacional para la Estandarización (International Organization for Standardization, 2006a; 2006b), el cual se caracteriza por poseer cuatro fases: 1. Fase de definición del objetivo y alcance, 2. Fase de análisis del inventario, 3. Fase de evaluación del impacto ambiental, y 4. Fase de interpretación. Este conocimiento contribuirá a resolver el problema de las elevadas concentraciones de fluoruro en el agua de bebida de una manera que minimice el impacto ambiental negativo. Así, es imperativo utilizar materiales y procesos con bajo impacto ambiental para la purificación de agua y el uso de tecnologías seguras para promover el desarrollo sustentable.

6.4 Reducción de la contaminación por fluoruros provenientes de procesos industriales

Para el crecimiento económico de los países y el desarrollo sustentable, la industrialización es esencial. No obstante, esto puede generar muchos problemas de salud en las personas que viven en áreas próximas o circundantes a industrias que emiten a la atmósfera moléculas que contienen fluoruro en estado gaseoso (ácido fluorhídrico) o particulado (fluoruro de sodio y de calcio) (Wang et al., 2019). Las fuentes antropogénicas de contaminación con fluoruro incluyen las aguas de desecho de las manufacturas metalúrgicas y de aluminio, fertilizantes que contienen fosfatos, y las industrias de semiconductores, electrónicos, cerámicos y vidrio. Por otra parte, en la agricultura, la utilización a gran escala y durante mucho tiempo de fertilizantes, fumigantes y pesticidas, que poseen fluoruro en su estructura química, genera un aumento de este contaminante en el suelo y el agua subterránea (Choubisa & Choubisa, 2016; Rajendra, 2020).

La concentración típica de fluoruro en las aguas residuales provenientes de algunas industrias puede oscilar entre 100 mg/L y más de 10.000 mg/L. Estas aguas deben ser tratadas hasta alcanzar niveles de fluoruro menores a 15 mg/L antes de ser desechadas (Damtie et al., 2019; USEPA, 2020). Las opciones para remover el fluoruro de las aguas de desecho industrial incluyen: 1. Técnicas de coagulación-floculación, 2. Adsorción, 3. Intercambio de iones y 4. Procesos basados en membranas como ósmosis inversa y electrodiálisis (Saltworks, 2019).

La elección de la tecnología más adecuada dependerá de la concentración de fluoruro del agua a tratar y de los costos para su tratamiento. Para una evaluación exhaustiva se recomienda una búsqueda en la literatura porque este tema no está dentro del objetivo y alcance de este capítulo.

6.5 Consideraciones finales

Existen excelentes tecnologías de remoción de fluoruro del agua para consumo humano, aunque no todas son siempre aplicables en áreas rurales debido a restricciones como las limitaciones financieras y tecnológicas. En estas comunidades resulta apremiante aplicar metodologías alternativas, fáciles de operar y de bajo costo. Acompañando las medidas de desfluoruración del agua, es esencial promover en las poblaciones prácticas saludables en el consumo de agua de bebida a partir de la resignificación de sus concepciones y propiciar la continuidad de las acciones preventivas para las generaciones futuras. El camino que lo hace posible es la educación y las vías de ejecución son la educación formal y la educación no formal; la educación formal permite generar en la escuela un proyecto educativo institucional de formación en promoción de la salud y prevención de la fluorosis dental. La educación no formal es flexible y dinámica, no está limitada a un espacio o tiempo específico, permite la inclusión de personas con diversas edades y niveles de formación, y generar recursos humanos capacitados pertenecientes a la comunidad que garantice la continuidad de las acciones de promoción de la salud y prevención de la fluorosis endémica.

6.6 Bibliografía

Ahmad, A., Siddique, J. A., Laskar, M. A., Kumar, R., Mohd-Setapar, S. H., Khatoon, A., Shiekh, R. A. 2015. New generation Amberlite XAD resin for the removal of metal ions: A review. Journal of Environmental Sciences (China). 31, 104–123. https://doi.org/10.1016/j.jes.2014.12.008.

Aloulou, H., Ghorbel, A., Aloulou, W., Ben Amar, R., Khemakhem, S. 2019. Removal of fluoride ions (F⁻) from aqueous solutions using modified Turkish zeolite with quaternary ammonium. Environmental Technology (United Kingdom). 42(9). https://doi.org/10.1080/09593330.2019.1668863.

Aoudj, S., Khelifa, A., Drouiche, N. 2017. Removal of fluoride, SDS, ammonia and turbidity from semiconductor wastewater by combined electrocoagulation–electroflotation. Chemosphere. 180, 379–387. https://doi.org/10.1016/j.chemosphere.2017.04.045.

Arcibar-Orozco, J. A., Flores-Rojas, A. I., Rangel-Mendez, J. R., Díaz-Flores, P. E. 2020. Synergistic effect of zeolite/chitosan in the removal of fluoride from aqueous solution. Environmental Technology (United Kingdom). 41(12), 1554–1567. https://doi.org/10.1080/09593330.2018.1542033.

Ardekani, M.M.M., Kalantary, R.R., Jorfi, S., Nurisepehr, M. 2013. Comparison the Efficiency of Bagas, Modified Bagas and Chitosan for Fluoride Removal from Water by Adsorption. Journal of Environmental Treatment Techniques. 1(1), 1–7.

Ayinde, W., Gitari, W., Munkombwe, M., Samie, A., Smith, J. A. 2020. Green synthesis of AgMgOnHaP nanoparticles supported on chitosan matrix: Defluoridation and antibacterial effects in groundwater. Journal of Environmental Chemical Engineering. 8(5). https://doi.org/10.1016/j.jece.2020.104026.

Ayoob, S., Gupta, A. K., Bhat, V. T. 2008. A Conceptual Overview on Sustainable Technologies for the Defluoridation of Drinking Water. Critical Reviews in Environmental Science and Technology. 38(6). https://doi.org/10.1080/10643380701413310.

Bailey, S.W. 1984. Reviews in mineralogy: micas (C. Mineralogical Society of America. Book Crafters (ed.)). Mineralogical Society of America. Book Crafters, Chelsea.

Balouch, A., Kolachi, M., Talpur, F. N., Khan, H., & Bhanger, M.I. 2013. Sorption Kinetics, Isotherm and Thermodynamic Modeling of Defluoridation of Ground Water Using Natural Adsorbents. American Journal of Analytical Chemistry. 04(05). https://doi.org/10.4236/ajac.2013.4502

Belekar, R.M., Athawale, S.A., Gedekar, K.A., Dhote, A.V. 2019. Various techniques for water defluoridation by alumina: Development, challenges and future prospects. https://doi.org/10.1063/1.5100431.

Bharali, R.K. and Bhattacharyya, K.G. 2014. Kinetic and Thermodynamic Studies on fluoride biosorption by Devdaru (PolyalthiaLongifolia) Leaf Powder. Octa Journal of Environmental Research. 2(1), 22–31.

Bhatnagar, A., Kumar, E., Sillanpää, M. 2011. Fluoride removal from water by adsorption—A review. Chemical Engineering Journal. 171(3). https://doi.org/10.1016/j.cej.2011.05.028.

Bhatnagar, A. and Sillanpää, M. 2011. A review of emerging adsorbents for nitrate removal from water. In Chemical Engineering Journal. 168 (2), 493–504. Elsevier. https://doi.org/10.1016/j.cej.2011.01.103.

Bhatnagar, A., Vilar, V.J.P., Botelho, C.M.S., Boaventura, R.A.R. 2011. A review of the use of red mud as adsorbent for the removal of toxic pollutants from water and wastewater. Environmental Technology. 32(3), 231–249. https://doi.org/10.1080/09593330.2011.560615.

Biswas, G., Dutta, M., Dutta, S., Adhikari, K. 2016. A comparative study of removal of fluoride from contaminated water using shale collected from different coal mines in India. Environmental Science and Pollution Research. 23(10), 9418–9431. https://doi.org/10.1007/s11356-015-5815-6.

Blanco, A. and Blanco, G. 2016. Química Biológica (A. Blanco & G. Blanco (eds.); 10a.). Grupo ILHSA S.A, Editorial El Ateneo.

Bouhadjar, S.I., Kopp, H., Britsch, P., Deowan, S. A., Hoinkis, J., Bundschuh, J. 2019. Solar powered nanofiltration for drinking water production from fluoride-containing groundwater – A pilot study towards developing a sustainable and low-cost treatment plant. Journal of Environmental Management. 231, 1263–1269. https://doi.org/10.1016/j.jenvman.2018.07.067.

Cai, H., Xu, L., Chen, G., Peng, C., Ke, F., Liu, Z., Li, D., Zhang, Z., Wan, X. 2016. Removal of fluoride from drinking water using modified ultrafine tea powder processed using a ball-mill. Applied Surface Science. 375. https://doi.org/10.1016/j.apsusc.2016.03.005.

Campos, L. 2002. Modelling and Simulation of the Biological and Physical Processes of Slow Sand Filtration. [Imperial College]. [https://www.semanticscholar.org/paper/Modelling-and-simulation-of-the-biological-and-of-Campos/f90ab9fe2b2517522690ab00a530788c176569bf].

Carlino, S. 1997. The intercalation of carboxylic acids into layered double hydroxides: A critical evaluation and review of the different methods. In Solid

State Ionics. 98(1–2), 73–84. Elsevier. https://doi.org/10.1016/s0167-2738(96)00619-4.

Castañeda, L.F., Coreño, O., Nava, J.L., Carreño, G. 2020. Removal of fluoride and hydrated silica from underground water by electrocoagulation in a flow channel reactor. Chemosphere. 244. https://doi.org/10.1016/j.chemosphere.2019.125417.

Chakrabarty, S. and Sarma, H. 2011. A study on defluoridation capacity of Betel nut coir charcoal from aqueous solutions. Pollution Research. 30(4), 511–516.

Chaturvedi, A.K., Yadava, K.P., Pathak, K.C., Singh, V.N. 1990. Defluoridation of water by adsorption on fly ash. Water, Air, and Soil Pollution. 49(1–2). https://doi.org/10.1007/BF00279509.

Chaudhari, V. and Sasane, M.V. 2014. Investigation of Optimum Operating Parameters for Removal of Fluoride Using Naturally Available Geomaterial. International Journal of Engineering Research & Technology (IJERT). 3(5), 2123–2128.

Chen, C.L., Park, S. W., Su, J.F., Yu, Y. H., Heo, J. eun, Kim, K. duk, Huang, C.P. 2019. The adsorption characteristics of fluoride on commercial activated carbon treated with quaternary ammonium salts (Quats). Science of the Total Environment. 693. https://doi.org/10.1016/j.scitotenv.2019.133605.

Chen, M.L. and An, M.Il. 2012. Selenium adsorption and speciation with Mg-FeCO3 layered double hydroxides loaded cellulose fibre. Talanta. 95, 31–35. https://doi.org/10.1016/j.talanta.2012.03.038.

Choubisa, S.L. and Choubisa, D. 2016. Status of industrial fluoride pollution and its diverse adverse health effects in man and domestic animals in India. Environmental Science and Pollution Research. 23(8), 7244–7254. https://doi.org/10.1007/s11356-016-6319-8.

Coetzee, P., Coetzee, L., Puka, R., Mubenga, S. 2003. Characterisation of selected South African clays for defluoridation of natural waters. Water SA. 29(2).

Dahia, E. 2016. Africa's U-Turn in defluoridation policy: From the Nalgonda technique to bone char. Res. Rep. Fluoride. 49(Pt 1), 401–416.

Daifullah, A.A.M., Yakout, S.M., Elreefy, S.A. 2007. Adsorption of fluoride in aqueous solutions using KMnO4-modified activated carbon derived from steam pyrolysis of rice straw. Journal of Hazardous Materials. 147(1–2), 633–643. https://doi.org/10.1016/j.jhazmat.2007.01.062.

Damtie, M.M., Woo, Y.C., Kim, B., Hailemariam, R.H., Park, K.D., Shon, H. K., Park, C., Choi, J.S. 2019. Removal of fluoride in membrane-based water and wastewater treatment technologies: Performance review. Journal of Environmental Management. 251. https://doi.org/10.1016/j.jenvman.2019.109524.

Daou, T. J., Begin-Colin, S., Grenèche, J. M., Thomas, F., Derory, A., Bernhardt, P., Legaré, P., Pourroy, G. 2007. Phosphate Adsorption Properties of Magnetite-Based Nanoparticles. Chemistry of Materials. 19(18). https://doi.org/10.1021/cm071046v.

Darchen, A., Sivasankar, V., Chaabane, T., Prabhakaran, M. 2016. Methods of Defluoridation: Adsorption and Regeneration of Adsorbents. In Surface Modified Carbons as Scavengers for Fluoride from Water. Springer International Publishing. https://doi.org/10.1007/978-3-319-40686-2_4.

Das, D.P., Das, J., Parida, K. 2003a. Physicochemical characterization and adsorption behavior of calcined Zn/Al hydrotalcite-like compound (HTlc) towards removal of fluoride from aqueous solution. Journal of Colloid and Interface Science. 261(2). https://doi.org/10.1016/S0021-9797(03)00082-1.

Das, D.P., Das, J., Parida, K. 2003b. Physicochemical characterization and adsorption behavior of calcined Zn/Al hydrotalcite-like compound (HTlc) towards removal of fluoride from aqueous solution. Journal of Colloid and Interface Science. 261(2), 213–220. https://doi.org/10.1016/S0021-9797(03)00082-1.

Daw, R. 2004. People-centred approaches to water and environmental sanitation. Experiences with domestic defl uoridation in India. 30th WEDC International Conference, 467–473. https://wedc-knowledge.lboro.ac.uk.

Díaz-Nava, C., Olguín, M. T., & Solache-Ríos, M. 2002. Water defluoridation by Mexican heulandite-clinoptilolite. Separation Science and Technology. 37(13). https://doi.org/10.1081/SS-120005662.

Díaz-Nava, C., Solache-Ríos, M., Olguín, M.T. 2003. Sorption of Fluoride Ions from Aqueous Solutions and Well Drinking Water by Thermally Treated Hydrotalcite. Separation Science and Technology. 38(1). https://doi.org/10.1081/SS-120016702.

Dubey, S., Agarwal, M., Gupta, A.B. 2018. Recent Developments in Defluoridation of Drinking Water in India. In Singh V, Yadav S, Yadava R (Eds.), Environmental Pollution. Water Science and Technology Library. 77. Springer. https://doi.org/10.1007/978-981-10-5792-2_28.

Dutta, M., Mishra, S., Kaushik, M., Basu, J. K. 2011. Application of Various Activated Carbons in the Adsorptive Removal of Methylene Blue from Aqueous Solution. Research Journal of Environmental Sciences. 5(9). https://doi.org/10.3923/rjes.2011.741.751.

El-Hendawy, A.N.A. 2003. Influence of HNO3 oxidation on the structure and adsorptive properties of corncob-based activated carbon. Carbon. 41(4), 713–722. https://doi.org/10.1016/S0008-6223(03)00029-0.

Elhalil, A., Qourzal, S., Mahjoubi, F. Z., Elmoubarki, R., Farnane, M., Tounsadi, H., Sadiq, M., Abdennouri, M., Barka, N. 2016. Defluoridation of groundwater by calcined Mg/Al layered double hydroxide. Emerging Contaminants. 2(1). https://doi.org/10.1016/j.emcon.2016.03.002.

Elliott, M.A., Stauber, C. E., Koksal, F., DiGiano, F.A., Sobsey, M.D. 2008. Reductions of E. coli, echovirus type 12 and bacteriophages in an intermittently operated household-scale slow sand filter. Water Research. 42(10–11), 2662–2670. https://doi.org/10.1016/j.watres.2008.01.016.

Emmanuel, K., Veerabhadraraob, A., Nagalakshmic, T., Gurupratap Reddyd, M., Diwakarb, P., Sureshbabue, C. 2015. Factors influencing the removal of fluoride from aqueous solution by Pithacelobium dulce Carbon. Der Pharma Chemica. 7(2), 225–236.

Fan, X., Parker, D. J., Smith, M.D. 2003. Adsorption kinetics of fluoride on low cost materials. Water Research 37(20), 4929–4937. https://doi.org/10.1016/j.watres.2003.08.014.

Farreny, R., Morales-Pinzón, T., Guisasola, A., Tayà, C., Rieradevall, J., Gabarrell, X. 2011. Roof selection for rainwater harvesting: Quantity and quality assessments in Spain. Water Research. 45(10), 3245–3254. https://doi.org/10.1016/j.watres.2011.03.036.

Fawell, J., Bailey, K., Chilton, J., Dahi, E., Fewtrell L, Magara Y. 2006. Fluoride in Drinking Water, (World Health Organization (ed.); First). World Health Organization by IWA Publishing, Alliance House. https://apps.who.int/iris/handle/10665/43514.

Fetter, G., Ramos, E., Olguin, M. T., Bosch, P., López, T., Bulbulian, S. 1997. Sorption of131I− by hydrotalcites. Journal of Radioanalytical and Nuclear Chemistry. 221(1–2). https://doi.org/10.1007/BF02035243.

Gallará, R.V., Piazza, L.A., Piñas, M.E., Barteik, M.E., Centeno, V.A., Bojanich, M.A., Moncunill, I., Garcia, M.G., Lecomte, K.L., Rozas, C.A., Ponce, R.H. 2017. Dental fluorosis in a zone of Córdoba, Argentina. Development of strategies for prevention. Facultad de Odontología – UNC. 1, 35–43.

Ganvir, V. and Das, K. 2011. Removal of fluoride from drinking water using aluminum hydroxide coated rice husk ash. Journal of Hazardous Materials. 185(2–3), 1287–1294. https://doi.org/10.1016/j.jhazmat.2010.10.044.

García, M.G., Lecomte, K.L., Stupar, Y., Formica, S.M., Barrionuevo, M., Vesco, M., Gallará, R., Ponce, R. 2012. Geochemistry and health aspects of F-rich mountainous streams and groundwaters from sierras Pampeanas de Cordoba, Argentina. Environ Earth Sci. 65, 535–545. https://doi.org/10.1007/s12665-011-1006-z.

Geethamani, C.K., Ramesh, S.T., Gandhimathi, R., Nidheesh, P.V. 2014. Alkali-treated fly ash for the removal of fluoride from aqueous solutions. Desalination and Water Treatment. 52(19–21). https://doi.org/10.1080/19443994.2013.800825.

Ghorai, S. and Pant, K.K. 2004. Investigations on the column performance of fluoride adsorption by activated alumina in a fixed-bed. Chemical Engineering Journal. 98(1–2). https://doi.org/10.1016/j.cej.2003.07.003.

Ghorai, S. and Pant, K.K. 2005. Equilibrium, kinetics and breakthrough studies for adsorption of fluoride on activated alumina. Separation and Purification Technology. 42(3), 265–271. https://doi.org/10.1016/j.seppur.2004.09.001.

Gokce, Y. and Aktas, Z. 2014. Nitric acid modification of activated carbon produced from waste tea and adsorption of methylene blue and phenol. Applied Surface Science, 313. https://doi.org/10.1016/j.apsusc.2014.05.214.

Gottinger, A.M., McMartin, D.W., Price, D., Hanson, B. 2011. The effectiveness of slow sand filters to treat Canadian rural prairie water. Canadian Journal of Civil Engineering. 38(4). https://doi.org/10.1139/l11-018.

Guissouma, W., Hakami, O., Al-Rajab, A.J., Tarhouni, J. 2017. Risk assessment of fluoride exposure in drinking water of Tunisia. Chemosphere. 177, 102–108. https://doi.org/10.1016/j.chemosphere.2017.03.011.

Gupta, V. K., Carrott, P. J. M., Ribeiro Carrott, M. M. L., Suhas. 2009. Low-Cost Adsorbents: Growing Approach to Wastewater Treatment—a Review. Critical Reviews in Environmental Science and Technology. 39(10). https://doi.org/10.1080/10643380801977610.

Haig, S.J., Collins, G., Davies, R.L., Dorea, C.C., Quince, C. 2011. Biological aspects of slow sand filtration: past, present and future. Water Supply. 11(4). https://doi.org/10.2166/ws.2011.076.

Hakizimana, J.N., Gourich, B., Chafi, M., Stiriba, Y., Vial, C., Drogui, P., Naja, J. 2017. Electrocoagulation process in water treatment: A review of electrocoagulation modeling approaches. Desalination. 404. https://doi.org/10.1016/j.desal.2016.10.011.

Halajnia, A., Oustan, S., Najafi, N., Khataee, A. R., Lakzian, A. 2012. The adsorption characteristics of nitrate on Mg–Fe and Mg–Al layered double hydroxides in a simulated soil solution. Applied Clay Science. 70. https://doi.org/10.1016/j.clay.2012.09.007.

Hammari, L.E.L., Laghzizil, A., Barboux, P., Lahlil, K., Saoiabi, A. 2004. Retention of fluoride ions from aqueous solution using porous hydroxyapatite: Structure and conduction properties. Journal of Hazardous Materials. 114(1–3), 41–44. https://doi.org/10.1016/j.jhazmat.2004.06.032.

He, J., Chen, K., Cai, X., Li, Y., Wang, C., Zhang, K., Jin, Z., Meng, F., Wang, X., Kong, L., Liu, J. 2017. A biocompatible and novelly-defined Al-HAP adsorption membrane for highly effective removal of fluoride from drinking water. Journal of Colloid and Interface Science. 490, 97–107. https://doi.org/10.1016/j.jcis.2016.11.009.

Helfferich, F.G. 1995. Ion exchange (Dover Publ). Dover Puublications.

Hernández-Montoya, V., Ramírez-Montoya, L.A., Bonilla-Petriciolet, A., Montes-Morán, M.A. 2012. Optimizing the removal of fluoride from water using new carbons obtained by modification of nut shell with a calcium solution from egg shell. Biochemical Engineering Journal. 62. https://doi.org/10.1016/j.bej.2011.12.011.

Huang, K., Shao, J., Zhu, H., Inoue, K. 2011. Removal of fluoride from aqueous solution onto Zr-loaded garlic peel (Zr-GP) particles. Journal of Central South University. 18(5). https://doi.org/10.1007/s11771-011-0860-x.

Huang, L., Yang, Z., Lei, D., Liu, F., He, Y., Wang, H., Luo, J. 2021. Experimental and modeling studies for adsorbing different species of fluoride using lanthanum-aluminum perovskite. Chemosphere. 263. https://doi.org/10.1016/j.chemosphere.2020.128089.

Husain, M., Chavan F.I., Abhale, B. 2015. Use of Maize husk fly ash as an adsorbent for removal of fluoride. International Research Journal of Engineering and Technology (IRJET). 2(7).

International Organization for Standardization. 2006a. ISO 14040: environmental management—life cycle assessment—requirements and guidelines. In International Organization for Standardization. International Organization for Standardization.

International Organization for Standardization. 2006b. ISO 14044: environmental management—life cycle assessment—principles and framework. In International Organization for Standardization. International Organization for Standardization.

Islam, M. and Patel, R. 2011. Thermal activation of basic oxygen furnace slag and evaluation of its fluoride removal efficiency. Chemical Engineering Journal. 169(1–3). https://doi.org/10.1016/j.cej.2011.02.054.

Islam, S.M.D. 2019. Electrocoagulation (EC) technology for wastewater treatment and pollutants removal. Sustainable Water Resources Management. 5(1). https://doi.org/10.1007/s40899-017-0152-1.

Jagtap, S., Yenkie, M. K., Labhsetwar, N., Rayalu, S. 2012. Fluoride in drinking water and defluoridation of water. Chemical Reviews. 112(4), 2454–2466. https://doi.org/10.1021/cr2002855.

Jamali, B., Bach, P.M., Deletic, A. 2020. Rainwater harvesting for urban flood management – An integrated modelling framework. Water Research. 171. https://doi.org/10.1016/j.watres.2019.115372.

Jamode, A.V., Sapkal, V.S., Jamode, V.S. 2004. Defluoridation of water using inexpensive adsorbents. J. Indian Inst. Sci. 84, 163–171.

Jeihanipour, A., Shen, J., Abbt-Braun, G., Huber, S. A., Mkongo, G., Schäfer, A.I. 2018. Seasonal variation of organic matter characteristics and fluoride concentration in the Maji ya Chai River (Tanzania): Impact on treatability by nanofiltration/reverse osmosis. Science of the Total Environment. 637–638, 1209–1220. https://doi.org/10.1016/j.scitotenv.2018.05.113.

Jinadasa, K.B.P.N., Weerasooriya, S.W.R., Dissanayake, CB. 1988. A rapid method for the defluoridation of fluoride-rich drinking waters at village level. International Journal of Environmental Studies. 31(4). https://doi.org/10.1080/00207238908710435.

Joshi, S. and Jana, S. 2021. Interaction of aqueous phase fluoride and Amberlite IR400Cl resin: Evaluation of batch process. Chemical Data Collections. 32. https://doi.org/10.1016/j.cdc.2020.100643.

Kamble, S.P., Jagtap, S., Labhsetwar, N.K., Thakare, D., Godfrey, S., Devotta, S., Rayalu, S.S. 2007. Defluoridation of drinking water using chitin, chitosan and lanthanum-modified chitosan. Chemical Engineering Journal. 129(1–3). https://doi.org/10.1016/j.cej.2006.10.032.

Khan, A.I. and Hare, D.O. 2002. Intercalation chemistry of layered double hydroxides: recent developments and applications. Journal of Materials Chemistry. 12(11), 3191–3198.

Kim, M., Choong, C.E., Hyun, S., Park, C. M., Lee, G. 2020. Mechanism of simultaneous removal of aluminum and fluoride from aqueous solution by La/Mg/Si-activated carbon. Chemosphere. 253. https://doi.org/10.1016/j.chemosphere.2020.126580.

Konta, J. 1995. Clay and man: clay raw materials in the service of man. Applied Clay Science. 10(4). https://doi.org/10.1016/0169-1317(95)00029-4.

Ku, Y. and Chiou, H.M. 2002. The adsorption of fluoride ion from aqueous solution by activated alumina. Water Air Soil Pollut. 133(1–4), 349–361.

Kubare, M. and Haarhoff, J. 2010. Rational design of domestic biosand filters. Journal of Water Supply: Research and Technology-Aqua. 59(1). https://doi.org/10.2166/aqua.2010.008.

Kumar, E., Bhatnagar, A., Ji, M., Jung, W., Lee, S. H., Kim, S. J., Lee, G., Song, H., Choi, J.Y., Yang, J.S., Jeon, B.H. 2009. Defluoridation from aqueous solutions by granular ferric hydroxide (GFH). Water Research. 43(2), 490–498. https://doi.org/10.1016/j.watres.2008.10.031.

Kumar, E., Bhatnagar, A., Kumar, U., Sillanpää, M. 2011. Defluoridation from aqueous solutions by nano-alumina: Characterization and sorption studies. Journal of Hazardous Materials. 186(2–3), 1042–1049. https://doi.org/10.1016/j.jhazmat.2010.11.102.

Kumar, S. and Gopal, K. 2000. A Review on Fluorosis and its Preventive Strategies. Indian Journal of Environmental Protection. 20(6), 430–440.

Kumar, S., Gupta, A., Yadav, J.P. 2008. Removal of fluoride by thermally activated carbon prepared from neem (Azadirachta indica) and kikar (Acacia arabica) leaves - PubMed. J Environ Biol. 29(2), 227–232. https://pubmed.ncbi.nlm.nih.gov/18831380/.

Kumari, U., Behera, S. K., Siddiqi, H., Meikap, B.C. 2020. Facile method to synthesize efficient adsorbent from alumina by nitric acid activation: Batch scale defluoridation, kinetics, isotherm studies and implementation on industrial wastewater treatment. Journal of Hazardous Materials. 381. https://doi.org/10.1016/j.jhazmat.2019.120917.

Lai, Y.D. and Liu, J.C. 1996. Fluoride Removal from Water with Spent Catalyst. Separation Science and Technology. 31(20). https://doi.org/10.1080/01496399608000827.

Lata, S., Singh, P. K., Samadder, S.R. 2015. Regeneration of adsorbents and recovery of heavy metals: a review. International Journal of Environmental Science and Technology. 12(4). https://doi.org/10.1007/s13762-014-0714-9.

Lavecchia, R., Medici, F., Piga, L., Rinaldi, G., Zuorro, A. 2012. Fluoride Removal from Water by Adsorption on a High Alumina Content Bauxite. Chemical Engineering Transactions. 26, 225–230.

Lee, J.Y., Bak, G., Han, M. 2012. Quality of roof-harvested rainwater - Comparison of different roofing materials. Environmental Pollution. 162, 422–429. https://doi.org/10.1016/j.envpol.2011.12.005.

Lima, E., Adebayo, M., Machado, F. 2015. Kinetics and Equilibrium Models of Adsorption. In F. Bergmann, Carlos P; Machado Machado (Ed.), Carbon Nanomaterials as Adsorbents for Environmental and Biological Applications. pp. 33–69. Springer. https://doi.org/10.1007/978-3-319-18875-

Loganathan, P., Vigneswaran, S., Kandasamy, J., Naidu, R. 2013. Defluoridation of drinking water using adsorption processes. In Journal of Hazardous Materials. 248–249 (1), 1–19. https://doi.org/10.1016/j.jhazmat.2012.12.043.

López-Guzmán, M., Alarcón-Herrera, M.T., Irigoyen-Campuzano, J.R., Torres-Castañón, L.A., Reynoso-Cuevas, L. 2019. Simultaneous removal of fluoride and arsenic from well water by electrocoagulation. Science of the Total Environment. 678, 181–187. https://doi.org/10.1016/j.scitotenv.2019.04.400.

Loyola-Rodríguez, J.P., Pozos-Guillén, A. de J., Hernández-Guerrero, J.C., Hernández-Sierra, J.F. 2000. Fluorosis en dentición temporal en un área con hidrofluorosis endémica. Salud Pública de México. 42(3). https://doi.org/10.1590/S0036-36342000000300005.

Loyola-Rodríguez, J.P., Ayala-Herrera, J.L., Muñoz-Gomez, N., Martínez-Martínez, R.E., Santos-Díaz, M.A., Olvera-Delgado, J.H., Loyola-Leyva, A. 2018. Dental decay and oral findings in children and adolescents affected by different types of cerebral palsy: A comparative study. Journal of Clinical Pediatric Dentistry. 42(1), 62–66. https://doi.org/10.17796/1053-4628-42.1.11.

Luo, F., and Inoue, K. 2004. The Removal of Fluoride Ion by Using Metal(III)-Loaded Amberlite Resins. Solvent Extraction and Ion Exchange. 22(2). https://doi.org/10.1081/SEI-120028007.

Lv, G., Wu, L., Liao, L., Zhang, Y., Li, Z. 2013. Preparation and characterization of red mud sintered porous materials for water defluoridation. Applied Clay Science. 74, 95–101. https://doi.org/10.1016/j.clay.2012.10.004.

Lv, L., He, J., Wei, M., Evans, D. G., Duan, X. 2006. Factors influencing the removal of fluoride from aqueous solution by calcined Mg-Al-CO3 layered double hydroxides. Journal of Hazardous Materials. 133(1–3), 119–128. https://doi.org/10.1016/j.jhazmat.2005.10.012.

Mahjoubi, F.Z., Khalidi, A., Abdennouri, M., Barka, N. 2016. M-Al-SO 4 layered double hydroxides (M=Zn, Mg or Ni): synthesis, characterization and textile dyes removal efficiency. Desalination and Water Treatment. 57(45). https://doi.org/10.1080/19443994.2015.1124055.

Maier, F. 1947. Methods of Removing Fluorides from Water. Am J Public Health Nations Health. 37(12), 1559–1566.

Majewska-Nowak, K., Grzegorzek, M., Kabsch-Korbutowicz, M. 2015. Removal of fluoride ions by batch electrodialysis. Environment Protection Engineering. 41(1), 67–81. https://doi.org/10.5277/epe150106.

Maliyekkal, S.M., Sharma, A.K., Philip, L. 2006. Manganese-oxide-coated alumina: A promising sorbent for defluoridation of water. Water Research. 40(19), 3497–3506. https://doi.org/10.1016/j.watres.2006.08.007.

Mandal, S. and Mayadevi, S. 2009. Defluoridation of water using as-synthesized Zn/Al/Cl anionic clay adsorbent: Equilibrium and regeneration studies. Journal of Hazardous Materials. 167(1–3), 873–878. https://doi.org/10.1016/j.jhazmat.2009.01.069.

Manna, S., Roy, D., Saha, P., Adhikari, B. 2015. Defluoridation of aqueous solution using alkali–steam treated water hyacinth and elephant grass. Journal of the Taiwan Institute of Chemical Engineers. 50. https://doi.org/10.1016/j.jtice.2014.12.003.

Marwa, J., Lufingo, M., Noubactep, C., Machunda, R. 2018. Defeating Fluorosis in the East African Rift Valley: Transforming the Kilimanjaro into a Rainwater Harvesting Park. Sustainability. 10(11). https://doi.org/10.3390/su10114194.

Medina-Solis, C.E., Pontigo-Loyola, A.P., Maupome, G., Lamadrid-Figueroa, H., Loyola-Rodríguez, J.P., Hernández-Romano, J., Villalobos-Rodelo, J.J., Marquez-Corona, M. 2008. Dental fluorosis prevalence and severity using Dean's index based on six teeth and on 28 teeth. Clinical Oral Investigations. 12(3), 197–202. https://doi.org/10.1007/s00784-007-0171-7.

Meenakshi, S. and Viswanathan, N. 2007. Identification of selective ion-exchange resin for fluoride sorption. Journal of Colloid and Interface Science. 308(2), 438–450. https://doi.org/10.1016/j.jcis.2006.12.032.

Menkouchi, M.A., Annouar, S., Tahaikt, M., Mountadar, M., Soufiane, A., Elmidaoui, A. 2007. Fluoride removal for underground brackish water by adsorption on the natural chitosan and by electrodialysis. Desalination. 212(1–3). https://doi.org/10.1016/j.desal.2006.09.018.

Mise, S.R. and Gurani, K.B. 2013. Adsorption studies of fluoride on activated carbon derived from Phoenix Dactylifera (Date Plam) Seeds. International Journal of Research in Engineering and Technology. 1, 329–333.

Mjengera, H. and Mkongo, G. 2003. Appropriate deflouridation technology for use in flourotic areas in Tanzania. Physics and Chemistry of the Earth, Parts A/B/C. 28(20–27). https://doi.org/10.1016/j.pce.2003.08.030.

Mohan, D. and Pittman, C.U. 2007. Arsenic removal from water/wastewater using adsorbents-A critical review. Journal of Hazardous Materials. 142(1–2), 1–53. https://doi.org/10.1016/j.jhazmat.2007.01.006.

Mohan, D., Sharma, R., Singh, V. K., Steele, P., Pittman, C.U. 2012. Fluoride Removal from Water using Bio-Char, a Green Waste, Low-Cost Adsorbent: Equilibrium Uptake and Sorption Dynamics Modeling. Industrial & Engineering Chemistry Research. 51(2). https://doi.org/10.1021/ie202189v.

Mohapatra, M., Anand, S., Mishra, B. K., Giles, D. E., Singh, P. 2009. Review of fluoride removal from drinking water. Journal of Environmental Management. 91(1), 67–77. https://doi.org/10.1016/j.jenvman.2009.08.015.

Mondal, N.K., Bhaumik, R., Banerjee, A., Datta, J.K., & Baur, T. 2012. A comparative study on the batch performance of fluoride adsorption by activated silica gel and activated rice husk ash. International Journal of Environmental Sciences. 2(3), 1643–1661.

Mondal, N.K., Bhaumik, R., Baur, T., Das, B., Rpy, P., Datta, J.K. 2012. Studies on Defluoridation of Water by Tea Ash: An Unconventional Biosorbent. Chemical Science Transactions. 1(2). https://doi.org/10.7598/cst2012.134.

Moussa, D.T., El-Naas, M.H., Nasser, M., Al-Marri, M.J. 2017. A comprehensive review of electrocoagulation for water treatment: Potentials and challenges. Journal of Environmental Management. 186(Pt 1), 24–41. https://doi.org/10.1016/j.jenvman.2016.10.032.

Msagati, T.A.M., Mamba, B.B., Sivasankar, V., Omine, K. 2014. Surface restructuring of lignite by bio-char of Cuminum cyminum - Exploring the prospects in defluoridation followed by fuel applications. Applied Surface Science. 301, 235–243. https://doi.org/10.1016/j.apsusc.2014.02.052.

Murugan, M. and Subramanian, E. 2006. Studies on defluoridation of water by tamarind seed, an unconventional biosorbent. Journal of Water and Health. 4(4), 453–461. https://pubmed.ncbi.nlm.nih.gov/17176816/.

Naseri, E., Ndé-Tchoupé, A., Mwakabona, H., Nanseu-Njiki, C., Noubactep, C., Njau, K., Wydra, K. 2017. Making Fe0-Based Filters a Universal Solution for Safe Drinking Water Provision. Sustainability. 9(7). https://doi.org/10.3390/su9071224.

Nawlakhe, W., Kulkarni, D., Pathak, B., Bulusu, K. 1975. Defluoridation of Water by Nalgonda Technique. Indian Journal of Environmental Health. 17(1), 26–65.

Nayak, B., Samant, A., Patel, R., Misra, P.K. 2017. Comprehensive Understanding of the Kinetics and Mechanism of Fluoride Removal over a

Potent Nanocrystalline Hydroxyapatite Surface. ACS Omega. 2(11), 8118–8128. https://doi.org/10.1021/acsomega.7b00370.

Ndé-Tchoupé, A., Crane, R., Mwakabona, H., Noubactep, C., Njau, K. 2015. Technologies for Decentralized Fluoride Removal: Testing Metallic Iron-based Filters. Water. 7(12). https://doi.org/10.3390/w7126657.

Nie, Y., Hu, C., Kong, C. 2012. Enhanced fluoride adsorption using Al (III) modified calcium hydroxyapatite. Journal of Hazardous Materials. 233–234, 194–199. https://doi.org/10.1016/j.jhazmat.2012.07.020.

Nijhawan, A., Butler, E.C., Sabatini, D.A. 2018. Hydroxyapatite Ceramic Adsorbents: Effect of Pore Size, Regeneration, and Selectivity for Fluoride. Journal of Environmental Engineering. 144(11). https://doi.org/10.1061/(ASCE)EE.1943-7870.0001464.

Obijole, O.A., Gitari, M.W., Ndungu, P.G., Samie, A. 2019. Mechanochemically activated aluminosilicate clay soils and their application for defluoridation and pathogen removal from groundwater. International Journal of Environmental Research and Public Health. 16(4). https://doi.org/10.3390/ijerph16040654.

Ojwang, R.O., Dietrich, J., Anebagilu, P.K., Beyer, M., Rottensteiner, F. 2017. Rooftop Rainwater Harvesting for Mombasa: Scenario Development with Image Classification and Water Resources Simulation. Water. 9(5). https://doi.org/10.3390/w9050359.

Onyango, M.S., Kojima, Y., Aoyi, O., Bernardo, E.C., Matsuda, H. 2004. Adsorption equilibrium modeling and solution chemistry dependence of fluoride removal from water by trivalent-cation-exchanged zeolite F-9. Journal of Colloid and Interface Science. 279(2), 341–350. https://doi.org/10.1016/j.jcis.2004.06.038.

Onyango, M.S., Kojima, Y., Kumar, A., Kuchar, D., Kubota, M., & Matsuda, H. 2006. Uptake of Fluoride by Al 3+ Pretreated Low-Silica Synthetic Zeolites: Adsorption Equilibrium and Rate Studies. Separation Science and Technology. 41(4). https://doi.org/10.1080/01496390500527019.

Orellana, J.A. (Ingeniería S.-U. – F. R. R. A. 2021. Características del agua potable. Consultado: 31/03/2021. https://www.frro.utn.edu.ar/repositorio/catedras/civil/ing_sanitaria/Ingenieria_Sanitaria_A4_Capítulo_03_Caracteristicas_del_Agua_Potable.pdf.

Owusu-Agyeman, I., Reinwald, M., Jeihanipour, A., Schäfer, A.I. 2019. Removal of fluoride and natural organic matter removal from natural tropical brackish waters by nanofiltration/reverse osmosis with varying water chemistry. Chemosphere. 217, 47–58. https://doi.org/10.1016/j.chemosphere.2018.10.135.

Padmasiri, J.P. and Dissanayake, C.B. 1995. A simple defluoridator for removing excess fluorides from fluoride-rich drinking water. International Journal of Environmental Health Research. 5(2). https://doi.org/10.1080/09603129509356844.

Pandi, K. and Viswanathan, N. 2015. Enhanced defluoridation and facile separation of magnetic nano-hydroxyapatite/alginate composite. International Journal of Biological Macromolecules. 80, 341–349. https://doi.org/10.1016/j.ijbiomac.2015.06.019.

Pandit, A.B. and Kumar, J.K. 2015. Clean Water for Developing Countries. Annual Review of Chemical and Biomolecular Engineering. 6, 217–246. https://doi.org/10.1146/annurev-chembioeng-061114-123432.

Peleka, E.N. and Deliyanni, E.A. 2009. Adsorptive removal of phosphates from aqueous solutions. Desalination. 245(1–3), 357–371. https://doi.org/10.1016/j.desal.2008.04.050.

Peng, C., Liu, H., Qiao, H., Luo, J., Liu, X., Hou, R., Wan, X., Cai, H. 2020. Evaluation of the feasibility of short-term electrodialysis for separating naturally occurring fluoride from instant brick tea infusion. Journal of the Science of Food and Agriculture. 100(1), 168–176. https://doi.org/10.1002/jsfa.10011.

Pillai-Harikumar, P.S., Jaseela, C., Megha, T. 2012. Defluoridation of water using biosorbents. Natural Science. 04(04). https://doi.org/10.4236/ns.2012.44035.

Raj, D. and Shaji, E. 2017. Fluoride contamination in groundwater resources of Alleppey, Southern India. Geosci. Front. 8, 117–124.

Rajan, M. and Alagumuthu, G. 2013. Study of Fluoride Affinity by Zirconium Impregnated Walnut Shell Carbon in Aqueous Phase: Kinetic and Isotherm Evaluation. Journal of Chemistry. https://doi.org/10.1155/2013/23504.

Dongre, R.S. 2020. An Overview of Fluoride Toxicological Profile, Pollution Aspects and Remedial Solutions. Med Clin Rev. 6(4), 102.

Ranjeeta, S. 2015. Removal of Fluoride from Drinking Water Using Fly Ash after Pre Treatment. Journal of Environmental & Analytical Toxicology. S7. https://doi.org/10.4172/2161-0525.S7-005.

Rao, M. V., Rao, M. S., Prasanthi, V., Ravi, M. 2009. Characterization and defluoridation studies of activated Dolichos Lab Lab carbon. Rasayan Journal of Chemistry. 2(2), 525–530.

Rathore, V.K. and Mondal, P. 2018. Life cycle assessment of defluoridation of water using laterite soil based adsorbents. Journal of Cleaner Production. 180, 716–727. https://doi.org/10.1016/j.jclepro.2018.01.176.

Renuka, P. and Pushpanjali, K. 2013. Review on Defluoridation Techniques of Water. The International Journal of Engineering and Science (Ijes). 2(3), 86–94.

Rosales, M., Coreño, O., Nava, J.L. 2018. Removal of hydrated silica, fluoride and arsenic from groundwater by electrocoagulation using a continuous reactor with a twelve-cell stack. Chemosphere. 211, 149–155. https://doi.org/10.1016/j.chemosphere.2018.07.113.

Ruixia, L., Jinlong, G., Hongxiao, T. 2002. Adsorption of fluoride, phosphate, and arsenate ions on a new type of ion exchange fiber. Journal of Colloid and Interface Science. 248(2), 268–274. https://doi.org/10.1006/jcis.2002.8260.

Sairam-Sundaram, C., Viswanathan, N., Meenakshi, S. 2008. Uptake of fluoride by nano-hydroxyapatite/chitosan, a bioinorganic composite. Bioresource Technology. 99(17). https://doi.org/10.1016/j.biortech.2008.03.012.

Saltworks, 2019. Fluoride Removal from Industrial Wastewater Using Advanced Chemical Precipitation and Filtration. Https://Www.Saltworkstech.Com/Articles/Fluoride-Removal-from-Industrial-Wastewater-Using-Advanced-Chemical-Precipitation-and-Filtration/.

Samatya, S., Yüksel, Ü., Yüksel, M., Kabay, N. 2007. Removal of Fluoride from Water by Metal Ions (Al 3^+, La 3^+ and ZrO 2^+) Loaded Natural Zeolite. Separation Science and Technology. 42(9). https://doi.org/10.1080/01496390701310421.

Sánchez, H., Cortes-Martínez, R., Alfaro-Cuevas, R. 2013. Fluoride Removal from Aqueous Solutions by Mechanically Modified Guava Seeds. International Journal of Sciences: Basic and Applied Research. 11(1), 159–172.

Sara, N., Simin, N., Amir, H. M., Ramin, N., Mohammadhadi, D. 2013. Fluoride Removal from Water by Reverse Osmosis Membrane. Journal of Water Wasterwater. 24(3), 137–142.

Singh, K., Lataye, D.H., Wasewar, K.L. 2016. Removal of Fluoride from Aqueous Solution by Using Low-Cost Sugarcane Bagasse: Kinetic Study and Equilibrium Isotherm Analyses. Journal of Hazardous, Toxic, and Radioactive Waste. 20(3). https://doi.org/10.1061/(ASCE)HZ.2153-5515.0000309.

Siswoyo, E., Mihara, Y., Tanaka, S. 2014. Determination of key components and adsorption capacity of a low cost adsorbent based on sludge of drinking water treatment plant to adsorb cadmium ion in water. Applied Clay Science. 97–98, 146–152. https://doi.org/10.1016/j.clay.2014.05.024.

Siswoyo, E. and Tanaka, S. 2013. Development of Eco-adsorbent Based on Solid Waste of Paper Industry to Adsorb Cadmium Ion in Water. Journal of Clean Energy Technologies. 1(3). https://doi.org/10.7763/JOCET.2013.V1.45.

Sivasankar, V., Rajkumar, S., Murugesh, S., Darchen, A. 2012a. Influence of shaking or stirring dynamic methods in the defluoridation behavior of activated tamarind fruit shell carbon. Chemical Engineering Journal. 197, 162–172. https://doi.org/10.1016/j.cej.2012.05.023.

Sivasankar, V., Rajkumar, S., Murugesh, S., Darchen, A. 2012b. Tamarind (Tamarindus indica) fruit shell carbon: A calcium-rich promising adsorbent for fluoride removal from groundwater. Journal of Hazardous Materials. 225–226, 164–172. https://doi.org/10.1016/j.jhazmat.2012.05.015.

Sivasankar, V., Ramachandramoorthy, T., Chandramohan, A. 2010. Fluoride removal from water using activated and MnO_2-coated Tamarind Fruit (Tamarindus indica) shell: Batch and column studies. Journal of Hazardous Materials. 177(1–3), 719–729. https://doi.org/10.1016/j.jhazmat.2009.12.091.

Solangi, I.B., Memon, S., Bhanger, M.I. 2010. An excellent fluoride sorption behavior of modified amberlite resin. Journal of Hazardous Materials. 176(1–3), 186–192. https://doi.org/10.1016/j.jhazmat.2009.11.011.

Solanki, Y.S., Agarwal, M., Maheshwari, K., Gupta, S., Shukla, P., Gupta, A.B. 2021. Removal of fluoride from water by using a coagulant (inorganic polymeric coagulant). Environmental Science and Pollution Research. 28(4), 3897–3905. https://doi.org/10.1007/s11356-020-09579-2.

Soni, R. and Modi, S. 2013. Removal of fluoride from drinking water using red mud. International Journal of Scientific & Technology Research. 2(10), 120–122.

Subramanian, E. and Ramalakshmi, R.D. 2010. Pristine, purified and polyaniline-coated tamarind seed (Tamarindus indica) biomaterial powders for defluoridation: Synergism and enhancement in fluoride - adsorption by polyaniline coating. Journal of Scientific and Industrial Research. 68(8), 621–628.

Sudarshan, V., Narsimha, A., Geeta, S., Shankar, S. 2014. Efficacy of Tulsi (Holy asil) for removal of fluoride in groundwater. International Journal of Recent Scientific Research. 5(7), 1236–1238.

Sujana, M.G., Pradhan, H.K., Anand, S. 2009. Studies on sorption of some geomaterials for fluoride removal from aqueous solutions. Journal of Hazardous Materials. 161(1), 120–125. https://doi.org/10.1016/j.jhazmat.2008.03.062.

Sujana, M.G., Thakur, R.S., Rao, S.B. 1998a. Removal of fluoride from aqueous solution by using alum sludge. Journal of Colloid and Interface Science. 206(1), 94–101. https://doi.org/10.1006/jcis.1998.5611.

Sujana, M.G., Thakur, R.S., Rao, S.B. 1998b. Removal of fluoride from aqueous solution by using alum sludge. Journal of Colloid and Interface Science. 206(1), 94–101. https://doi.org/10.1006/jcis.1998.5611.

Suneetha, M., Syama Sundar, B., Ravindhranath, K. 2014. Studies on fluoride removal from polluted waters using active carbon derived from stems of Abutilon indicum plant. Journal of Chemical and Pharmaceutical Research. 6(10), 574–592.

Taffere, G.R., Beyene, A., Vuai, S.A.H., Gasana, J., Seleshi, Y. 201. Reliability analysis of roof rainwater harvesting systems in a semi-arid region of sub-Saharan Africa: case study of Mekelle, Ethiopia. Hydrological Sciences Journal. 61(6). https://doi.org/10.1080/02626667.2015.1061195.

Takamatsu, T., Kawashima, M., Koyama, M. 1985. The role of Mn2+-rich hydrous manganese oxide in the accumulation of arsenic in lake sediments. Water Research. 19(8), 1029–1032. https://doi.org/10.1016/0043-1354(85)90372-0.

Tang, Y., Guan, X., Wang, J., Gao, N., McPhail, M.R., Chusuei, C.C. 2009. Fluoride adsorption onto granular ferric hydroxide: Effects of ionic strength, pH, surface loading, and major co-existing anions. Journal of Hazardous Materials. 171(1–3), 774–779. https://doi.org/10.1016/j.jhazmat.2009.06.079.

Telkapalliwar, N.G. and Shivankar, V.M. 2019. Data of characterization and adsorption of fluoride from aqueous solution by using modified Azadirachta indica bark. Data in Brief, 26. https://doi.org/10.1016/j.dib.2019.104509.

Teng, S.X., Wang, S.G., Gong, W. X., Liu, X. W., Gao, B. Y. 2009. Removal of fluoride by hydrous manganese oxide-coated alumina: Performance and mechanism. Journal of Hazardous Materials. 168(2–3), 1004–1011. https://doi.org/10.1016/j.jhazmat.2009.02.133.

Thakre, D., Rayalu, S., Kawade, R., Meshram, S., Subrt, J., Labhsetwar, N. 2010. Magnesium incorporated bentonite clay for defluoridation of drinking water. Journal of Hazardous Materials. 180(1–3), 122–130. https://doi.org/10.1016/j.jhazmat.2010.04.001.

Thakur, L.S. and Mondal, P. 2017. Simultaneous arsenic and fluoride removal from synthetic and real groundwater by electrocoagulation process: Parametric and cost evaluation. Journal of Environmental Management. 190, 102–112. https://doi.org/10.1016/j.jenvman.2016.12.053.

Tomar, V., Prasad, S., Kumar, D. 2014. Adsorptive removal of fluoride from aqueous media using Citrus limonum (lemon) leaf. Microchem. J. 112, 97–103.

Tripathy, S.S., Bersillon, J.L., Gopal, K. 2006. Removal of fluoride from drinking water by adsorption onto alum-impregnated activated alumina. Separation and Purification Technology. 50(3), 310–317. https://doi.org/10.1016/j.seppur.2005.11.036.

USEPA (United States Environmental Protection Agency). (2003). Water treatment technology feasibility support document for chemical contamination. Support of EPA Six-year. In (USEPA) United States Environmental Protection Agency (Ed.), United States Environmental Protection Agency (USEPA) (2003rd ed.). (USEPA) United States Environmental Protection Agency Office of Water Office of Ground Water and Drinking Water Standards and Risk Management Division. https://www.epa.gov/sites/production/files/2014-12/documents/815r03004.pdf.

USEPA (United States Environmental Protection Agency). 2018. "Glossary", The Brownfields and Land Revitalization Technology Support Center. United States Environmental Protection Agency (USEPA). https://brownfieldstsc.org/glossary.cfm?q=1. Accessed 17 Feb 2021.

USEPA (United States Environmental Protection Agency). (2020). Industrial Effluent Guidelines. United States Environmental Protection Agency (USEPA). Https://Www.Epa. Gov/Eg/Industrial-Effluent-Guidelines.

Valencia-Leal, S., Cortés-Martínez, R., Alfaro-Cuevas, R. 2012. Evaluation of Guava Seeds (Psidium Guajava) As a LowCost Biosorbent for the Removal of Fluoride from Aqueous Solutions. International Journal of Engineering Research and Development. 5(4), 69–76.

Velazquez-Jimenez, L.H., Vences-Alvarez, E., Flores-Arciniega, J.L., Flores-Zuñiga, H., Rangel-Mendez, J.R. 2015. Water defluoridation with special emphasis on adsorbents-containing metal oxides and/or hydroxides:

A review. Separation and Purification Technology. 150. https://doi.org/10.1016/j.seppur.2015.07.006.

Venhuizen, D., Ford, K., Miller, M., Bray, S., Payne, S., Sansom, A. 2013. Rainwater Harvesting as a Development-Wide Water Supply Strategy.

Viswanathan, N. and Meenakshi, S. 2010. Selective fluoride adsorption by a hydrotalcite/chitosan composite. Applied Clay Science. 48(4). https://doi.org/10.1016/j.clay.2010.03.012.

Waghmare, S. and Arfin, T. 2015. Fluoride removal from water by various techniques: Review. International Journal of Innovative Science, Engineering & Technology. 2(9), 560–571.

Wagutu, A.W., Machunda, R., Jande, Y.A.C. 2018. Crustacean derived calcium phosphate systems: Application in defluoridation of drinking water in East African rift valley. Journal of Hazardous Materials. 347, 95–105. https://doi.org/10.1016/j.jhazmat.2017.12.049.

Wang, A., Zhou, K., Liu, X., Liu, F., Chen, Q. 2017. Development of Mg–Al–La tri-metal mixed oxide entrapped in alginate for removal of fluoride from wastewater. RSC Advances. 7(50). https://doi.org/10.1039/C7RA02566A.

Wang, H., Chen, J., Cai, Y., Ji, J., Liu, L., Teng, H.H. 2007. Defluoridation of drinking water by Mg/Al hydrotalcite-like compounds and their calcined products. Applied Clay Science. 35(1–2). https://doi.org/10.1016/j.clay.2006.08.005.

Wang, M., Li, X., He, W., Li, J., Zhu, Y., Liao, Y.-L., Yang, J., Yang, X. 2019. Distribution, health risk assessment, and anthropogenic sources of fluoride in farmland soils in phosphate industrial area, southwest China. Environmental Pollution, 249. https://doi.org/10.1016/j.envpol.2019.03.044.

Wang, S. and Zhu, Z. 2007. Effects of acidic treatment of activated carbons on dye adsorption. Dyes and Pigments. 75(2). https://doi.org/10.1016/j.dyepig.2006.06.005.

Wang, X., Pan, S., Zhang, M., Qi, J., Sun, X., Gu, C., Wang, L., Li, J. 2019. Modified hydrous zirconium oxide/PAN nanofibers for efficient defluoridation from groundwater. Science of the Total Environment. 685, 401–409. https://doi.org/10.1016/j.scitotenv.2019.05.380.

Weber-Shirk, M.L. and Dick, R.I. 1999. Bacterivory by a chrysophyte in slow sand filters. Water Research. 33(3), 631–638. https://doi.org/10.1016/S0043-1354(98)00272-3.

World Health Organization (WHO). 2008. Guidelines for drinking-water quality. 3rd edition: Volume 1 - Recommendations. World Health

Organization. https://www.who.int/water_sanitation_health/publications/gdwq3rev/en/.

World Health Organization (WHO). 2011a. Agua, saneamiento e higiene. WHO (World Health Organization). https://www.who.int/water_sanitation_health/dwq/es/.

World Health Organization (WHO). 2011b. Guidelines for Drinking-Water Quality. In World Health Organization (Ed.), World Health Organization (Fourth). World Health Organization.

Yadav, K.K., Gupta, N., Kumar, V., Sharma, S., Arya, S. 2015. Water quality assessment of Pahuj River using water quality index at Unnao Balaji, M.P., India. Int. J. Sci. Basic Appl. Res. 19, 241–250.

Yadav, A.K., Abbassi, R., Gupta, A., Dadashzadeh, M. 2013. Removal of fluoride from aqueous solution and groundwater by wheat straw, Sawdust and activated bagasse carbon of sugarcane. Ecological Engineering. 52, 211–218. https://doi.org/10.1016/j.ecoleng.2012.12.069.

Yadav, K.K., Gupta, N., Kumar, V., Khan, S.A., Kumar, A. 2018. A review of emerging adsorbents and current demand for defluoridation of water: Bright future in water sustainability. In Environment International. 111, 80–108). Elsevier Ltd. https://doi.org/10.1016/j.envint.2017.11.014.

Yadav, K.K., Kumar, S., Pham, Q.B., Gupta, N., Rezania, S., Kamyab, H., Yadav, S., Vymazal, J., Kumar, V., Tri, D. Q., Talaiekhozani, A., Prasad, S., Reece, L. M., Singh, N., Maurya, P. K., Cho, J. 2019. Fluoride contamination, health problems and remediation methods in Asian groundwater: A comprehensive review. Ecotoxicology and Environmental Safety. 182. https://doi.org/10.1016/j.ecoenv.2019.06.045

Yami, T.L., Du, J., Brunson, L.R., Chamberlain, J.F., Sabatini, D.A., Butler, E.C. 2015. Life cycle assessment of adsorbents for fluoride removal from drinking water in East Africa. The International Journal of Life Cycle Assessment. 20(9). https://doi.org/10.1007/s11367-015-0920-9.

Yapar, S. and Yilmaz, M. 2005. Removal of Phenol by Using Montmorillonite, Clinoptilolite and Hydrotalcite. Adsorption. 10(4). https://doi.org/10.1007/s10450-005-4814-1.

Yu, X.Y., Luo, T., Jia, Y., Xu, R.X., Gao, C., Zhang, Y.X., Liu, J.H., Huang, X.J. 2012. Three-dimensional hierarchical flower-like Mg-Al-layered double hydroxides: Highly efficient adsorbents for As(v) and Cr(vi) removal. Nanoscale. 4(11), 3466–3474. https://doi.org/10.1039/c2nr30457k.

Yu, Y., Wang, C., Guo, X., Chen, J. 2015. Modification of carbon derived from Sargassum sp. by lanthanum for enhanced adsorption of fluoride.

Journal of Colloid and Interface Science. 441, 113–120. https://doi.org/10.1016/j.jcis.2014.10.039.

Zevenbergen, C., Van Reeuwijk, L.P., Frapporti, G., Louws, R.J., Schuiling, R.D. 1996. A simple method for defluoridation of drinking water at village level by adsorption on Ando soil in Kenya. Science of the Total Environment. 188(2–3), 225–232. https://doi.org/10.1016/0048-9697(96)05174-1.

Zhang, H., He, Q., Luo, J., Wan, Y., Darling, S.B. 2020. Sharpening Nanofiltration: Strategies for Enhanced Membrane Selectivity. ACS Applied Materials and Interfaces. 12(36), 39948–39966. https://doi.org/10.1021/acsami.0c11136.

Zou, W., Han, R., Chen, Z., Shi, J., Liu. 2006. Characterization and Properties of Manganese Oxide Coated Zeolite as Adsorbent for Removal of Copper(II) and Lead(II) Ions from Solution. Journal of Chemical & Engineering Data, 51(2). https://doi.org/10.1021/je0504008.

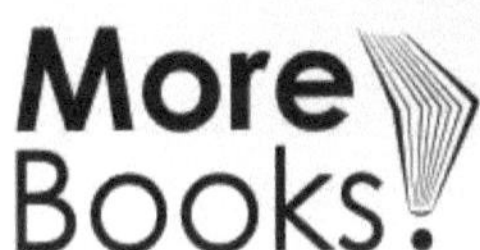

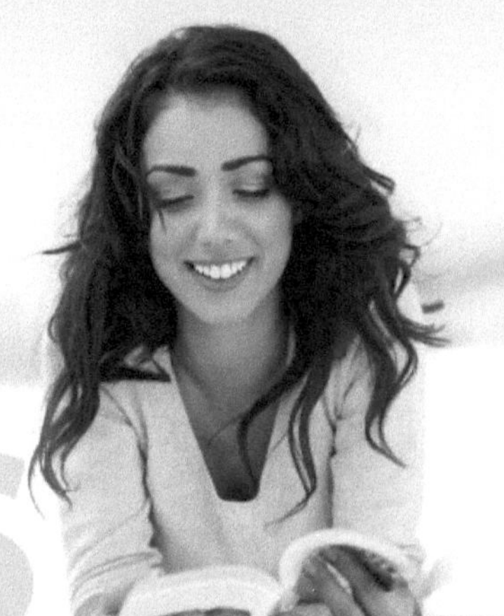

Buy your books fast and straightforward online - at one of world's fastest growing online book stores! Environmentally sound due to Print-on-Demand technologies.

Buy your books online at
www.morebooks.shop

¡Compre sus libros rápido y directo en internet, en una de las librerías en línea con mayor crecimiento en el mundo! Producción que protege el medio ambiente a través de las tecnologías de impresión bajo demanda.

Compre sus libros online en
www.morebooks.shop

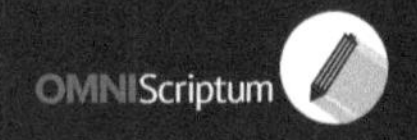

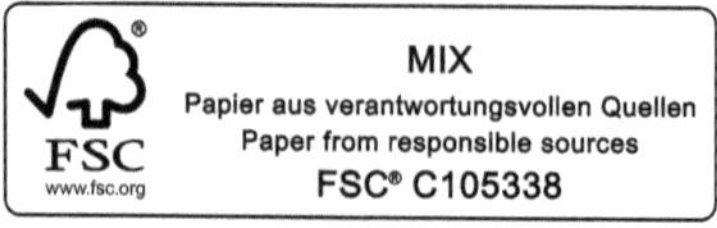

Printed by Books on Demand GmbH, Norderstedt / Germany